ANATOMIE & YOGA

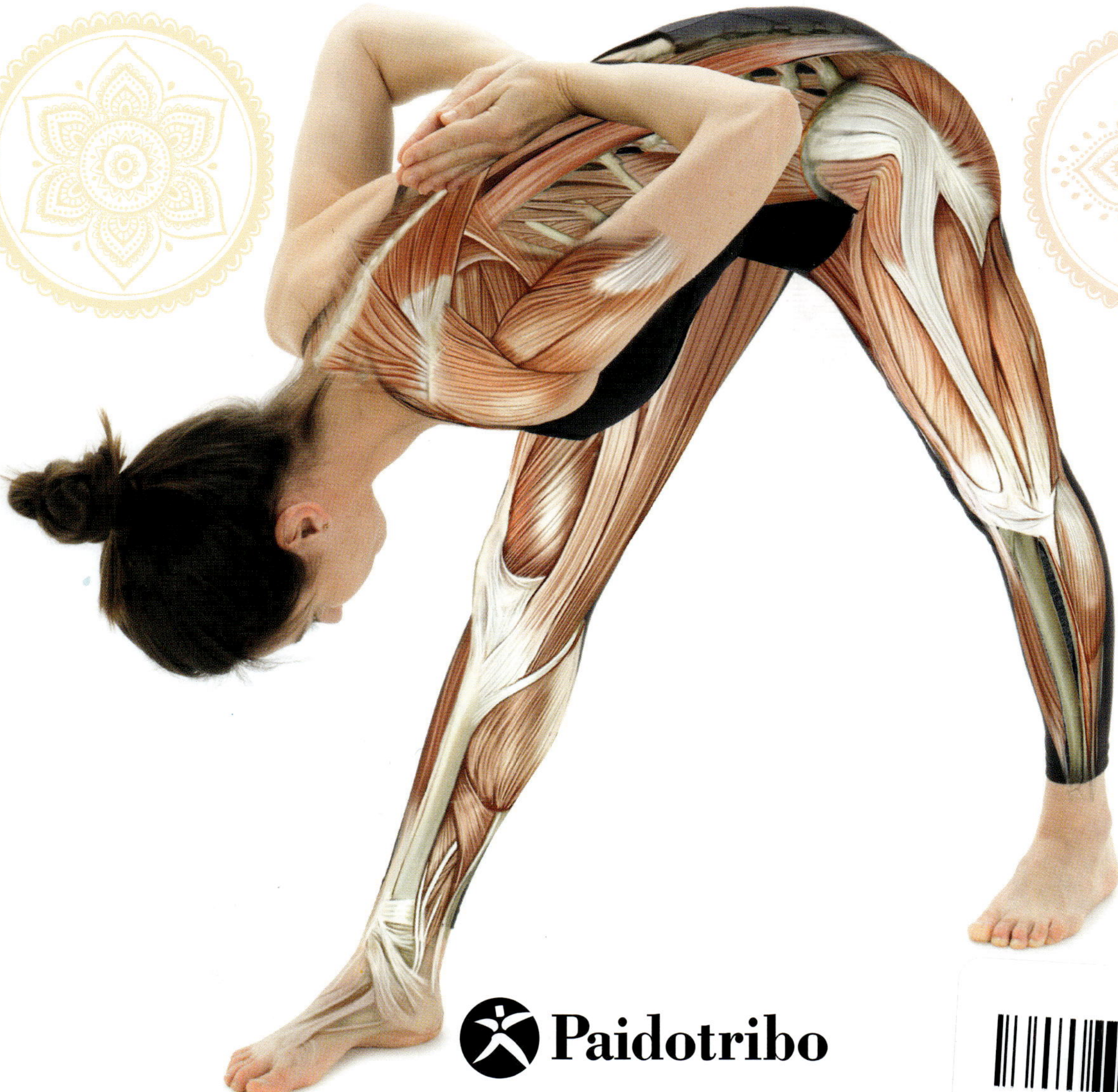

Paidotribo

ANATOMIE & YOGA

Projekt und Projektumsetzung:
Editorial Paidotribo

Redaktion: María Fernanda Canal
Text: Mireia Patiño Coll
Physiotherapeut: Joana Sánchez
Beratung: Mª José Portal
Korrektur: Roser Pérez
Wissenschaftliche Durchsicht: Victor Gotzens
Grafische Gestaltung: Toni Inglès
Abbildungen: Myriam Ferrón
Fotos: Nos i Soto
Layout: Estudi Toni Inglès
Aus dem Spanischen übersetzt:
Kristina Mundt
Deutsches Lektorat:
Dr. Irmgard Jaeger
Satz: www.satzstudio-hilger.de
Models:
Joana Sánchez
Alba Garcia Patiño
Christian Garcia Vilar

Erstauflage Spanische Originalversion:
Anatomía & Yoga
© 2018 Editorial Paidotribo–World Rights
Published by Editorial Paidotribo, Spain

First edition
© 2018 Paidotribo Publishing
Printed in Spain

Druckvorstufe:
Estudi Genis

Derechos exclusivos de edición
para todo el mundo
ISBN: 978-84-9910-652-6
IBIC: MFC, VX
Druck in Spanien

ISBN 978-3-8403-7606-1
E-Mail: verlag@m-m-sports.com
www.dersportverlag.de

Bibliografische Information der Deutschen Bibliothek
Die Deutsche Bibliothek verzeichnet diese Publikation in der Deutschen Nationalbibliografie; detaillierte bibliografische Details sind im Internet über <http://dnb.ddb.de> abrufbar.

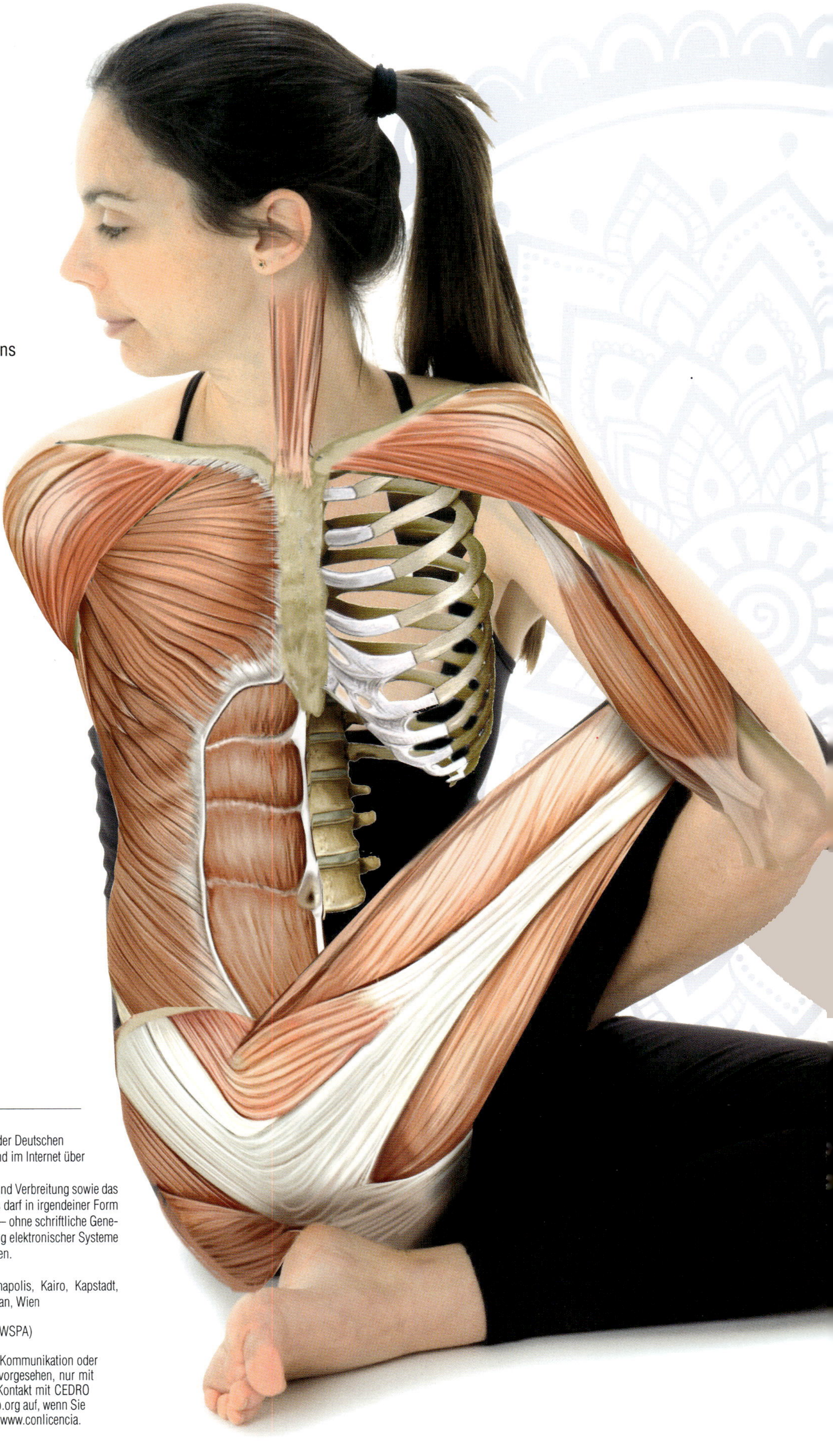

Einleitung

Yoga ist eine jahrtausendealte Praxis, die vor mehr als 4.000 Jahren in Indien entstand und bis heute überdauerte. Derzeit betreiben Millionen von Menschen auf der ganzen Welt eine Form von Yoga, zum Beispiel Hatha Yoga, Raja Yoga, Ashtanga Yoga, Bhakti Yoga, Kundalini Yoga oder Iyengar Yoga... Sie alle stellen nur verschiedene Arten dar, an diese Praxis heranzugehen und sie zu verstehen. Aber es gibt nur ein Yoga, und man nähert sich ihm auf den Wegen an, die im Laufe der Zeit entstanden.

Yoga bedeutet „Vereinigung". Sein letztendliches Ziel besteht darin, den Weg zu finden, der uns zum Einswerden von Körper und Seele führt, vom individuellen Geist und dem universellen Bewusstsein oder dem höchsten Geist. Im Westen erfreuen sich vor allem die Yogaformen steigender Beliebtheit, die den Körper trainieren, wie Hatha Yoga. Daher muss man den Körper und seine Anatomie kennen, um die Grundhaltungen (Asanas) und die Atemtechniken (Pranayama) korrekt auszuführen.

Dieses Buch beschreibt Yoga und die Anatomie, die in die biologischen und energetischen Prozesse des menschlichen Körpers einbezogen wird. Es ist in sechs große Blöcke eingeteilt, die sechs Kapiteln entsprechen, mit deren Hilfe der Leser eine gute Vorstellung von Yoga und seiner Praxis erhält.

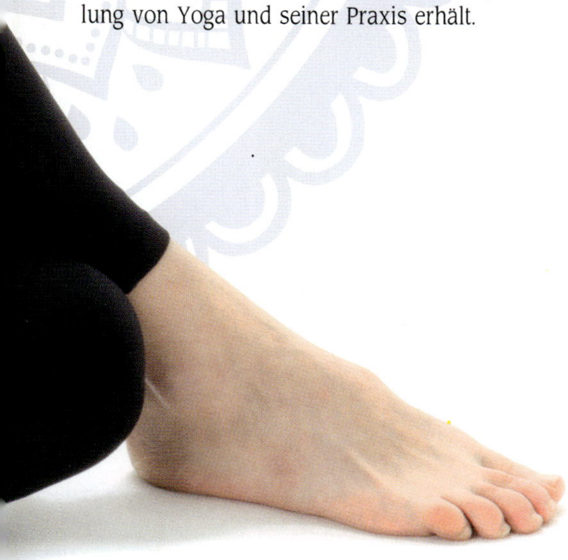

Im ersten Kapitel, „Einführung ins Yoga", werden die Ursprünge und die verschiedenen Richtungen kurz vorgestellt. Außerdem werden die Hauptmerkmale des klassischen Yoga nach Patanjali beschrieben und die Ausübung dieser Tradition umrissen.

Das zweite Kapitel behandelt die Anatomie und Physiologie, beschreibt alle Systeme, aus denen der menschliche Körper besteht, und beschäftigt sich näher mit den vier Systemen, die für die Yogapraxis am wichtigsten sind: das Skelettsystem, das Muskelsystem, das Nervensystem und das endokrine System.

Im dritten Kapitel wird kurz erklärt, worin die energetische Anatomie des Menschen besteht. Hier werden die drei Körper des Wesens, die fünf *Koshas* oder Hüllen, die *Nadis* oder Energieleitbahnen und die *Chakren*, die Zentren von Lebensenergie und psychischer Energie des subtilen Körpers, beschrieben.

Im vierten Kapitel werden 74 Haltungen gezeigt: 50 Asanas sowie 24 Varianten. Bei jeder von ihnen wird erklärt, wie man sie ausführt, welche Vorteile sie mit sich bringt, welche Kontraindikationen bestehen sowie welche Alternativen es gibt und was man bezüglich der Anatomie beachten muss. Außerdem werden alle von detaillierten Bildern begleitet. Am Ende des Kapitels wird Schritt für Schritt die Abfolge der Haltungen erläutert, aus denen der traditionelle Sonnengruß besteht.

Das fünfte Kapitel setzt sich mit der Anatomie und Biomechanik des Atemsystems sowie den Atemtechniken auseinander, die beim Yoga eingesetzt werden: dem *Pranayama*. Zudem werden die *Bhandas* erwähnt, dank derer man die innere Energie kontrollieren und kanalisieren kann.

Zum Abschluss widmet sich das letzte Kapitel des Buchs der Entspannung, den *Mudras* und der Meditation, die nötig sind, um auf dem inneren Weg fortzuschreiten, der zur Entdeckung der wahren Natur des Menschen führt.

Mireia Patiño Coll
Yogalehrerin und Mitglied bei der IYTA
(International Yoga Teachers Association)
Masterabschluss im Fach „Interreligiöser, ökumenischer und kultureller Dialog"
an der Universidad Ramon Llull

„Man sagt, für den Weisen, der Yoga erreichen möchte, gilt Handeln als der Weg; aber wenn er Yoga erreicht hat, gilt Ruhe als der einzige Weg."
(Bhagavad Gita; VI, 3)

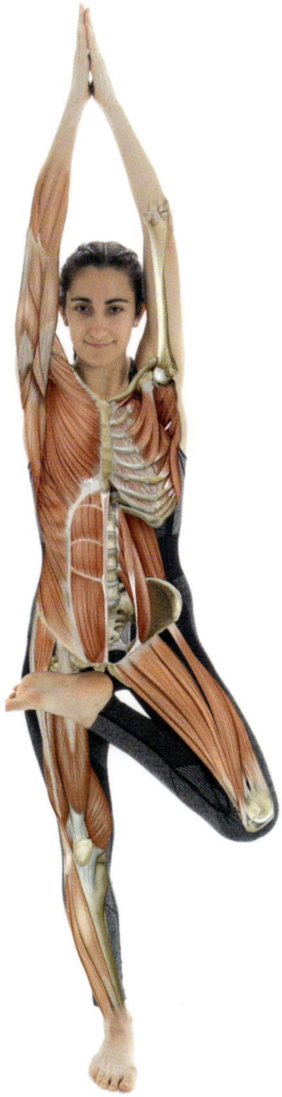

Inhalt

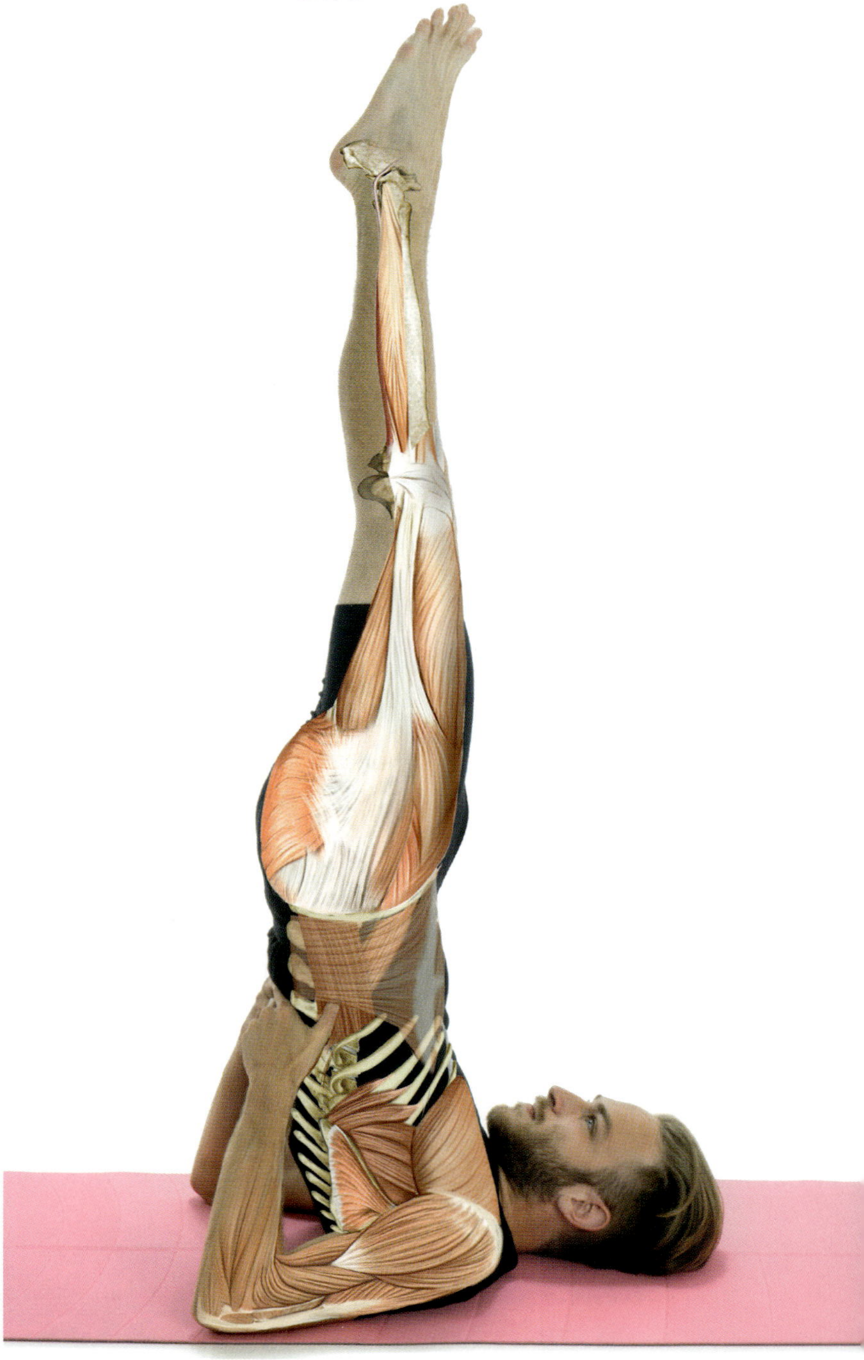

Zur Verwendung dieses Buchs

ERLÄUTERUNG DER ASANAS

Vorteile und Kontraindikationen | Asana-Gruppe | Name der Asana | Bedeutung des Namens | Man kann sich das Video der Asana ansehen | Asana | Energetische Anatomie

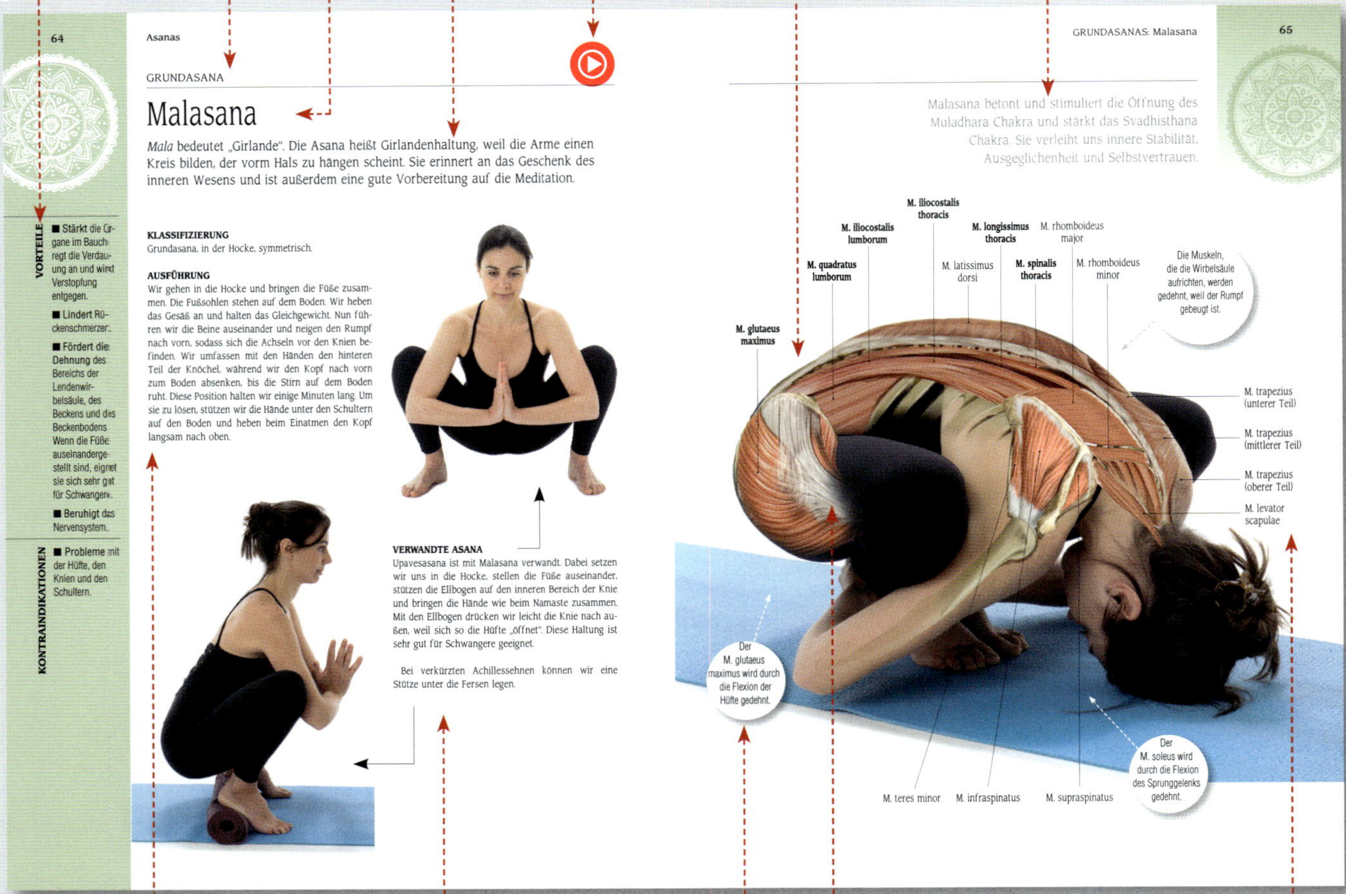

Beschreibung der Ausführung | Verwandte Asanas oder Varianten | Abbildung der einbezogenen Anatomie | Hauptsächlich beteiligte Muskeln

Hervorgehobene Aktionen einiger Muskeln, die an der Haltung beteiligt sind

GLIEDERUNG DES BUCHS

Die Farben und Symbole der Chakren (Tattvas) helfen uns, die Kapitel zu identifizieren. | Seite | Kapitel | Abschnitt | Titel des Themas | Einführung ins Thema

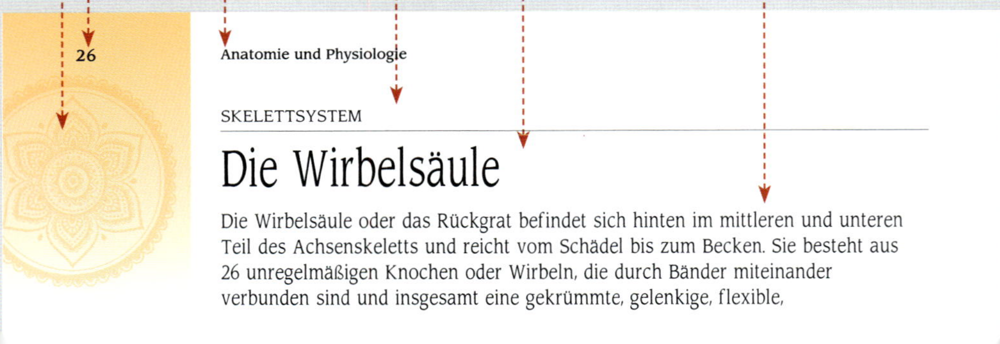

Zugriff auf zusätzliche Inhalte

Zusätzlich zum Inhalt auf den Seiten dieses Buchs enthält **Anatomie & Yoga** 50 Video-Tutorials, die es zum umfangreichsten Werk auf diesem Gebiet machen.

AUF DER WEBSITE

Registrieren Sie sich kostenlos auf der Website **books2ar.com/pai/de** und geben Sie den folgenden Code ein:

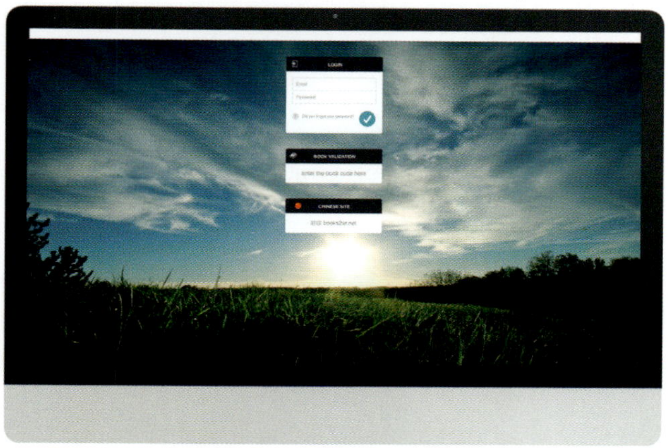

DURCH AUGMENTED REALITY

1. Laden Sie die kostenlose AR-App herunter auf:

- **books2ar.com/pai/de**
- Scannen Sie folgende Codes:

QR für iOS — Available on the App Store

QR für Android — ANDROID APP ON Google play

- Oder suchen Sie ANATOMIE & YOGA AR im App Store (iOS) oder bei Google Play (Android).

2. Scannen Sie mit der App die Seiten, auf denen dieses Icon abgebildet ist:

3. Entdecken Sie den zusätzlichen Inhalt.

DREI EINFACHE SCHRITTE

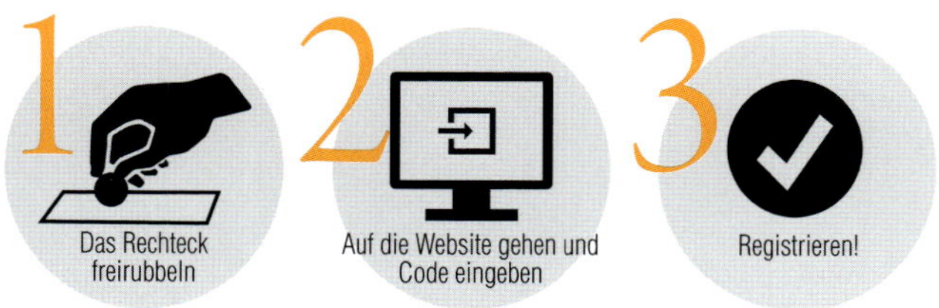
1
Das Rechteck freirubbeln
2
Auf die Website gehen und Code eingeben
3
Registrieren!

DREI EINFACHE SCHRITTE

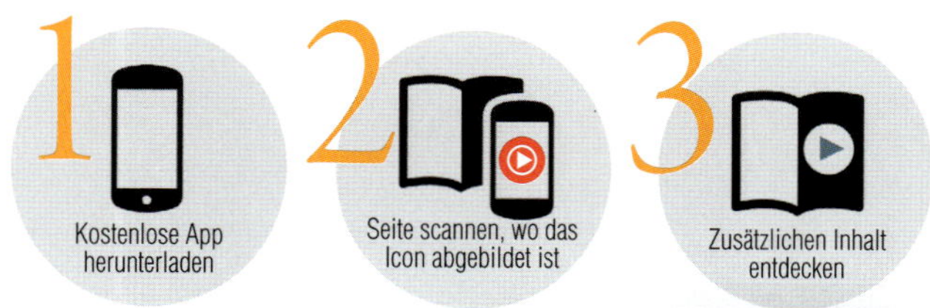
1
Kostenlose App herunterladen
2
Seite scannen, wo das Icon abgebildet ist
3
Zusätzlichen Inhalt entdecken

VIDEO-TUTORIALS

Auf allen Seiten verfügbar, auf denen das Icon abgebildet ist.

Um mit der App auf Multimediainhalte zuzugreifen, benötigen Sie eine Internetverbindung.

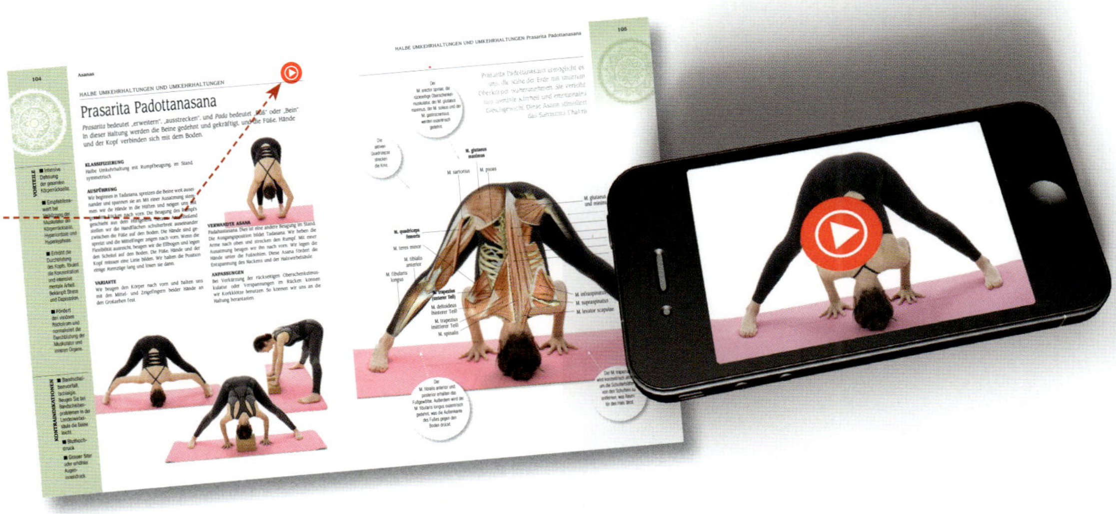

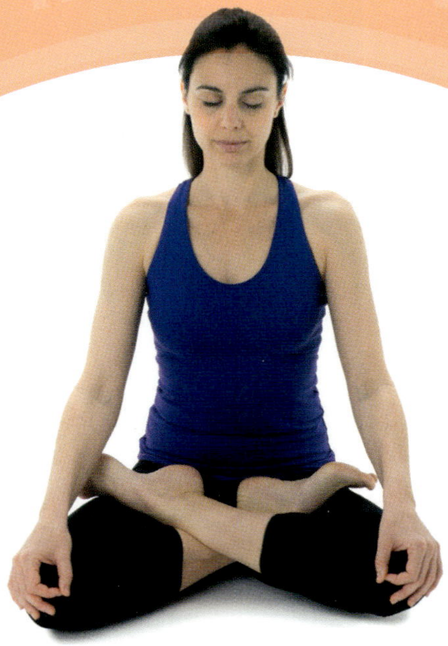

EINFÜHRUNG INS YOGA

Yoga ist eine der ältesten Techniken der Menschheit, deren Praxis den Körper, Verstand und Geist eins werden lässt. Es stammt aus Indien, verbreitete sich in den letzten Jahrhunderten jedoch auch im gesamten Westen. Durch seine Ausübung können wir den Zustand der Vereinigung erreichen, das heißt, des vollen Bewusstseins, Friedens und Glücks. Außerdem stellt Yoga eine Quelle der Gesundheit dar, die jedem, unabhängig von seinem Niveau, große Vorteile bietet. Dieses Kapitel geht kurz auf die Geschichte des Yoga und seine verschiedenen Richtungen ein und enthält eine Einführung in dessen Praxis.

Geschichte des Yoga

Der Begriff „Yoga" stammt von der Wurzel *yuj*, was „vereinen", „konzentrieren" oder „verbinden" bedeutet. Das Wort kann aber auch eine andere Konnotation haben: sich einer Lehrmethode zu unterziehen. Yoga kann als Zustand tiefer Gelassenheit, mentaler Konzentration und Vereinigung definiert werden, die der Praktizierende oder *Yogi* durch eine Reihe von diszipliniert ausgeführten Übungen erreicht.

Daher ist Yoga die Vereinigung, aber auch eine Methode und Selbstdisziplin. Seine Ausübung führt uns auf einen Weg der Befreiung, Selbstbeobachtung, Gesundheit, des vollen Bewusstseins, der Integration von Körper, Verstand und Geist und schließlich der Vereinigung des materiellsten Aspekts mit dem Spirituellen, mit dem Absoluten (wie ein Wassertropfen im riesigen Ozean).

Es handelt sich um einen Zustand, den wir über verschiedene Pfade erreichen können. Von psychophysischen Praktiken bis zur Selbstverwirklichung über die Erkenntnis oder uneigennützige Handlung gibt es eine große Bandbreite von sehr unterschiedlichen Techniken, Wegen und Arten, die sich im Laufe der Geschichte herausbildeten.

Yoga stammt aus Indien, und die hinduistische Spiritualität prägte seine Geschichte. Seine Ursprünge liegen in den ersten spirituellen Epochen, in sehr frühen Zeiten. Man kann Yoga in sechs allgemeine Perioden unterteilen. Dabei handelt es sich allerdings nur um eine Annäherung, da alle Zeitabschnitte miteinander verbunden sind.

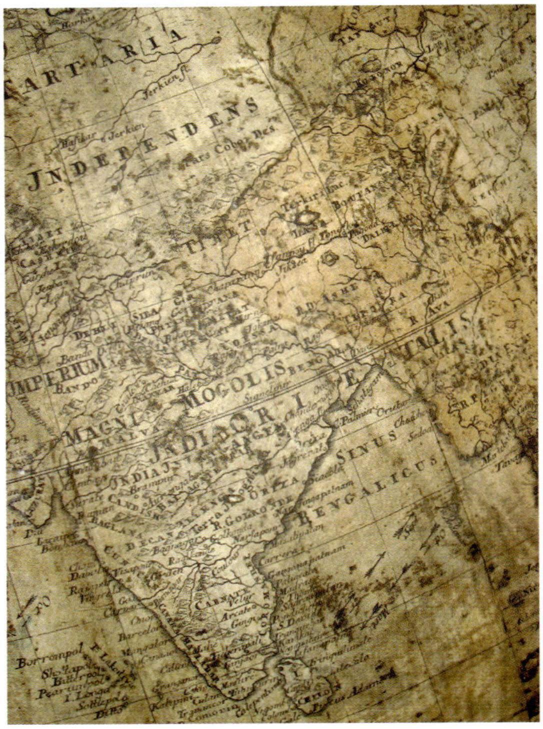

Antike Karte von Indien

FRÜHES, PRÄVEDISCHES YOGA

Die von der Landwirtschaft lebenden Dörfer, die seit den neolithischen Epochen (7000 bis 6000 v. Chr.) im Industal entstanden, entwickelten sich zu einer urbanen Zivilisation, die sich entlang dieses Flusses erstreckte, der sogenannten Induszivilisation. Man hat von dieser Zivilisation stammende Terrakottafigürchen in verschiedenen Haltungen gefunden, die an einige Yoga-Meditationsstellungen erinnern. Das ist ein Hinweis darauf, aber kein Beweis dafür, dass diese Disziplin schon damals entstanden sein könnte.

Zudem entwickelte sich in den urtümlichen drawidischen Dörfern, die sich hauptsächlich im Süden Indiens befanden, eine mystische und emotionale Spiritualität. Die Yogaspiritualität scheint von dieser Kultur zu stammen, auch wenn man ihre Praxis nicht kennt.

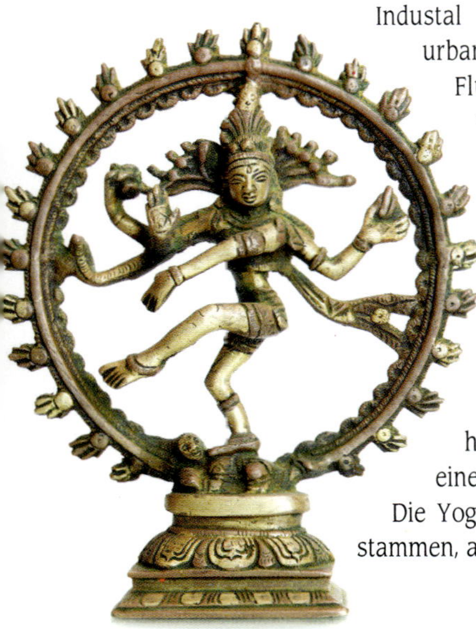

Bronzestatuette des tanzenden Shiva

PRÄKLASSISCHE EPOCHE

In dieser Zeit entstanden die klassischen Texte des Hinduismus, in denen die ersten Beschreibungen von Yoga und seinen Pfaden zu finden sind. In den *Upanishaden*, oder geheimen Lehren, taucht der erste Hinweis von Yoga als Weg zur Erlösung und Erkenntnis auf *(Svetasvatara Upanishade)*.

Die *Bhagavad Gita* (fünftes bis zweites Jahrhundert v. Chr.), oder „Der Gesang des Erhabenen", ist das religiös-philosophische Kerngedicht des umfangreichen Epos *Mahabharata*, und definiert explizit drei Wege oder Pfade der Befreiung: *Jnana Yoga* (Weg der Erkenntnis), *Karma Yoga* (Weg der uneigennützigen Handlung) und *Bhakti Yoga* (Weg der spirituellen Hingabe). Die Befreiung setzt voraus, dass man seinen Alltag auf das höchste Wesen ausrichtet. Die *Bhagavad Gita* vereint verschiedene spirituelle Denkrichtungen, die im Hinduismus der damaligen Zeit vorherrschten, und formuliert verschiedene Erkenntnisse neu, die vom orthodoxen Ritualismus bis zu den Lehren der *Upanishaden* reichen.

KLASSISCHE EPOCHE

In dieser Zeit tauchten die klassischen philosophischen Systeme der hinduistischen Philosophie (drittes bis siebtes Jahrhundert n. Chr.) auf, die *Darshanas*. Dabei handelt es sich um sechs philosophische Systeme, die darauf abzielen, eine Weltsicht oder -anschauung zu vermitteln. Zu diesen Systemen zählen: *Vaisheshika, Nyaya, Samkhya, Yoga, Mimansa* und *Vedanta*.

Samkhya ist das älteste System und wurde zu einem bestimmten Zeitpunkt mit Yoga kombiniert. Yoga stellt den praktischen Aspekt dar, die Disziplin, die man vom System *Samkhya* anwenden sollte. Die Notwendigkeit des Letzteren entfällt, wenn man die Disziplin von Körper und Geist ausübt, die Yoga bewirkt. Patanjali begründete mit dem *Yogasutra* (dessen genaues Entstehungsdatum unbekannt ist) das klassische Yoga. Er stellte die alten Lehren über die Disziplin und ihre Praxis zusammen und systematisierte sie.

POSTKLASSISCHE EPOCHE

Sie fällt mit dem Mittelalter der westlichen Zivilisationen zusammen. In dieser Zeit entstehen die großen religiösen Strömungen des Hinduismus (Shivaismus, Vishnuismus und Shaktismus) sowie verschiedene Spiritualitätsschulen. Hervorzuheben ist Shankara (neuntes Jahrhundert), der wichtigste Vertreter der Lehren des Advaita Vedanta. Das klassische Yoga beinhaltete eine dualistische Metaphysik (das heißt, es unterschied zwischen Materie und Geist). Viele andere postklassische Yogarichtungen stützten sich jedoch auf eine nicht duale Philosophie (advaita).

In dieser Epoche erlebte das Bhakti Yoga eine Blütezeit. Einer seiner wichtigsten Vertreter war Sri Caitanya (16. Jahrhundert).

Etwa im 15. Jahrhundert erschien der älteste bekannte Leitfaden über Hatha Yoga: *Hatha-Yoga-Pradipika*, verfasst von Swami Svatmarama.

MODERNE EPOCHE

Einige Autoren bezeichnen diese Epoche als „dunkle Zeit", da die Hatha-Yoga-Praktiken bestimmten Kasten vorbehalten waren – im Gegensatz zur vorherigen Periode, als sie für alle zugänglich waren.

In dieser Zeit entstanden zwei wichtige Schriften über Hatha Yoga: *Gheranda Samhita* (17. Jahrhundert) und *Shiva Samhita* (18. Jahrhundert). Ersteres stellt eine Reihe von Techniken vor, die später die Grundlage des heutigen Yoga bildeten.

GEGENWÄRTIGE EPOCHE

In dieser Epoche gewinnt Yoga im Westen an Beliebtheit. Die Lehren vieler Meister verbreiten sich auf der ganzen Welt, und überall werden verschiedene Yogaschulen gegründet. Folgende Meister verdienen eine besondere Erwähnung: Ramakrishna (1836-1886), Tirumalai Krishnamacharya (1888-1989), Swami Sivananda (1887-1963), Paramahansa Yogananda (1893-1952) und Sri Aurobindo (1872-1950).

Außerdem kann man von einer zweiten Phase dieser Epoche im 20. Jahrhundert sprechen, zu deren wichtigsten Vertretern Iyengar, Desikachar, Swami Vishnudevananda und Yogi Bhajan zählen.

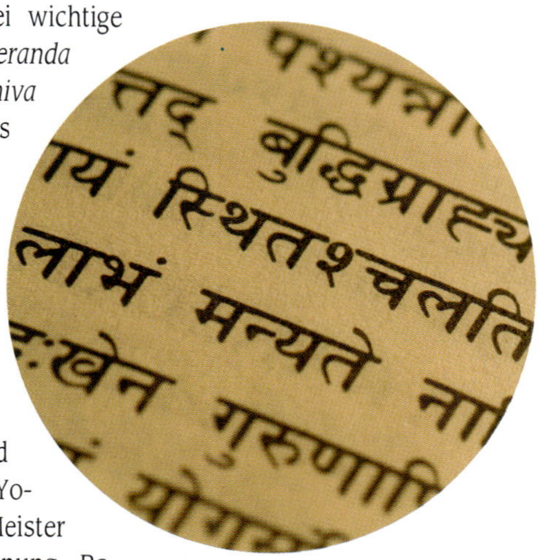

Text der *Bhagavad Gita* auf Sanskrit

Die heilige Stadt Varanasi im Norden Indiens

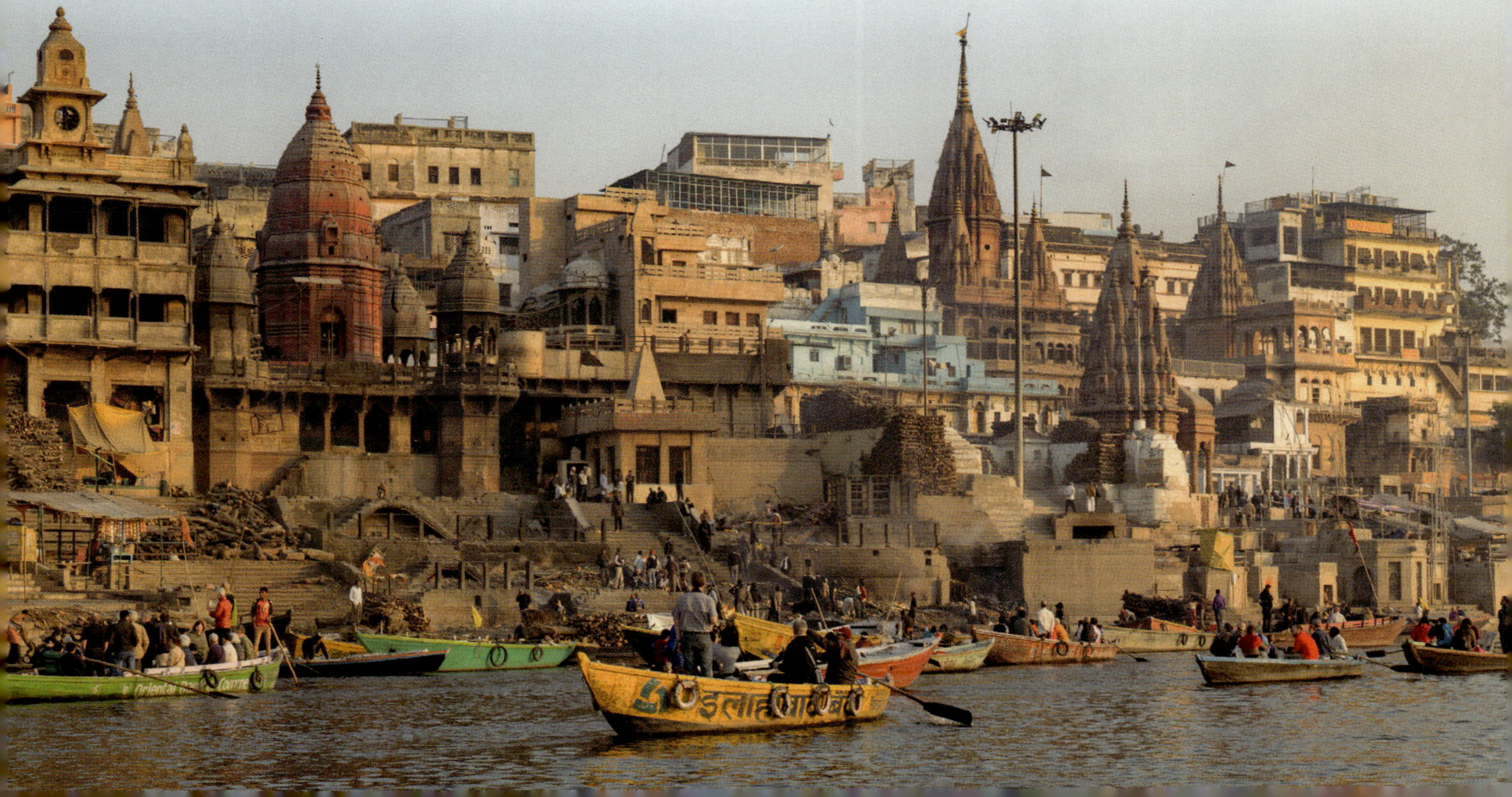

Die Yogarichtungen

Auch wenn Yoga eins ist, besteht es aus verschiedenen Richtungen, die uns zur Vereinigung von Körper, Verstand und Geist führen. Genau wie jeder Mensch anders ist, bietet uns auch das Yoga, als Technik der transzendentalen Erkenntnis, verschiedene Möglichkeiten, zwischen denen wir je nach unserer Persönlichkeit oder unserem Temperament wählen können.

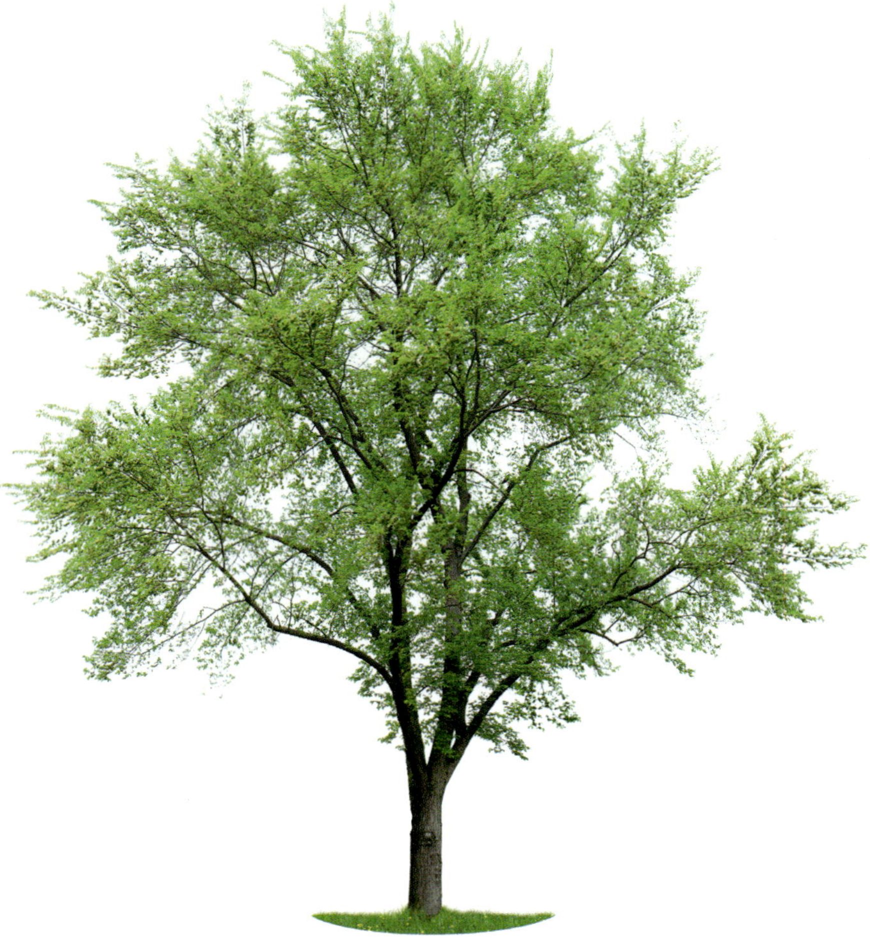

Wie ein Baum ist Yoga ein Ganzes, von dem viele Äste abgehen.

Diese Techniken entstanden im Laufe der Geschichte. Die *Bhagavad Gita* (fünftes bis zweites Jahrhundert v. Chr.) führt drei Yogarichtungen als Weg zur Befreiung auf: Jnana Yoga, Karma Yoga und Bhakti Yoga. In seinem Werk *Yogasutra* systematisiert Patanjali Raja Yoga. Auch Hatha Yoga wird schon in einer *Upanishade* und in den Puranas erwähnt. Man nimmt jedoch an, dass es schon viel früher ausgeübt wurde.

In den verschiedenen Ausübungsarten von Yoga findet man sowohl sehr mental und spirituell ausgerichtete Yogaformen als auch solche, die sich auf physisches Training und das Körperbewusstsein konzentrieren. Unabhängig davon, welchen Weg wir wählen, sind all diese Richtungen eine Quelle der Befreiung, bringen uns zur Überwindung des Ego, lassen uns Ruhe und mentale Gelassenheit finden, erwecken das Bewusstsein, steigern unsere Energie und innere Freude und führen uns schließlich zur Vereinigung von Körper, Verstand und Geist.

Auch wenn es Dutzende von Yogarichtungen gibt, können sie in fünf wichtigen Zweigen zusammengefasst werden: Karma Yoga (Weg der Tat), Jnana Yoga (Weg der Erkenntnis), Bhakti Yoga (Weg der Liebe und Hingabe), Hatha Yoga (Weg der Lebenskraft und mentalen Stärke) und Raja Yoga (Weg der Selbstbeobachtung).

KARMA YOGA

Karma Yoga ist das Yoga der selbstlosen Tat, auch wenn es nicht immer so war. In der frühen vedischen Literatur wurde Tat als rituelle Handlung bei Opfern verstanden, die sich in dem Augenblick, in dem das Ritual ausgeführt wurde, durch die Präzision der Ausführung auszeichnete. Es handelte sich um eine externe Tat. Indien löste sich langsam von diesem vedischen Ritualismus, sodass sich diese externe Tat verwandelte und verinnerlichte, bis sie zu einem selbstlosen Akt durch Werke wurde.

Der Mensch ist demnach für jeden seiner Gedanken und jede seiner Taten verantwortlich, die nach dem Gesetz des Karma, dem moralischen Gesetz von Ursache und Wirkung, eine Folge haben. Daher kennzeichnet sich beim Yoga der Tat die Einstellung zum Leben durch die selbstlose Ausführung einer Arbeit oder eines Dienstes. Wer Karma Yoga praktiziert, hört auf, Protagonist der Tat zu sein, und wird stattdessen zu ihrem Instrument. Die besagte Tat, Arbeit oder der besagte Dienst erfolgt von dem uneigennützigen Engagement oder Einsatz an.

JNANA YOGA

Hierbei handelt es sich um den Weg der Erkenntnis, der Einsicht. Jnana bezieht sich nicht auf eine intellektuelle Erkenntnis, sondern auf die höchste Weisheit, die man durch Reflexion und Meditation erreicht. Sie besteht aus zwei grundlegenden Stufen. Die erste ist die reflexive Stufe, bei der wir den rationalen Verstand einsetzen, um das zu analysieren, was wir verstehen wollen, beispielsweise mithilfe von Fragen. Eine der am häufigsten vorkommenden Fragen lautet: Wer bin ich?

Die zweite Stufe ist die Meditation, bei der man den rationalen Verstand außer Acht lässt und eine weitgehende Erkenntnis auftaucht, die sich aus der persönlichen Erfahrung ergibt. Durch die kontinuierliche Praxis werden Vorurteile, Obsessionen und Voreingenommenheit zerstört, und wir gelangen durch Erfahrung zu einer Erkenntnis, die es uns ermöglicht, die letzte Wahrheit der Dinge zu entdecken. Wie im vierten Kapitel der *Bhagavad Gita* erwähnt wird, werden das Böse und Zweifel ausgelöscht, und man erreicht schließlich den höchsten Frieden.

BHAKTI YOGA

Es ist auch als Yoga der Hingabe und reinen Liebe bekannt. Der Praktizierende gibt sich dem hin, was das Motiv seiner Hingabe ist - das kann eine Gottheit sein, das Absolute, aber auch ein beliebiges anderes Objekt der Hingabe. Wie beim Karma Yoga ist die Liebe des Sich-Hingebenden bedingungslos. Er erwartet nichts im Gegenzug. Er ergibt und überlässt sich vollkommen dem göttlichen Willen.

Wer diese Yogaform ausübt, *Bhakta*, darf den Wünschen der Sinne nicht allzu zugetan sein und muss außerdem über hohe moralische Werte verfügen. Diese Yogarichtung lässt sich gut mit anderen Yogapraktiken kombinieren und in den Alltag integrieren.

HATHA YOGA

Hierbei handelt es sich um den Weg der Lebenskraft und mentalen Stärke. Die Bedeutung leitet sich vom Namen ab: *Ha* bedeutet „Mond" und *Tha* bedeutet „Sonne", die die Lebenskraft und die Geisteskraft repräsentieren. Wenn diese Kräfte sich vereinen, entsteht *Kundalini*, die spirituelle Kraft. Hatha Yoga zählt zu den Yogaformen, die im Westen am häufigsten ausgeübt werden. Der Grund dafür ist, dass sich die Praxis zunächst auf den physischen Körper konzentriert: auf *Asanas* (Haltungen), *Shatkarmas* (Reinigungsübungen) und *Pranayama* (Kontrolle und Regulierung der Atmung). Diese Praktiken bewirken ein physisches Gleichgewicht und Kontrolle über den Körper, ermöglichen, dass die Energie durch ihn fließt, reinigen ihn und regulieren seine physiologische Aktivität. Außerdem werden im Hatha Yoga *Mudras* (Gesten, die die Psyche beeinflussen) und *Bandhas* (energetische Schlüssel) eingesetzt, die Konzentration und Meditation bewirken.

RAJA YOGA

Raja Yoga ist das „echte" Yoga, ist aber auch als mentales Yoga bekannt. Es ist der Weg der Selbstbeobachtung, des Zurückziehens der Sinne, wobei sich die Aufmerksamkeit auf das Innere richtet und man die physische Ebene überschreiten und in eine tiefe Meditation gelangen kann. Der Praktizierende erreicht einen Bewusstseinszustand (Überbewusstsein), in dem er das Wahre und die wahre Natur des Seins entdeckt.

Raja Yoga umfasst andere Yogazweige, wie Patanjala Yoga (basierend auf dem *Yogasutra* von Patanjali), Kundalini Yoga, Kriya Yoga, Mantra Yoga und Dhyana Yoga.

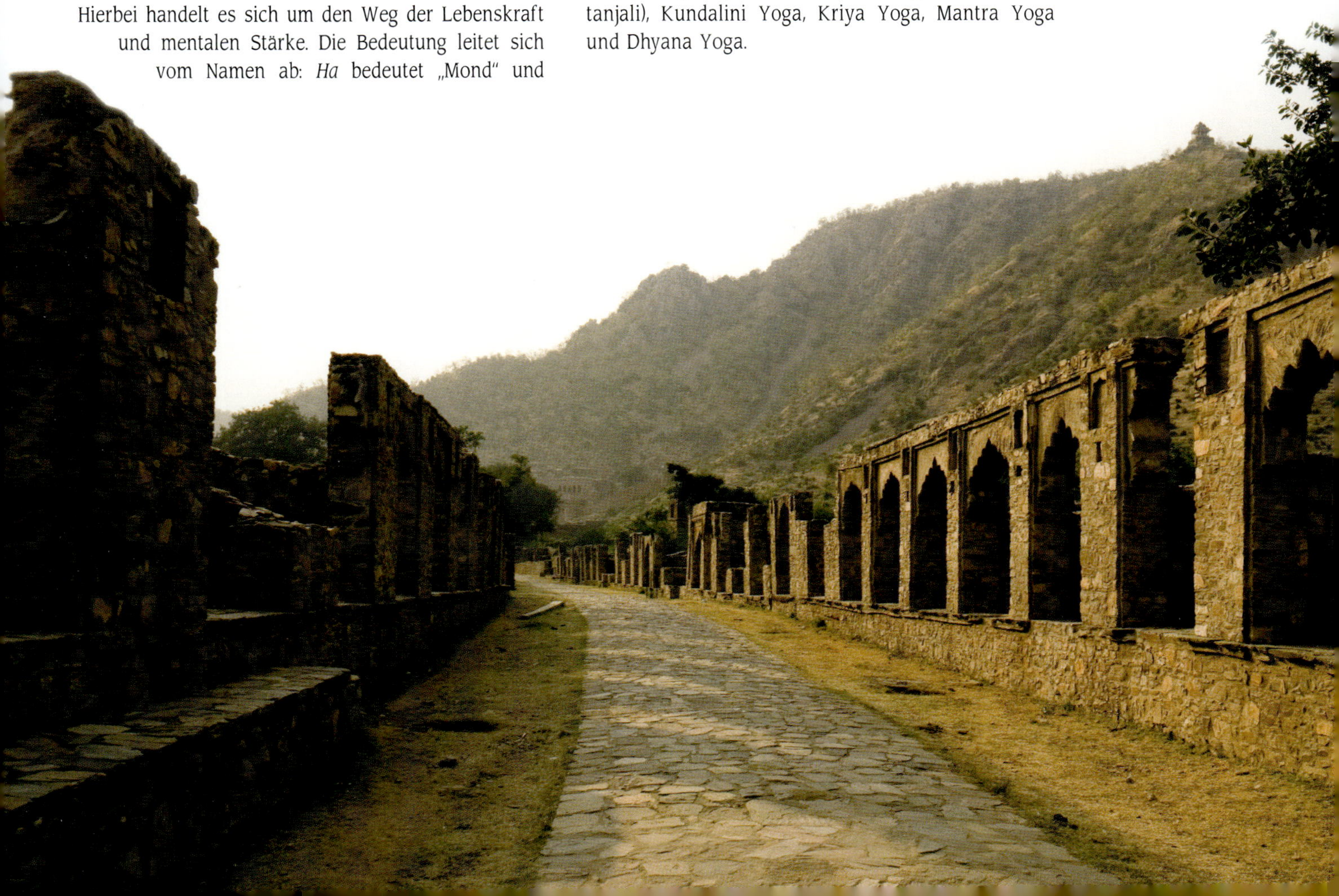

Verschiedene Richtungen der Yogapraxis führen zur Vereinigung. Weg in Fatehpur, Rajasthan, Indien

Patanjali und das Yogasutra

Das *Yogasutra* gilt als einer der wichtigsten Texte des klassischen Yoga. Dieses Werk ist die erste systematische Lehrschrift, die die Regeln der Yogapraxis konkret beschreibt. Die genaue Entstehungsepoche ist unbekannt, aber man nimmt an, dass es um 200 v. Chr. verfasst wurde, auch wenn manche Autoren es später datieren.

Der Text besteht aus 195 Sutren oder Aphorismen, die auf Sanskrit geschrieben wurden, und ist in vier Kapitel unterteilt: „Konzentration" (Samadhi Pada), „Praxis" (Sadhana Pada), „Erfahrungen" (Vibhuti Pada) und „Vollkommene Freiheit" (Kaivalya Pada).

Sutra bedeutet „heften", „zetteln". Die Sutren drücken in wenigen Worten viel Bedeutung aus.

DEN GEIST BERUHIGEN

Zu Beginn seiner Erklärung enthüllt Patanjali, was Yoga ist: **„Yoga ist die Kontrolle der Geisteszustände"**, oder anders ausgedrückt „die Einstellung der Geistesvorgänge".

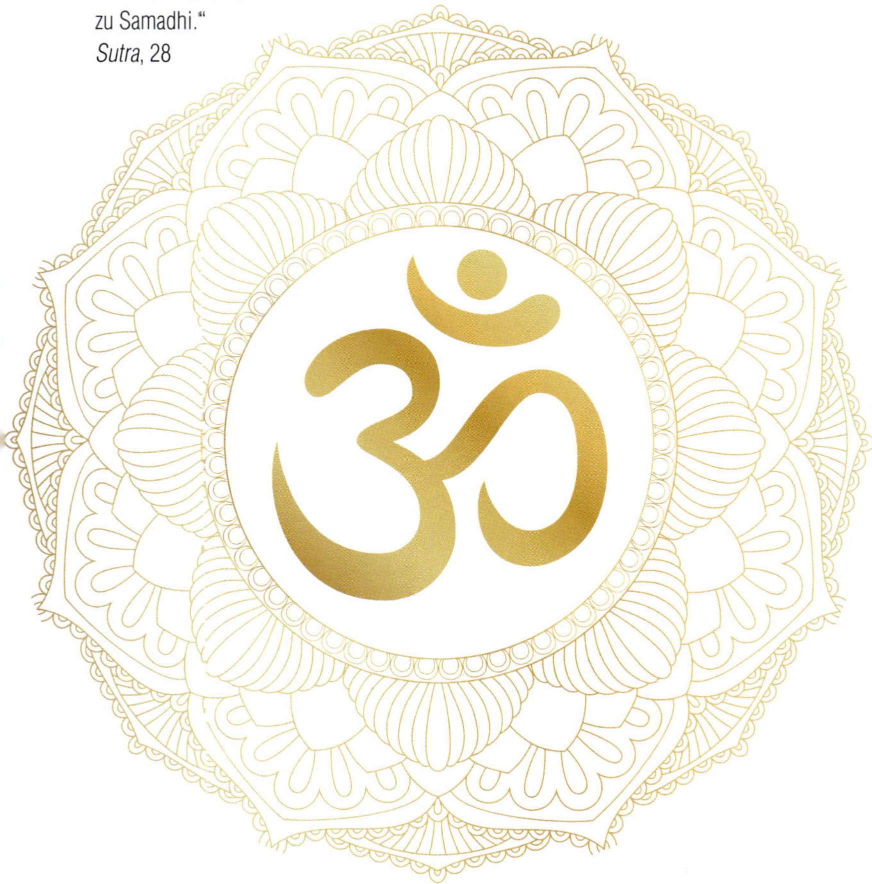

Pranava Mantra. Die heilige Silbe „OM", „AUM" ausgesprochen, die die heilige Dreiheit von Brahma (dem Schöpfer), Vishnu (dem Bewahrer) und Shiva (dem Zerstörer) darstellt. „Die Wiederholung und die Reflexion über die Bedeutung von Pranava führen zu Samadhi." *Sutra*, 28

Wenn wir unseren Verstand einmal beobachten, stellen wir fest, dass er nie ruht, wir denken ständig, unaufhörlich und springen von einem Gedanken zum nächsten. Das führt häufig dazu, dass wir ungeordnet handeln und uns nicht auf den gegenwärtigen Augenblick konzentrieren können, wodurch wir vom „Hier und Jetzt" entfernt leben. Laut Patanjali können die Gedankenmuster durch andauernde, konstante Konzentrationsübung - ohne Unterbrechungen - sowie durch das Ablehnen materieller Güter beherrscht werden. Auf diese Weise kann man den Geist beruhigen und zu einer korrekten Wahrnehmung der wahren Welt gelangen, wodurch man sich verändert und absolutes Glück und Frieden erreicht.

HINDERNISSE AUF DEM WEG ZUM INNEREN FRIEDEN

Laut dem *Yogasutra* gibt es fünf Hauptursachen, die uns daran hindern, innere Ruhe und Frieden zu finden. Diese fünf Hindernisse, die die primäre Ursache des Ego und Leidens darstellen, werden als *Kleshas* bezeichnet.

Avidya. Unwissenheit oder falsches Verständnis der wahren Natur der Dinge.
Asmita. Egoismus oder falsche Wahrnehmung der eigenen Person.
Raga. Zuneigung gegenüber oder Bedarf an mentalen Eindrücken oder Objekten.
Dvesha. Abneigung gegen Gedankenmuster, die mit schmerzhaften Erfahrungen verbunden sind.
Abhinivesha. Instinktiver Lebenswunsch und Furcht vor dem Tod.

Um die Kleshas nach und nach zu überwinden, müssen wir uns dessen bewusst werden, was uns stört. Wir müssen permanent aufmerksam bleiben, und wenn wir uns schlecht fühlen, müssen wir einen Moment innehalten und darüber nachdenken. Sobald wir klar erkannt haben, was wir fühlen, können wir uns von dem Leiden befreien.

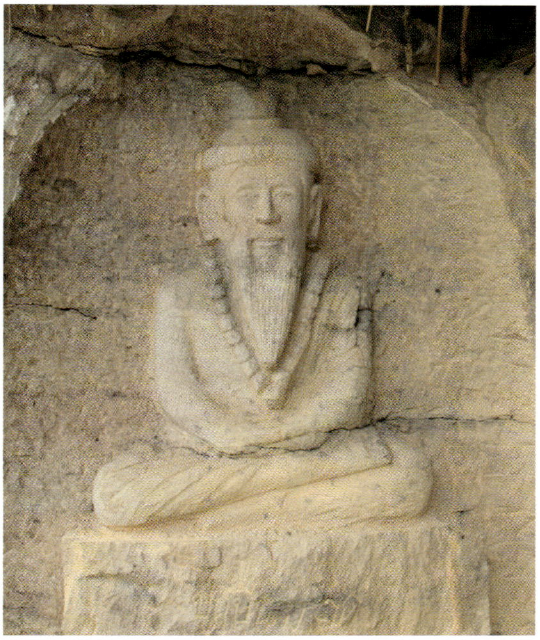

Flachrelief eines Rishi (Weisen) in Stein

ASHTANGA YOGA, DER ACHTFACHE PFAD DES YOGA

Im zweiten Kapitel seines Werks *Yogasutra* erläutert Patanjali die Stufen der Praxis, den Weg, der nötig ist, um das *Yoga* zu erreichen *(Sadhana)*. Es handelt sich um den achtfachen Pfad des Yoga, auch als *Ashtanga Yoga* bekannt. Acht Angas oder „Glieder" werden aufgezählt, die den acht Praktiken entsprechen, die man durchführen muss, um *Samadhi* zu erreichen.

ÄUSSERE VORBEREITUNG, BAHYRANGAS

Die acht Yogapraktiken gehen vom Äußersten zum Innersten. Die ersten fünf Schritte, Bahyrangas, gelten als äußere Vorbereitung, durch die der Yogi seinen Organismus entwickeln und reinigen und sich von äußeren Stimuli lösen kann, bevor er seine innere Welt ergründet.

Yama. Dabei handelt es sich um ethische Richtlinien, universelle Regeln, die nötig sind, damit die Welt funktioniert und Chaos vermieden wird. Die fünf grundlegenden Regeln lauten: *Ahimsa* (Gewaltlosigkeit), *Satya* (die Wahrheit sagen), *Asteya* (nicht stehlen), *Brahmacharya* (Enthaltsamkeit) und *Aparigraha* (nicht begehren, nicht einheimsen).

Niyama. Dabei handelt es sich um psychophysische Richtlinien der Selbstkontrolle. Auch hier gibt es fünf: *Saucha* (Reinheit, innere und äußere Sauberkeit), *Santosa* (Zufriedenheit, Gelassenheit), *Tapas* (Genügsamkeit, Selbstdisziplin), *Svadhyaya* (Selbstkenntnis) und *Ishvara Pranidhana* (Hingabe, Verehrung des Absoluten).

Asana. Dieser Begriff bezeichnet die Haltung, die Körperposition, die man während des Ausübens von Yoga einnimmt. Sie muss stabil und angenehm sein, damit man sie über einen bestimmten Zeitraum leicht beibehalten kann.

Pranayama. Hierbei handelt es sich um die bewusste Kontrolle der Atmung, des Atems, von *Prana* oder der schwingenden Lebensenergie. Beim Pranayama wird die Ein- und Ausatmung bewusst ausgedehnt. Außerdem gehört das Luftanhalten mit voller oder leerer Lunge zu dieser Disziplin.

Pratyahara. Dieser Begriff bedeutet „sich entfernen". Pratyahara besteht darin, die Sinnesorgane zurückzunehmen, um sie zu beruhigen, was uns in unser Inneres führt.

INNERE SUCHE, ANTARANGAS

Sobald die ersten fünf, das heißt die äußeren, Stufen umgesetzt wurden, beginnt der dreifache Prozess von *Samyama*, was „Gleichgewicht" bedeutet. Er fängt an, wenn der Geist so weit ist, dass er die Konzentration auf einen einzelnen Punkt richten kann *(Ekagrata)*.

Dharana. Dieser Begriff bedeutet „Zügelung" oder „Konzentration". Der Geist konzentriert sich und richtet die Aufmerksamkeit auf ein beliebiges Objekt, sei es real oder fiktiv.

Dhyana. Meditationsphase. Sie tritt ein, wenn bereits eine lang anhaltende Konzentration besteht, die keine Anstrengung erfordert. Dabei erreicht man eine tiefe Innerlichkeit und eine wichtige Verwandlung des Bewusstseins.

Samadhi. Hierbei handelt es sich um die Vollendung. Der Geist ist versunken und der Praktizierende geht in dem Objekt auf, über das er meditiert. Er verliert das Körperbewusstsein und erlebt volles Bewusstsein (Überbewusstsein), Frieden und höchstes Glück.

Sonnenaufgang am Ganges. Für einen Hindu Quelle des Lebens und der Spiritualität, aber auch des Todes im Sinne von „Befreiung"

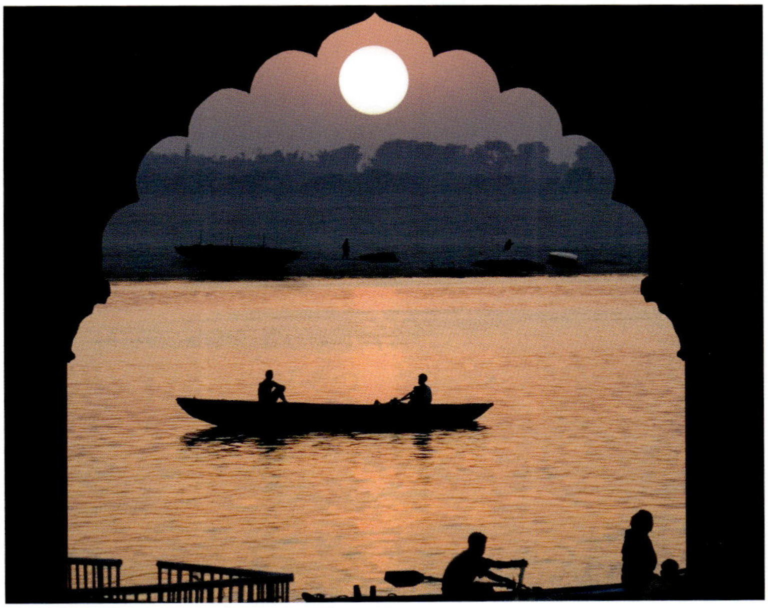

Die Ausübung von Yoga

Yoga umfasst viele physische, mentale und spirituelle Techniken, die der Praktizierende allmählich entdeckt. Sie helfen ihm, intensiver zu leben, sich dabei stärker von materiellen Dingen zu lösen und nicht an äußeren Ereignissen des Lebens oder inneren Geisteszuständen zu hängen.

Durch die Ausübung von Yoga entwickeln wir eine höhere Bewusstseinsebene und achten mehr auf das, was uns umgibt. Dadurch erweitert sich unsere Wahrnehmungsfähigkeit und die Fähigkeit, jede Handlung und jeden Gedanken, der uns in unserem Alltag begleitet, zu registrieren.

YOGA IM VERGLEICH ZU ANDEREN PHYSISCHEN TECHNIKEN

Es gibt viele Möglichkeiten und Schulen, um Yoga zu praktizieren, und jede von ihnen unterrichtet ihre eigene *Sadhana* (Praxis), um den Ausübenden zur höchsten Freiheit zu führen. Alle haben Aspekte gemeinsam, die Yoga von körperlichem Training oder anderen psychophysischen Techniken unterscheiden. Außerhalb ihres Kontexts unterscheidet eine *Asana* (oder Yogahaltung) sich eigentlich erst einmal nicht von einer Dehnübung in einem Fitnesskurs. Allerdings vereint jede Ausübung von Yoga einige grundlegende Hauptmerkmale, die für die Selbstverwirklichung des Menschen in ihrem gesamten Ausmaß unerlässlich sind.

Yoga ist für jedes Alter empfehlenswert.

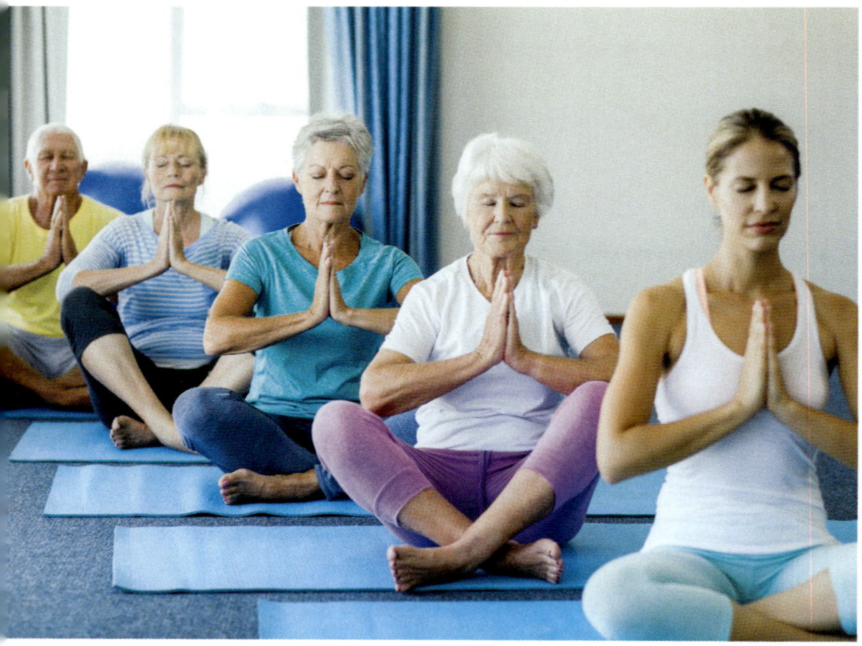

Die Unterschiede zwischen Yoga und körperlichem Training oder anderen psychophysischen Techniken lassen sich folgendermaßen zusammenfassen:

UNTERSCHIEDE ZWISCHEN YOGA UND ANDEREN PHYSISCHEN TECHNIKEN

1. **Bewusstwerdung des Hier und Jetzt.** Wenn unsere gesamte Aufmerksamkeit auf das gerichtet ist, was uns umgibt, schaffen wir einen Raum, der es uns erlaubt, den gegenwärtigen Moment intensiv zu erleben.

2. **Die Aufmerksamkeit auf den physischen Körper richten.** Wir können die Aufmerksamkeit auf die Position des Körpers richten, auf die Bewegung zu Beginn und am Ende einer Haltung, auf die Muskeln und Gelenke, die es uns erlauben, diese Position einzunehmen usw.

3. **Bewusste Atmung.** Yoga ermöglicht es uns, die Ein- und Ausatmung zu beobachten und zu erkennen, wann sie uns bei der Haltung oder Abschlussübung hilft. Die Art und Weise, wie wir atmen, gibt uns auch Auskunft darüber, in welchem Zustand sich das Innere unseres Organismus befindet (physisch und psychisch).

4. **Kontrolle des Körpers und der Atmung.** Die Kontrolle über die Bewegung und Atmung kann erst dann geschehen, wenn wir uns zuvor darüber bewusst geworden sind. Das stellt eine fortgeschrittenere Stufe in der Yogapraxis dar.

5. **Mentale Kontrolle.** Die Aufmerksamkeit auf die Vorgänge im Geist zu richten, erlaubt es uns, uns unserer Gedanken bewusst zu werden. Dadurch übernehmen wir die Verantwortung für sie und ihren Einfluss auf unseren physischen und psychischen Körper.

6. **Spirituelle Befähigung.** Yoga versetzt den Praktizierenden in die Lage, einen Weg der Spiritualität zu finden, der das Weltliche überwindet.

7. **Mehr Energie.** Nachdem man Yoga ausgeübt hat, hat man gewöhnlich das Gefühl, über mehr physische Energie und innere Freude zu verfügen.

POSITIVE AUSWIRKUNGEN VON YOGA

Das Ziel von Yoga besteht zwar nicht darin, den Körper zu heilen, aber die kontinuierliche Ausübung bringt große Vorteile mit sich - nicht nur auf der physischen Ebene, sondern auch auf der mentalen, psychischen und spirituellen. Als Quelle der Gesundheit fördert Yoga das Wohlbefinden und hilft, Krankheiten vorzubeugen, indem es ihnen gegenüber eine aktive Rolle einnimmt.

HAUPTVORTEILE

- Es **schult** die Haltung, vor allem bei Rückenproblemen. Es verbessert die Flexibilität und erhöht die Vitalität und Kraft.
- Es **stärkt** den Körper und erhält ihn gesund.
- Es **erhöht** die Atemkapazität.
- Es **bringt** physisches und mentales Gleichgewicht und erzeugt eine positive Stimmung, die sich in mehr Selbstsicherheit und Selbstbewusstsein widerspiegelt.
- Es **verringert** Stress und beruhigt den Geist, was zu innerem Frieden führt.

Außerdem werden ihm große heilende und therapeutische Wirkungen zugeschrieben.

Yoga bringt Vorteile für den gesamten Körper, da es sich auf alle Apparate und Systeme auswirkt (in erster Linie auf das Muskel-, Skelett-, Nerven-, endokrine, Herz-Kreislauf-, Atem- und Verdauungssystem). Durch die anhaltende Praxis entwickeln wir außerdem allmählich einen gesunden Lebensstil und gesunde Gewohnheiten (die Körperhaltung, Atemmuster, Umgang mit mentalem Stress etc.), die sich nicht nur auf unsere körperliche Gesundheit, sondern auch auf unsere Sicht auf die Welt und Selbstfindung auswirken.

VORSICHTSMASSNAHMEN BEI DER AUSÜBUNG

Yoga ist eine universelle Praxis, die sich für jeden Lebensabschnitt eignet, von der Jugend bis ins hohe Alter. Oft wird mit **therapeutischen Zielen** darauf zurückgegriffen, da es hilft, sich von einer schwierigen Krankheit zu erholen, einige Beschwerden oder Verletzungen zu behandeln oder bei Menschen mit Bewegungseinschränkungen die Steifheit zu bekämpfen. Auch wenn man Yoga individuell an jeden Menschen anpassen kann, muss man einige Vorsichtsmaßnahmen treffen. Wer gesundheitliche Probleme hat, muss bei der Ausführung von Asanas äußerste Vorsicht walten lassen und die Kontraindikationen beachten. Bei Krankheiten sollten Sie vor dem Ausführen der Übungen Ihren Arzt zurate ziehen. Personen, die unter psychischen Krankheiten leiden, sollten auf Meditation verzichten.

Die folgende Tabelle fasst die grundlegenden Vorsichtsmaßnahmen zusammen, die Sie vor der Ausübung von Yoga beachten sollten:

GRUNDLEGENDE VORSICHTSMASSNAHMEN

- Wenn Sie sich gerade von einer Krankheit erholen, sollten Sie sanfte Grundhaltungen einnehmen, die nicht kontraindiziert sind. Fangen Sie langsam an.
- Bei Verletzungen oder Entzündungen der Gelenke, Rückenproblemen, Bandscheibenvorfällen, akuten Verletzungen, Herz- oder Kreislaufproblemen oder Ähnlichem sollte die Ausübung von einem Gesundheitsexperten überwacht werden.
- Yoga kann während der Schwangerschaft sehr vorteilhaft sein, sofern die Übungen an das Stadium der Schwangerschaft angepasst werden.
- Während der Menstruation sollten Frauen auf die Signale ihres Körpers achten. Umkehrhaltungen sollten vermieden werden.
- Ältere Menschen mit Gleichgewichtsproblemen oder solche, die für Stürze mit Knochenbrüchen anfällig sind, sollten bei Haltungen, die Gleichgewicht erfordern, besonders vorsichtig sein.
- Bei Krankheiten sollten Sie immer einen Gesundheitsexperten konsultieren.

Yoga an der frischen Luft auszuüben, bringt große Vorteile mit sich: Wir sind im Kontakt mit der Natur, erreichen schneller Meditationszustände und saugen Prana auf.

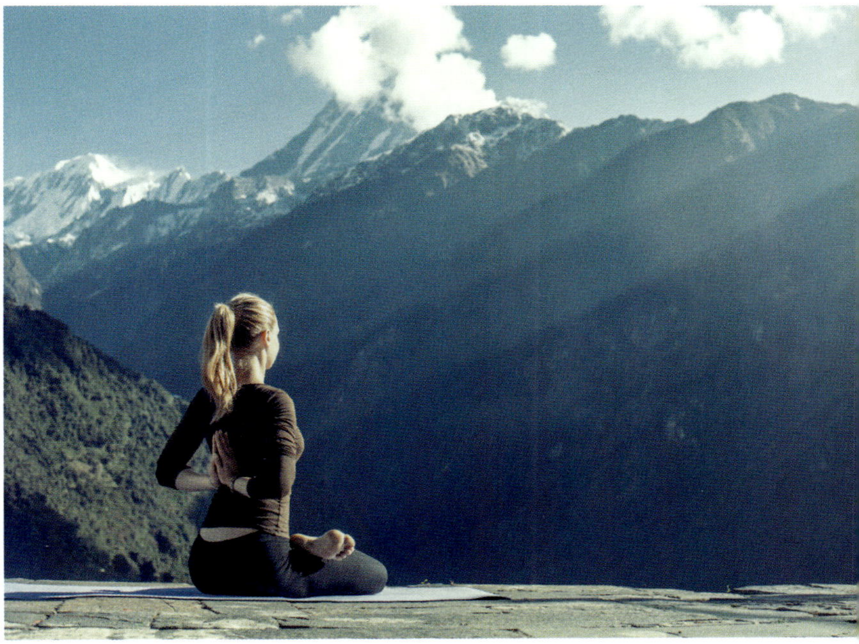

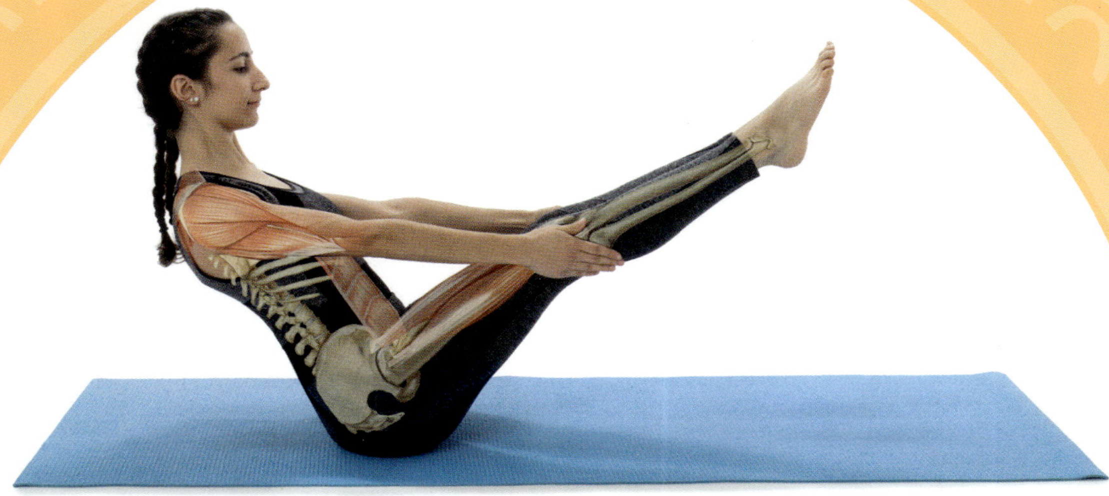

ANATOMIE UND PHYSIOLOGIE

Die Anatomie studiert den menschlichen Körper, seine Struktur, seine verschiedenen Teile und die Beziehungen zwischen ihnen. Da Yoga eine Technik ist, die den Körper beansprucht, sollte man einige Grundkenntnisse über die Physiologie haben, das heißt, über die organischen Systeme, die Körperbewegung und die allgemeine Funktionsweise des Körpers. In diesem Kapitel werden die allgemeinen Konzepte des Skelett-, Muskel-, Nerven- und endokrinen Systems vorgestellt. Die kontinuierliche Ausübung von Yoga wirkt sich positiv auf all diese Systeme aus.

Die Systeme des Körpers

Im menschlichen Körper gibt es verschiedene strukturelle Organisationsebenen. Die komplexeste Ebene umfasst die Systeme des Körpers, und sie alle zusammen bilden den Organismus oder das Lebewesen. Jedes System besteht aus verschiedenen Organen, die ihrerseits aus einer Kombination von Geweben zusammengesetzt sind. Diese Gewebe sind eine Ansammlung von Zellen, die den kleinsten lebendigen Teil unseres Körpers bilden.

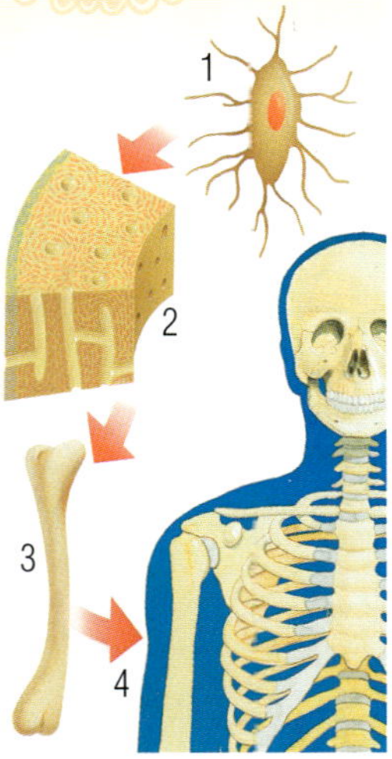

Vier strukturelle Organisationsebenen:
1. Zellebene
2. Gewebeebene
3. Organebene
4. Organsystemebene

ANATOMIE UND ORGANISATIONSEBENEN

Die menschliche Anatomie beschäftigt sich mit den Strukturen und Teilen des menschlichen Körpers sowie den Beziehungen zwischen ihnen. Die allgemeine Anatomie kann nach den Bereichen, mit denen sie sich auseinandersetzt, in zwei Disziplinen eingeteilt werden: in die makroskopische und die mikroskopische Anatomie.

Die makroskopische Anatomie studiert die großen Körperstrukturen, beispielsweise die Knochen und Organe.

Die mikroskopische Anatomie untersucht die sehr kleinen Körperstrukturen, wie Zellen, Fasern und Gewebe.

Laut anatomischen Studien befinden sich im menschlichen Körper sechs Organisationsebenen, die für die innere Struktur relevant sind: Atome, Zellen, Gewebe, Organe, Systeme und schließlich der menschliche Organismus.

ATOME UND ZELLEN

Die erste strukturelle Organisationsebene ist chemisch. Die Atome schließen sich zusammen und bilden Moleküle (Proteine, Kohlehydrate, Lipide). Aus der Verbindung dieser Moleküle entstehen Zellen. Der menschliche Körper besteht aus Billionen von Zellen. Sie stellen die kleinsten Einheiten dar, die Lebewesen bilden, können selbst eine Beziehung zur Umwelt eingehen, haben einen Stoffwechsel und können sich vermehren. Die Vitalfunktionen des Menschen hängen vom Zustand seiner Zellen ab. Daher besteht ein gesunder Körper aus gesunden Zellen.

DIE GEWEBE

Gruppen aus ähnlichen Zellen, die eine Funktion gemeinsam haben, bilden ein Gewebe. Der menschliche Körper besteht aus vier Grundgeweben: Epithel-, Muskel-, Nerven- und Bindegewebe.

DIE ORGANSYSTEME, FÜR DIE YOGA DIE MEISTEN VORTEILE BRINGT

Skelettsystem. Es besteht aus Knochen, Knorpel, Bändern und Gelenken. Es bildet die Stütze des Körpers und das passive Bewegungsorgan. Außerdem schützt es (zum Beispiel der Schädel) die empfindlichen Teile. In den Knochen werden zudem die Blutzellen gebildet und Mineralstoffe gespeichert. Yoga wirkt sich positiv auf die Gelenke aus und stärkt die Wirbelsäule.

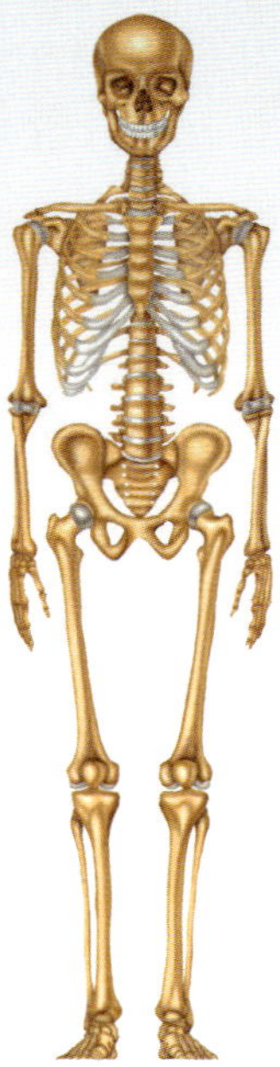

Muskelsystem. Es besteht aus Skelettmuskeln, die für die Bewegung verantwortlich sind, da sie durch ihre Kontraktionen das Skelett bewegen. All diese Muskeln sind an zwei Ankerpunkten an den Knochen befestigt, was die Bewegung ermöglicht. Um die Muskeln gesund zu erhalten, muss man sie regelmäßig trainieren. Sonst atrophieren (verkümmern) sie. Yoga gibt ihnen Stärke und Elastizität.

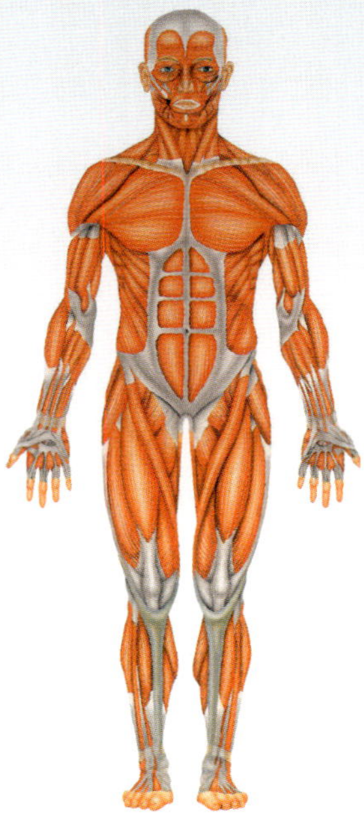

Nervensystem. Es besteht aus dem Gehirn, dem Rückenmark, den Nerven und den Sinnesrezeptoren. Es kontrolliert das Verhalten des Körpers, das heißt, bei inneren und äußeren Veränderungen reagiert es, indem es Muskeln oder Drüsen aktiviert. Das Nervensystem schützt die Gewebe des Körpers, indem es uns über Schmerz benachrichtigt, wenn eine übermäßige Dehnung vorgenommen wird. Yoga verbessert die Funktion des Nervensystems und Gehirns im Allgemeinen.

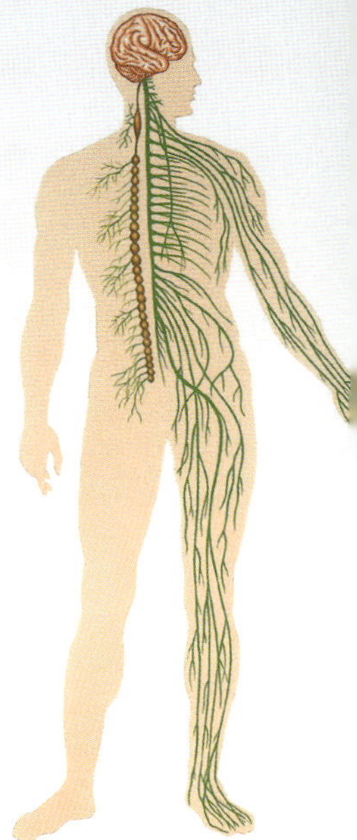

Epithelgewebe. Es bedeckt den Großteil der inneren Organe, bildet alle Drüsen und erzeugt einige konkrete Strukturen (Haare, Nägel, Magenschleimhaut, Augenhornhaut usw.).

Muskelgewebe. Es wird aus Muskelfasern gebildet, die sich kontrahieren können. Es hat eine Bewegungs- und Stützfunktion.

Nervengewebe. Es ist dafür verantwortlich, über Nervenimpulse Informationen an den gesamten Körper weiterzuleiten. Es besteht aus Stützzellen und erregbaren Zellen, den Neuronen.

Bindegewebe. Es umgibt die anderen Gewebe, stützt sie, verleiht ihnen Form und hemmt ihre Aktivität. Bei einer Dehnübung bestimmt das Bindegewebe die maximalen Grenzen (Beispiele: Fett, Bänder, Sehnen, Knochen und Knorpel).

ORGANE

Die Verbindung von Geweben erzeugt die Organe. Jedes von ihnen erfüllt eine spezielle Funktion im Körper (die Augen, das Herz, die Leber, der Darm etc.). Die Organe können sich wiederum koordinieren, um zusammenzuarbeiten und komplexe Funktionen zu übernehmen. Dadurch bilden sie die Organsysteme oder Apparate.

ORGANSYSTEME

Unser Körper besteht aus 11 Organsystemen: Integumentsystem (Haut, Haare etc.), Skelettsystem, Muskelsystem, Nervensystem, endokrines System (Hormonsystem), Herz-Kreislauf-System, Lymphsystem, Atmungssystem, Verdauungssystem, Harnsystem und Fortpflanzungssystem.

Die Ausübung von Yoga beeinflusst all diese Systeme auf eine gewisse Art und Weise, aber vor allem wirkt es sich positiv auf das Skelett-, Muskel-, Nerven-, endokrine, Atmungs- und Herz-Kreislauf-System aus.

DER MENSCHLICHE ORGANISMUS

Die Gesamtheit dieser 11 Organsysteme bildet die letzte strukturelle Organisationsebene: den menschlichen Organismus. Die ausgeglichene Zusammenarbeit und die Wechselbeziehungen zwischen all diesen Systemen tragen zur korrekten Funktion unseres Körpers bei.

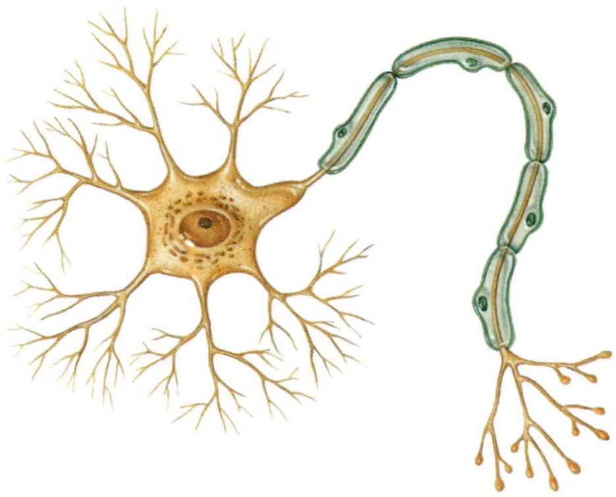

Neuron: eine Zelle des Nervensystems, die Nervenimpulse von einem Körperteil zum anderen übertragen und diese Impulse empfangen kann.

Endokrines System. Es besteht aus den folgenden endokrinen Drüsen: Hirnanhangdrüse, Schilddrüse und Nebenschilddrüse, Nebenniere, Thymus, Bauchspeicheldrüse, Zirbeldrüse, Eierstöcke und Hoden. Diese Drüsen produzieren die Hormone, die die Aktivitäten des Körpers regulieren und kontrollieren. Yoga senkt den Cortisolspiegel (das Hormon, das als Reaktion auf Stress ausgeschüttet wird).

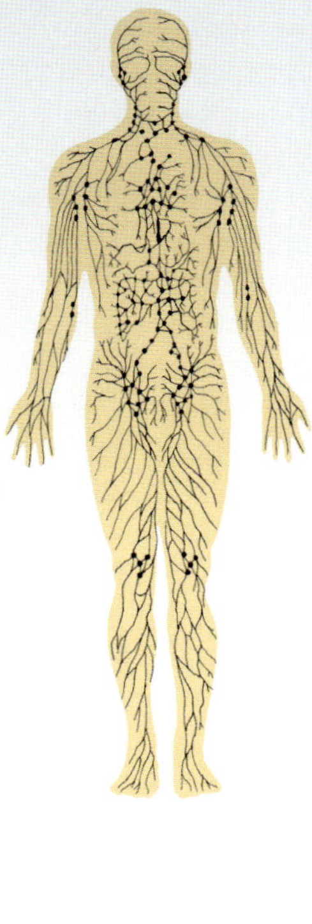

Herz-Kreislauf-System. Seine Hauptorgane sind das Herz und die Blutgefäße. Das Herz ist dafür zuständig, das Blut zu pumpen und durch die Blutgefäße zu allen Geweben des Körpers zu transportieren. Yoga verbessert den venösen Rückstrom, erhöht die Durchblutung der peripheren Körperteile (Hände und Füße) und verbessert die aerobe Kapazität.

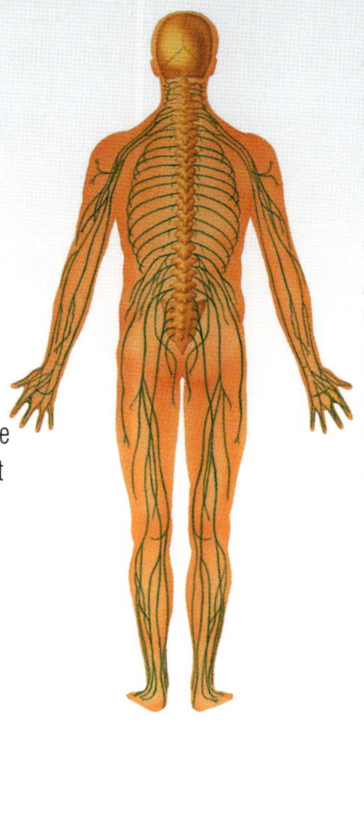

Atmungssystem. Es setzt sich zusammen aus den Nasenhöhlen, dem Kehlkopf, dem Rachen, der Luftröhre, den Bronchien und der Lunge. In der Lunge befinden sich die Alveolen, in denen der Gasaustausch mit dem Blut stattfindet. Yoga erhöht die Lungenfunktion und hilft, bewusster, langsamer und tiefer zu atmen.

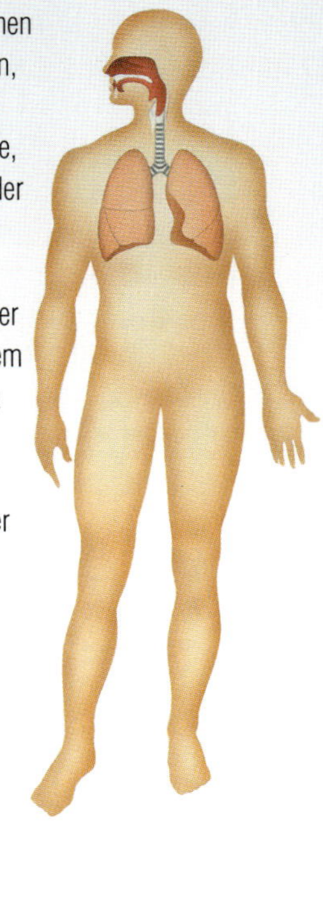

SKELETTSYSTEM

Das Skelettsystem

Das Skelettsystem ist eine geordnete Einheit, die aus knöchernen Einzelteilen besteht. Es schützt und stützt die Organe des Körpers und ermöglicht zusammen mit dem Muskelsystem Bewegung. Im Inneren von Knochen werden Blutzellen gebildet und Mineralstoffe gespeichert. Dieses System besteht aus Knochen, Gelenken, Knorpel und Bändern.

Es gibt drei Hauptknochenzellen: die Osteoblasten (knochenbildende Zellen), die Osteoklasten (zerstören Knochen und setzen Kalziumionen im Blut frei) und die Osteozyten (reife Knochenzellen in der Matrix).

DIE KNOCHEN

Sie bilden die innere Struktur des Körpers. Zusammen mit den Skelettmuskeln ermöglichen sie die Körperbewegung und den Gang. Sie tragen nicht nur das Gewicht des Körpers, sondern schützen auch die Organe und Weichteilgewebe vor Schlägen von außen: Der Schädel bewahrt das Gehirn, die Wirbel der Wirbelsäule umgeben das Rückenmark und der Brustkorb schützt die Lunge und das Herz.

In den Knochen werden lebenswichtige Mineralstoffe gespeichert, zum Beispiel Kalzium und Phosphor, und in ihnen werden auch die Blutzellen gebildet.

Der menschliche Körper besteht aus 206 Knochen, die je nach Form und Funktion in vier große Gruppen eingeteilt werden:

- lange Knochen (wie der Oberschenkelknochen, Oberarmknochen etc.)
- kurze Knochen (die Kniescheibe)
- flache Knochen (die Schädel-, Brustbein- und Rippenknochen)
- unregelmäßige Knochen (die Wirbel).

Lange Knochen verfügen über zwei Epiphysen oder Knochenenden. Diese Bereiche sind mit Gelenkknorpel bedeckt und verbinden die Knochen miteinander. Die Diaphyse ist der zylindrische Bereich, der aus kompaktem Knochengewebe besteht und von einer Membran umgeben ist, der Knochenhaut. In den inneren Hohlräumen eines Knochens befindet sich ein schwammartiges, fettiges Gewebes, das gelbe Knochenmark.

AUFBAU EINES LANGEN KNOCHENS

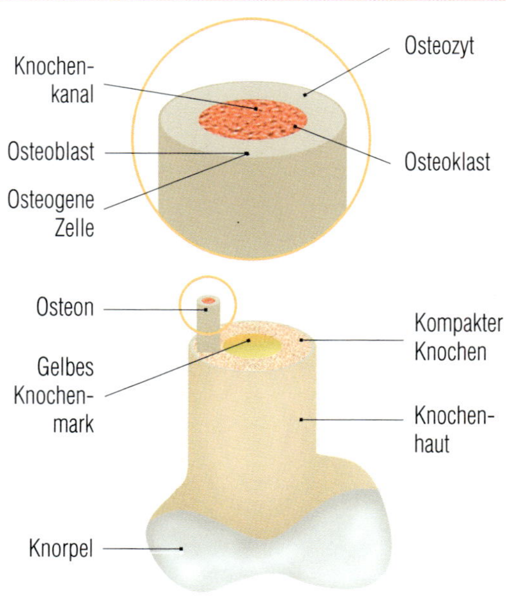

HAUPTKNOCHENZELLEN

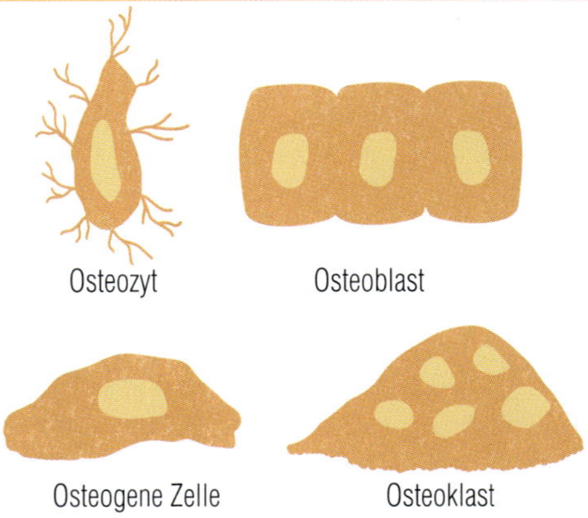

DIE GELENKE

Sie sind die Stellen im Körper, wo zwei oder mehr Knochen aufeinandertreffen. Ihre Funktion besteht darin, Knochen zu verbinden und dem Organismus Beweglichkeit zu verleihen. Sie werden nach dem Grad der Bewegung und ihrer Struktur klassifiziert.

Nach dem Bewegungsumfang, den sie zulassen, werden Gelenke in folgende Gruppen eingeteilt:

- Synarthrose: Hierbei handelt es sich um steife Gelenke, wie die des Schädels.
- Amphiarthrose: Sie erlauben kleine Bewegungen, wie die Wirbelkörper.
- Diarthrose: Sie sind vollkommen bewegliche Gelenke, beispielsweise die Knie, der Oberarmknochen mit dem Schulterblatt etc.

Außerdem werden Gelenke nach ihrer Struktur unterteilt, je nach Gewebe und Form, in der die knöchernen Bereiche miteinander verbunden sind:

- durch ein faseriges Gewebe (Fasergelenke),
- durch Knorpel (Knorpelgelenke),
- durch eine Gelenkhöhle (Synovialgelenke). Diese Gelenke entsprechen den Diarthrosen, kommen im Skelett am häufigsten vor und erlauben verschiedene Bewegungen. Bei ihnen sind die Knochen nicht direkt verbunden, sondern durch eine Gelenkhöhle oder Synovialhöhle getrennt, die die Synovialflüssigkeit enthält.

ARTEN VON SYNOVIALGELENKEN

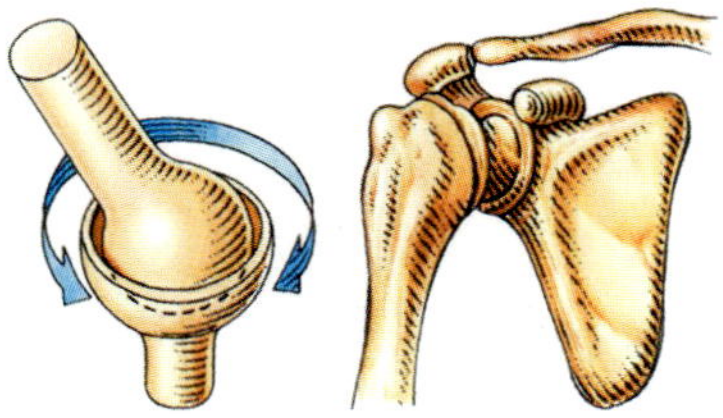

Kugelgelenk (Enarthrose)

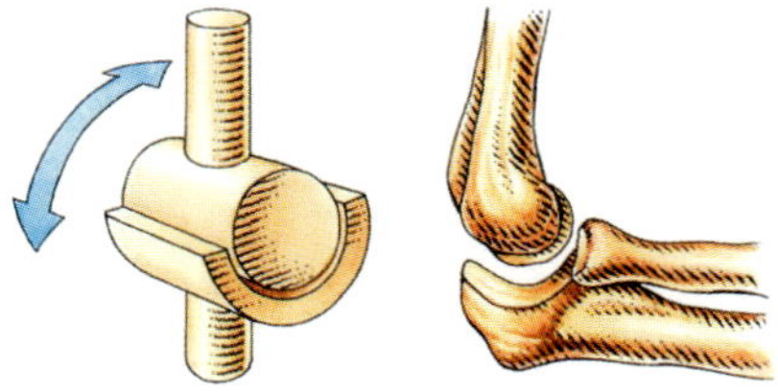

Scharniergelenk (Ginglymus)

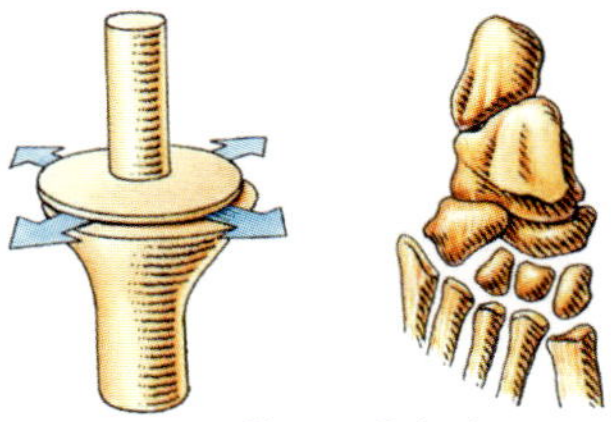

Ebenes Gelenk

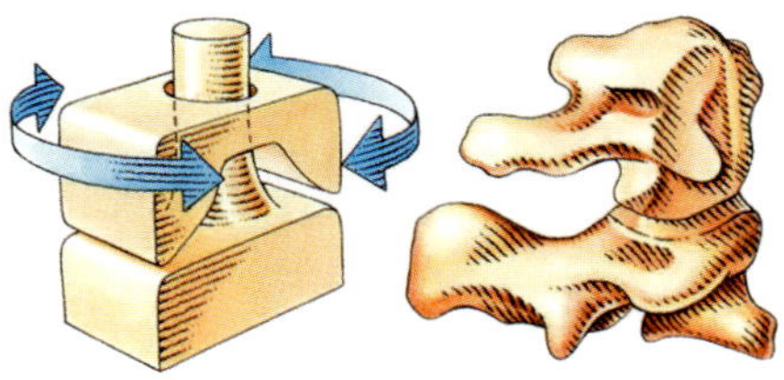

Roll- oder Drehgelenk

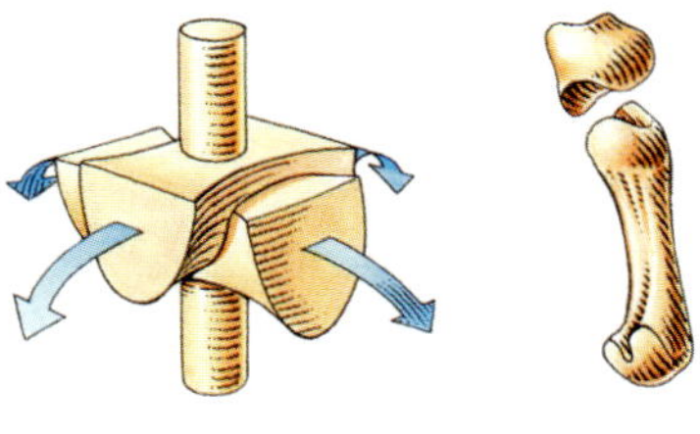

Sattelgelenk

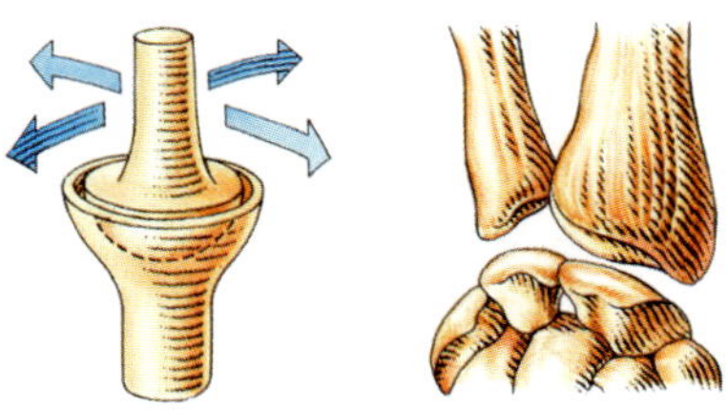

Ellipsoidgelenk (Kondylengelenk)

SYNOVIALGELENK

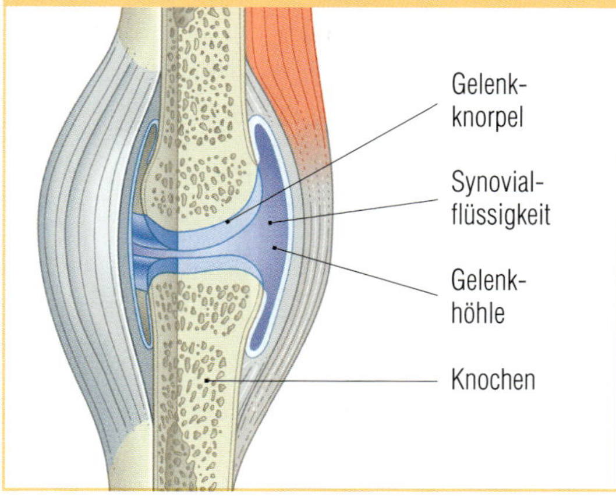

DIE KNORPEL

Es gibt drei Arten von Knorpel: hyalinen Knorpel, Faserknorpel und elastischen Knorpel. Der hyaline Knorpel ist im Körper am häufigsten vorhanden. Er bedeckt die Enden vieler Knochen und verbindet die Rippen mit dem Brustbein. Faserknorpel kommt in den Bandscheiben vor, und aus elastischem Knorpel bestehen beispielsweise die Ohren.

DIE BÄNDER

Sie sind Strukturen aus Fasergewebe, die zwei nebeneinanderliegende Knochen miteinander verbinden. Normalerweise befinden sie sich zwischen Knochen und Knorpeln. Bänder verfügen über propriozeptive Sensibilität, das heißt, sie nehmen (dank ihrer empfindlichen Nervenrezeptoren) die Position und Schnelligkeit einer Bewegung wahr, was es ihnen ermöglicht, eine anatomisch natürliche Bewegung auszuführen und gleichzeitig anormale Bewegungen einzuschränken, um Verletzungen zu verhindern.

Zu den häufigsten **Verletzungen** der Bänder zählen Verstauchungen. Sie entstehen durch eine übermäßige Bewegung im Gelenk. Nicht alle Bänder verbinden Knochen miteinander, einige verbinden innere Organe.

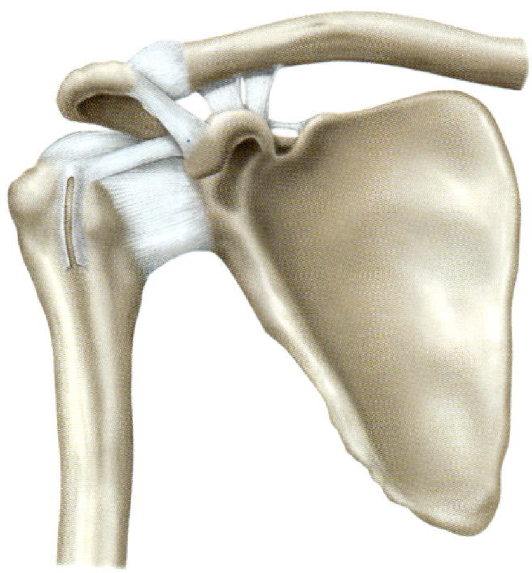

Die Bänder der Schulter

SKELETTSYSTEM

Die Knochen des menschlichen Körpers

Um die Untersuchung des menschlichen Skeletts zu erleichtern, wird es in zwei gut abzugrenzende Teile untergliedert: das Achsenskelett und das Extremitätenskelett.

Schädel

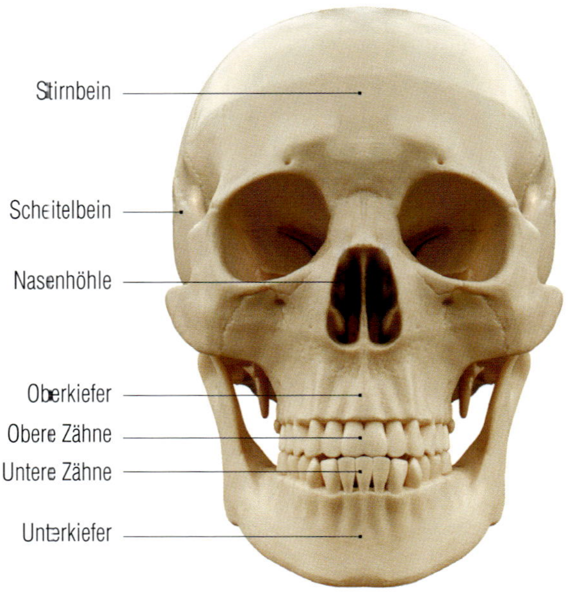

Unterkiefer

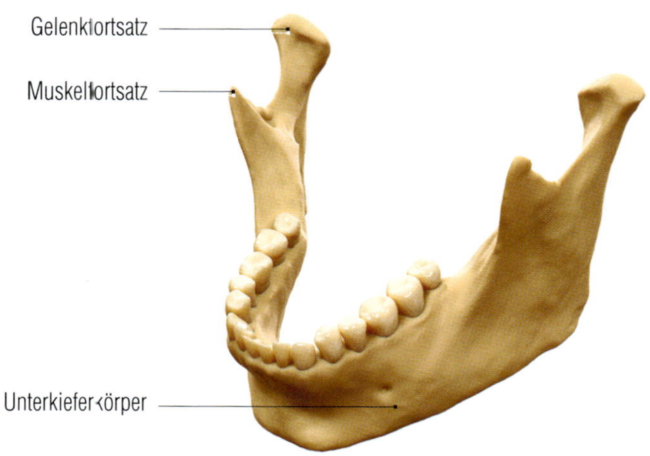

Skelett (Vorderansicht)

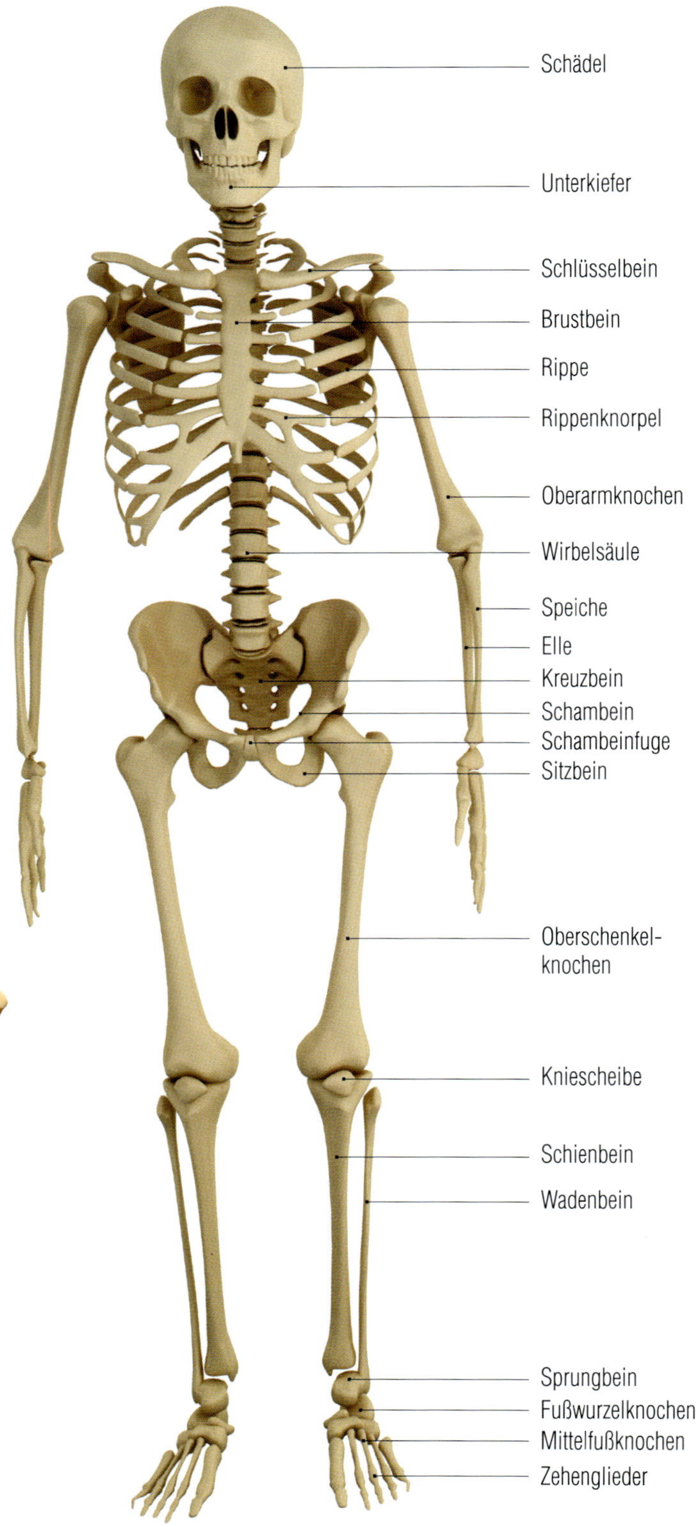

ACHSENSKELETT
Es bildet die Längsachse des menschlichen Körpers und umfasst die Knochen, die sich auf oder in der Nähe der Mittelachse befinden. An das Achsenskelett, das aus den drei Teilen Schädel, Brustkorb und Wirbelsäule besteht, gliedert sich das Extremitätenskelett.

EXTREMITÄTENSKELETT
Es besteht aus den Knochen der unteren und oberen Extremitäten sowie aus den Knochen des Beckengürtels.

Skelett (Rückansicht)

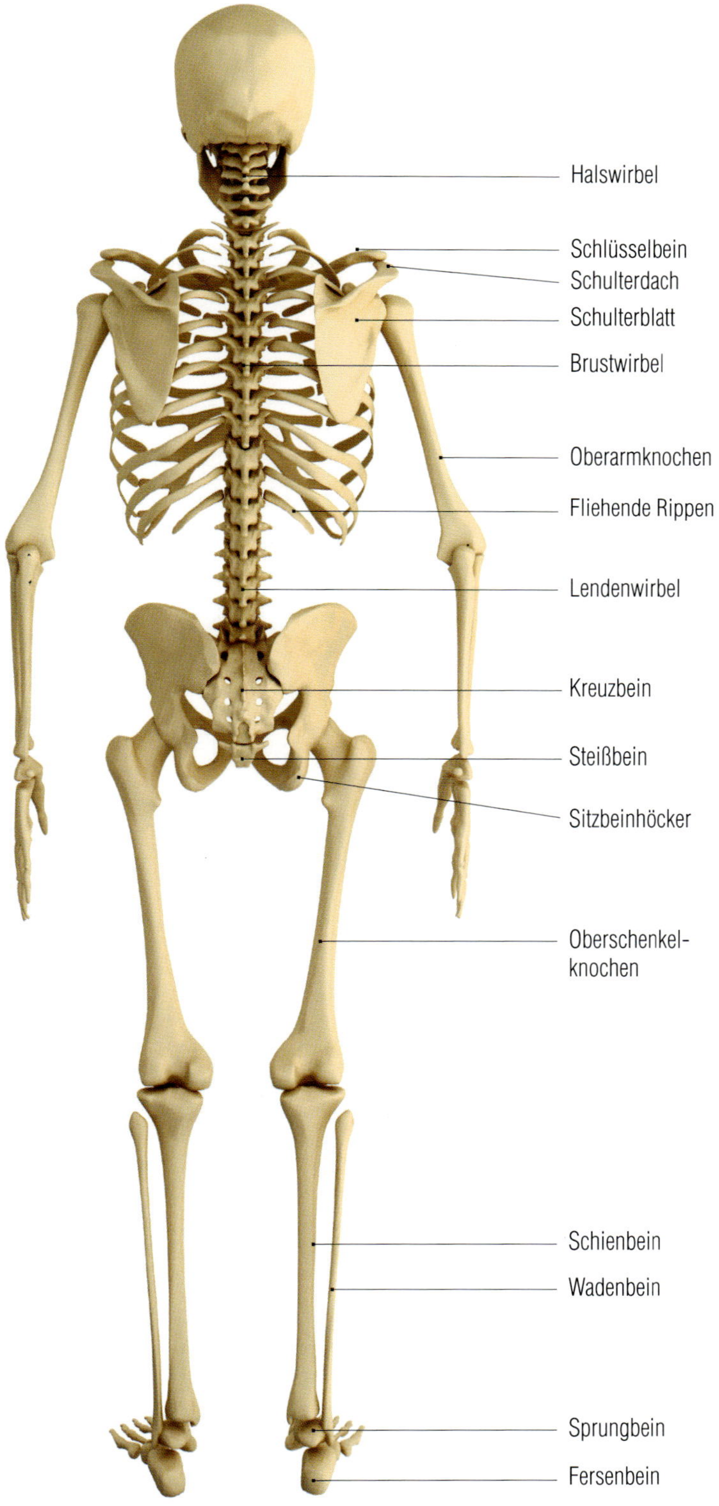

Skelett (Seitenansicht)

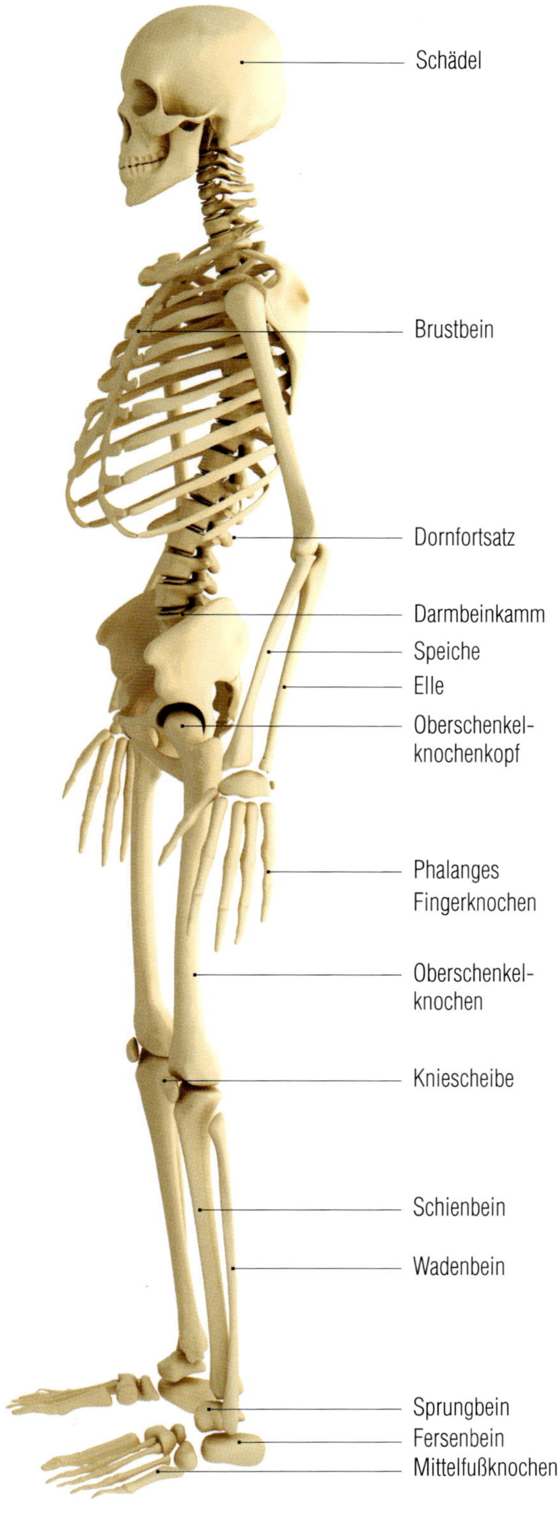

SKELETTSYSTEM

Die Wirbelsäule

Die Wirbelsäule oder das Rückgrat befindet sich hinten im mittleren und unteren Teil des Achsenskeletts und reicht vom Schädel bis zum Becken. Sie besteht aus 26 unregelmäßigen Knochen oder Wirbeln, die durch Bänder miteinander verbunden sind und insgesamt eine gekrümmte, gelenkige, flexible, widerstandsfähige Struktur bilden.

DIE WIRBEL

Vor der Geburt haben wir Menschen 33 Wirbel, von denen neun zum Kreuzbein und Steißbein verschmelzen. Das bedeutet, dass die Wirbelsäule eines Erwachsenen aus 26 Wirbeln besteht. Anhand ihrer Merkmale werden sie in fünf Bereiche eingeteilt.

Halswirbelsäule. Sie setzt sich aus sieben Wirbeln (C1-C7) zusammen, die dafür verantwortlich sind, dass der Kopf sich drehen kann. Der erste Halswirbel, der Atlas (C1), ermöglicht uns das Nicken, und sein Gelenk mit dem Axis (C2) ermöglicht das Kopfschütteln. Die Halswirbel sind die kleinsten und leichtesten.

Brustwirbelsäule. Sie besteht aus 12 Wirbeln (Th1-Th12), an denen die Rippen ansetzen. Sie sind größer als die Halswirbel.

Lendenwirbelsäule. Sie umfasst fünf große Wirbel (L1-L5). Sie besitzen einen großen Körper und sind die stärksten Wirbel, da sie das Körpergewicht tragen müssen.

Kreuzbein. Es setzt sich aus fünf miteinander verschmolzenen Wirbeln zusammen. Sein oberer Teil bildet ein Gelenk mit L5. Die Flügel bilden mit den Hüftknochen ein Gelenk (das Iliosakralgelenk).

Steißbein. Es wird durch die Verschmelzung von vier Wirbeln gebildet und wird auch als „Schwanzknochen" bezeichnet.

Rückansicht und linke Seitenansicht der Wirbelsäule

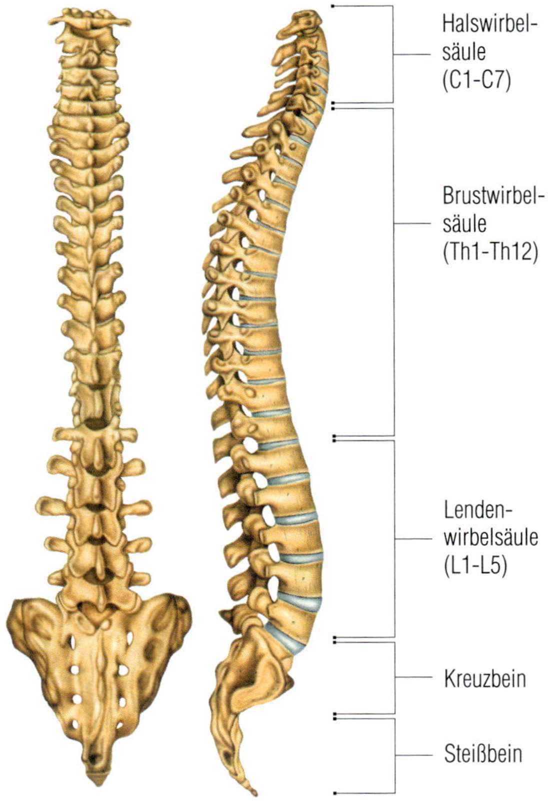

Ansicht eines Lendenwirbels von oben

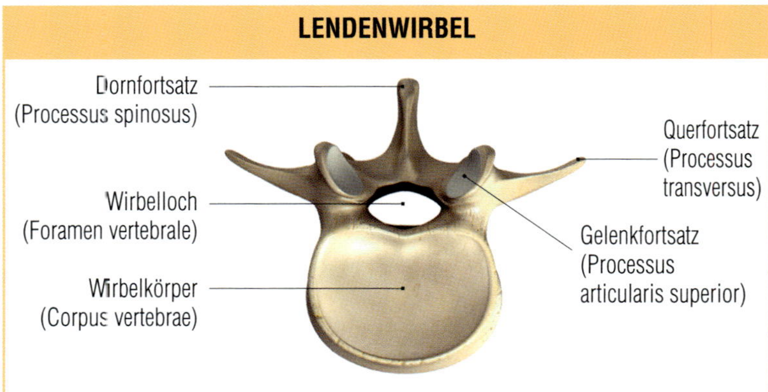

DIE BANDSCHEIBEN

Zwischen den Wirbeln befinden sich die Bandscheiben. Sie sind Kissen aus Faserknorpel, die Druck widerstehen und Stöße absorbieren können, aber der Wirbelsäule gleichzeitig Flexibilität verleihen.

Ihre Dicke hängt von dem Wirbelsäulenbereich ab, in dem sie sich befinden. Von dick zu dünn: im Bereich der Lendenwirbelsäule 9 mm, der Brustwirbelsäule 5 mm und der Halswirbelsäule 3 mm. Das Verhältnis zwischen der Dicke der Bandscheibe und der Höhe des Wirbelkörpers (Bandscheibe/Körper) bestimmt die jeweilige Beweglichkeit in jedem Bereich der Wirbelsäule.

Im Laufe der Zeit verlieren die Bandscheiben allmählich Flüssigkeit und werden weniger schwammartig und komprimierbar. Im Alter kann das Austrocknen

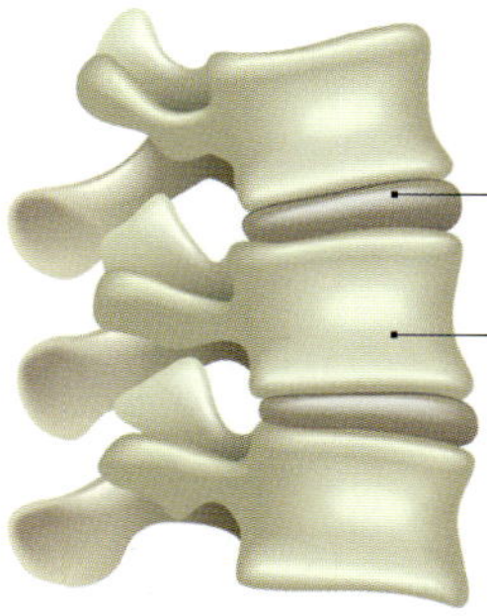

Die Wirbel werden durch Bandscheiben voneinander getrennt. Die Bandscheiben zwischen den Lendenwirbeln sind die dicksten, verleihen Flexibilität und federn das Gewicht und die Kompression ab.

der Bandscheiben und die Schwächung der Bänder zu Bandscheibenvorfällen führen.

UMFASSENDE BEWEGUNGEN DER WIRBELSÄULE

Die Flexibilität der Wirbelsäule erlaubt vier Bewegungen: Flexion (Beugung nach vorn), Flexion nach hinten oder Extension (Streckung), Lateralflexion (Seitbeugung) und Rotation. Das Ausmaß dieser Bewegungen variiert je nach Wirbelsäulenabschnitt und hängt von verschiedenen Faktoren ab: der Form der Wirbel, dem Verhältnis zwischen der Dicke der Bandscheibe und der Höhe des Wirbelkörpers sowie dem Vorhandensein von Rippen.

Den Punkt, wo zwei Wirbel zusammentreffen und eine Veränderung der Beweglichkeit erzeugt wird, bezeichnen wir als **Scharnier**. An dieser Stelle muss man bei Bewegung aufpassen und sie manchmal „abbremsen", um Verletzungen zu vermeiden.

FLEXION (NACH VORN)

Diese Bewegung entsteht wie die Extension in der Sagittalebene. Der Bereich der Halswirbelsäule weist eine dicke Bandscheibe auf, weshalb bei der Flexion eine Hypermobilität erzeugt wird. Dabei muss man die Veränderung der Beweglichkeit im Scharnier zwischen Hals- und Brustwirbel (C7-Th1) beachten. Durch die Rippen ist die Flexionsfähigkeit im Bereich der Brustwirbelsäule eingeschränkt, und die Bandscheibe ist nicht sehr dick. Der Bereich der Lendenwirbelsäule ist ebenfalls beweglich.

EXTENSION ODER FLEXION NACH HINTEN

Dies bezeichnet die Bewegung des Körpers, die in der Sagittalebene nach hinten gerichtet ist. Bei der Extension weist die Halswirbelsäule durch die kurzen Fortsätze eine Hypermobilität zwischen den Wirbeln C2 und C6 auf. Aufgrund der dünnen Bandscheibe, der großen Dornfortsätze und des Brustkorbs ist die Beweglichkeit der Brustwirbelsäule eingeschränkt. Dank der dicken Bandscheibe und der kurzen Dornfortsätze ist die Lendenwirbelsäule sehr beweglich. In dieser Haltung muss man auf das Gelenk zwischen Lendenwirbelsäule und Kreuzbein sowie auf das zwischen Th12 und L1 achten.

LATERALFLEXION

Das ist die Bewegung der Wirbelsäule in der Frontalebene. Im Bereich der Halswirbelsäule ist die Beweglichkeit durch die breiten Querfortsätze und die rechteckige Form der Wirbelkörper eingeschränkt. Im oberen Bereich der Brustwirbelsäule begrenzen die Rippen die Mobilität. Im unteren Bereich der Brustwirbelsäule lassen sie ein größeres Bewegungsausmaß zu. Aufgrund der Dicke der Bandscheibe im Verhältnis zur Höhe des Wirbelkörpers verfügt die Lendenwirbelsäule über viel Flexibilität. Hier muss man auf das Gelenk zwischen Brust- und Lendenwirbelsäule achten (Th12-L1).

ROTATION

Hierbei handelt es sich um Bewegung in der Transversalebene. In der gesamten Halswirbelsäule besteht gute Beweglichkeit. Zwischen Atlas und Axis (C1-C2) entsteht eine Hypermobilität. Die Brustwirbelsäule ist bei der Rotation ebenfalls sehr flexibel, da die Gelenkfortsätze die Beweglichkeit ermöglichen. Die Orientierung dieser Fortsätze und ihre Gelenkflächen stellen eine knöcherne Grenze dar, die die Torsion der Lendenwirbelsäule verhindert. Hier muss man auf das Rotationsgelenk Th11-Th12 achten.

BEWEGUNGEN DER WIRBELSÄULE

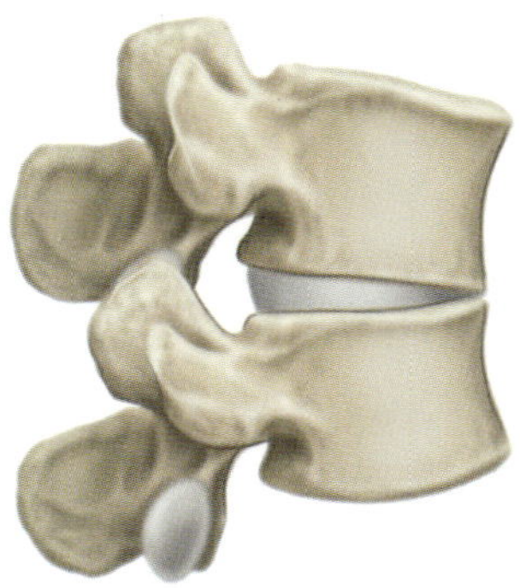

Flexion (nach vorn)

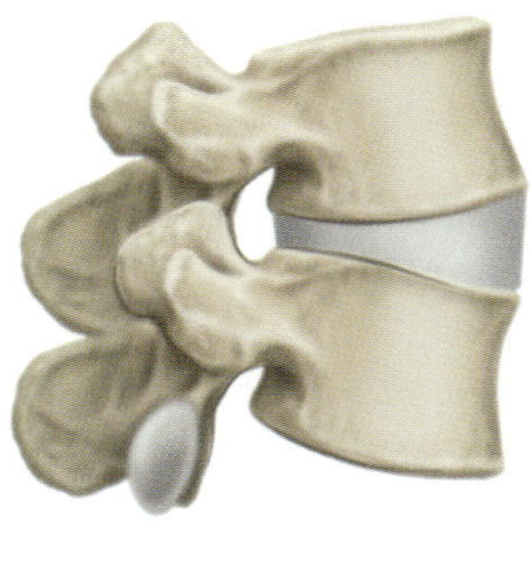

Extension (Flexion nach hinten)

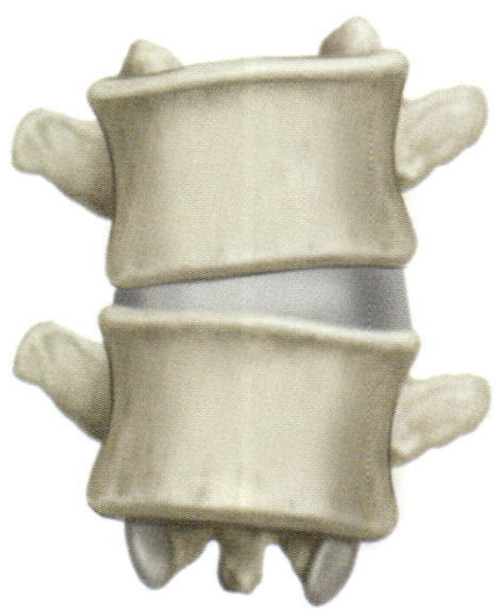

Lateralflexion

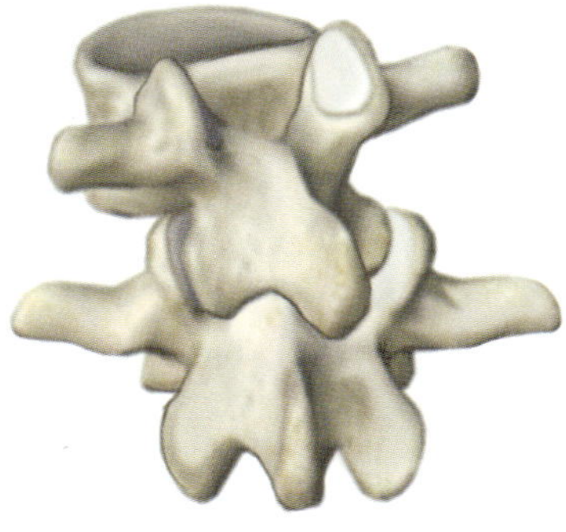

Rotation

MUSKELSYSTEM

Das Muskelsystem

Es ermöglicht alle Bewegungen des Körpers und liefert Wärme. Es besteht aus Muskeln, die - im Gegensatz zu anderen Geweben - nur eine einzige Funktion haben: Sie kontrahieren sich oder ziehen sich zusammen, um die Knochen und inneren Organe zu bewegen.

Je nach ihrer Zellenstruktur, Lage und Stimulierungsart werden drei Muskelarten unterschieden: Skelettmuskeln, Herzmuskel und glatte Muskulatur.

SKELETTMUSKELN

Sie stellen das Muskelsystem dar. Sie setzen an den Knochen an und sind dafür zuständig, das Skelett zu bewegen. Die Zellen, aus denen sie bestehen, sind groß und gestreift. Diese Muskeln werden auch als gestreifte oder willkürliche Muskeln bezeichnet, weil wir sie bewusst kontrollieren können. Sie sorgen nicht nur für Bewegung, sondern erhalten die Körperhaltung und erzeugen Wärme.

Die Kraft der Muskeln rührt daher, dass die Muskelfasern miteinander verbunden und von Bindegewebe umgeben sind - sowohl jede einzelne Faser als auch Gruppen von Fasern, die dadurch Bündel bilden, Faszikel genannt. Viele Bündel werden vom Epimysium umhüllt, das den gesamten Muskel stützt und mit den Sehnen verbunden ist, die die Muskeln wiederum an den Knochen befestigen.

Die Bewegung wird durch Muskelkontraktionen erzeugt. Die Kontraktion kann entweder eine Veränderung der Länge des Muskels bewirken (isotonische Kontraktion) oder eine Spannung erzeugen, die den Muskel dazu bringt, die Länge beizubehalten (isometrische Kontraktion). Isotonische Kontraktionen können konzentrisch sein (der Muskel verkürzt sich und erzeugt Bewegung) oder exzentrisch (der Muskel verlängert sich und bremst die Bewegung).

VERANTWORTLICH FÜR BEWEGUNG

Muskeln sind in der Lage, viele und sehr unterschiedliche Bewegungen zu erzeugen, wenn Aktionen verschiedener Muskeln gleichzeitig miteinander kombiniert werden. Der **Hauptmuskel** trägt die Hauptverantwortung für eine Bewegung, während die **Antagonisten** sich ihm entgegensetzen oder Spannung aufrechterhalten, um ihn einzuschränken. Wenn der Hauptmuskel sich kontrahiert, ist der Antagonist entspannt oder gedehnt. Die **Synergisten** wiederum helfen dem Hauptmuskel bei seiner Aktion, unterstützen die Bewegung oder verhindern unerwünschte Bewegungen. Zu der Gruppe der Synergisten zählen **stabilisierende Muskeln**, die einen Knochen fixieren oder den Ursprung des Hauptmuskels stabilisieren.

Die Skelettmuskeln bewahren auch **die Haltung** des Körpers. Sie passen kontinuierlich seine Position an, damit wir aufrecht bleiben können, und stabilisieren die Gelenke. Außerdem erzeugen sie Körperwärme, die das Resultat der Muskelaktivität ist: Wenn Muskeln sich kontrahieren, wird Energie in Form von Wärme freigesetzt.

STRUKTUR DES SKELETTMUSKELS

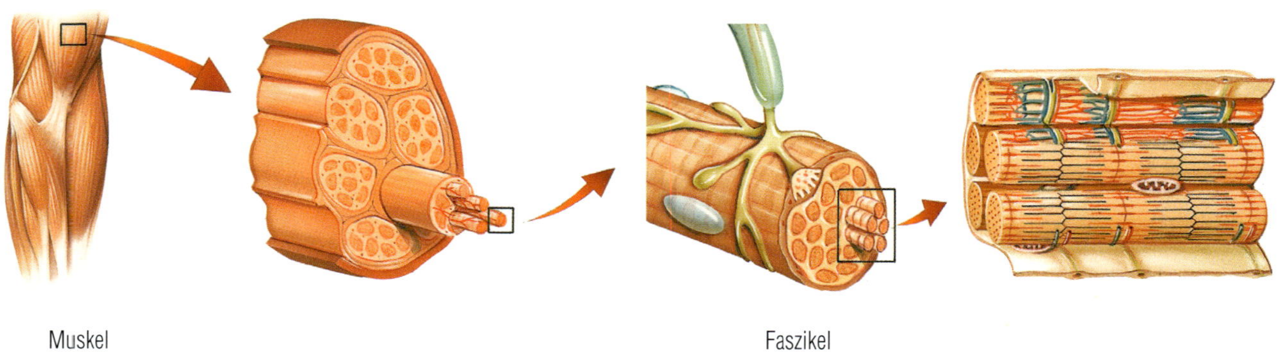

Skelettmuskel. Die Muskelfasern werden vom Endomysium umgeben und wiederum von einer Haut umhüllt, die als Perimysium bezeichnet wird, wodurch ein Faserbündel entsteht, der Faszikel. Viele Faszikel werden vom Epimysium bedeckt, das zusammen mit der Sehne am Knochen befestigt ist.

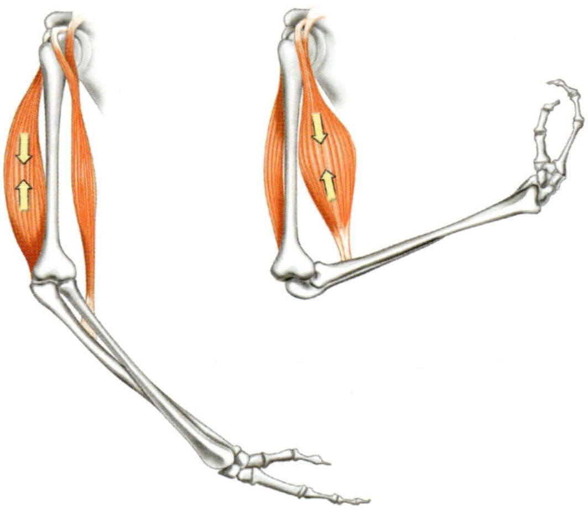

gesamten Körper verteilt. Dieses Blut ist sauerstoffreich und versorgt die Zellen (in den Kapillaren findet der Austausch von O_2 und CO_2 statt). Anschließend gelangt das sauerstoffarme Blut durch die Hohlvenen zum Herz und tritt durch den rechten Vorhof ein. Es wird zum rechten Ventrikel weitergeleitet und erneut zur Lunge gepumpt.

DIE GLATTE MUSKULATUR

Sie befindet sich in den Wänden der Hohlorgane (Magen-Darm-Trakt, Blutgefäße, Harnblase etc.). Im Gegensatz zu den vorhergenannten beiden Muskelarten hat die glatte Muskulatur keine Streifen. Auch glatte Muskeln sind unwillkürlich, das heißt, sie können nicht bewusst kontrolliert werden. Ihre Kontraktionen sind langsam, gleichmäßig und können sich in die Länge ziehen. Ein Beispiel für ihre Funktion ist der Transport der Nahrung durch den Magen-Darm-Trakt.

Damit Bewegung entstehen kann, muss es bei jeder Kontraktion mindestens zwei Befestigungspunkte geben: den Ursprung (Befestigung am weniger beweglichen Knochen) und Ansatz (Befestigung am beweglichen Knochen). Wenn sich der Hauptmuskel kontrahiert, wird dadurch Bewegung erzeugt, dass der Ansatz sich zum Ursprung bewegt.

DER HERZMUSKEL

Der Herzmuskel oder Myokard befindet sich in den Herzwänden. Er ist dafür verantwortlich, durch Kontraktion das Blut durch die Blutgefäße des gesamten Körpers zu pumpen. Das Herzgewebe ist ebenfalls gestreift, aber unwillkürlich, was bedeutet, dass es vom autonomen Nervensystem kontrolliert wird.

Die Arbeit des Herzmuskels ist konstant und permanent. Er kann starke, kontinuierliche Kontraktionen durchführen, ohne zu ermüden. Im Gegensatz zu Skelettmuskeln kann der Herzmuskel sich nie ausruhen.

BLUTKREISLAUF

Wenn das Herz sich kontrahiert, werden seine Kammern (Ventrikel) kleiner, wodurch das Blut zu den Arterien gepumpt wird. Vom rechten Ventrikel wird das Blut durch die Lungenarterien zur Lunge gepumpt. Dort erfolgt der Austausch des sauerstoffarmen Bluts und es wird wieder mit Sauerstoff angereichert. Das sauerstoffreiche Blut wird durch die Lungenvenen zum linken Vorhof (Atrium) des Herzens zurückgeführt und an den linken Ventrikel weitergeleitet. Von dort tritt das Blut durch die Aorta aus und wird im

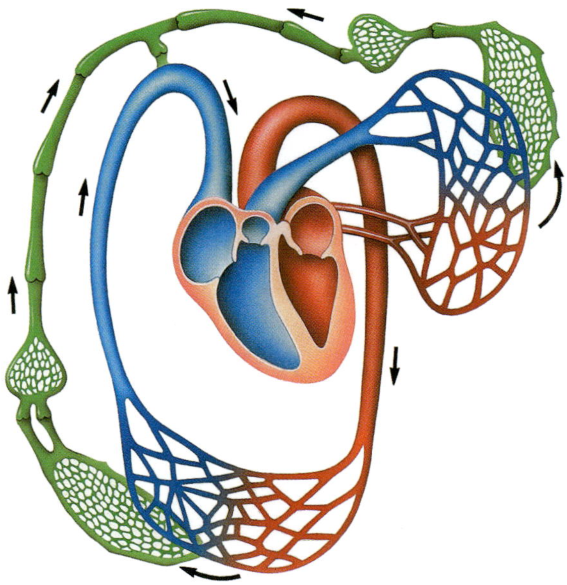

Schema des Blutkreislaufs

VERGLEICHSTABELLE DER SKELETT-, HERZ- UND GLATTEN MUSKULATUR

Merkmal	Skelettmuskeln	Herzmuskel	Glatte Muskulatur
Lage	Hauptsächlich an Knochen befestigt	In den Herzwänden (Myokard)	Wände von viszeralen Hohlorganen
Kontraktion	Willkürlich. Über das Nervensystem reguliert.	Unwillkürlich. Über das Nervensystem und einige Hormone reguliert.	Unwillkürlich. Über das Nervensystem und einige Hormone reguliert.
Art und Geschwindigkeit der Kontraktion	Variable Kontraktion von langsam bis schnell	Rhythmische und langsame Kontraktion	Manchmal rhythmische Kontraktion, sehr langsam

MUSKELSYSTEM

Die Muskeln des Körpers

Das Muskelsystem sorgt dafür, dass unser Skelett sich bewegt, und erhält seine Stabilität. Im Anschluss führen wir auf, welche Muskeln für die Ausübung von Yoga am relevantesten sind.

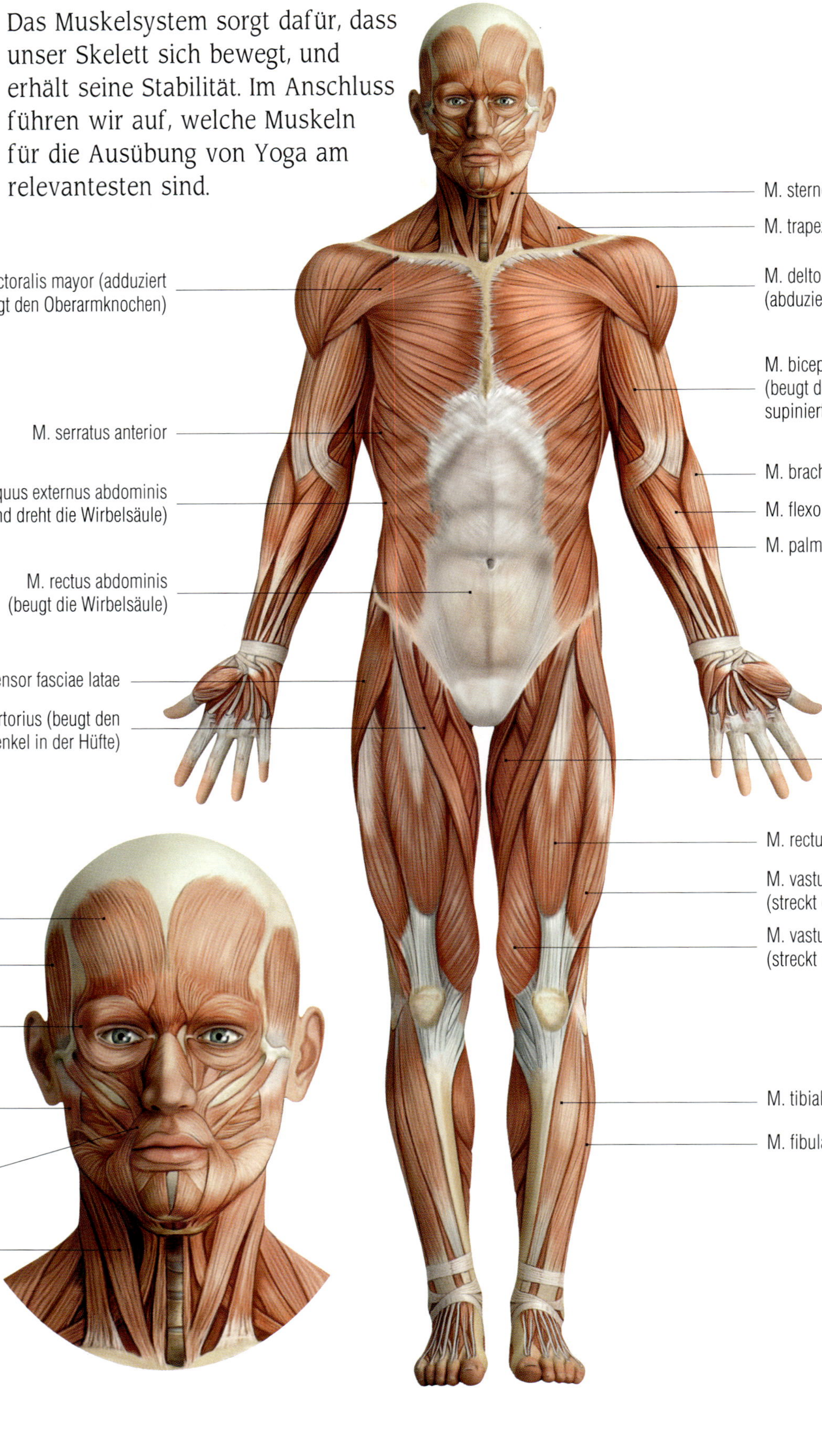

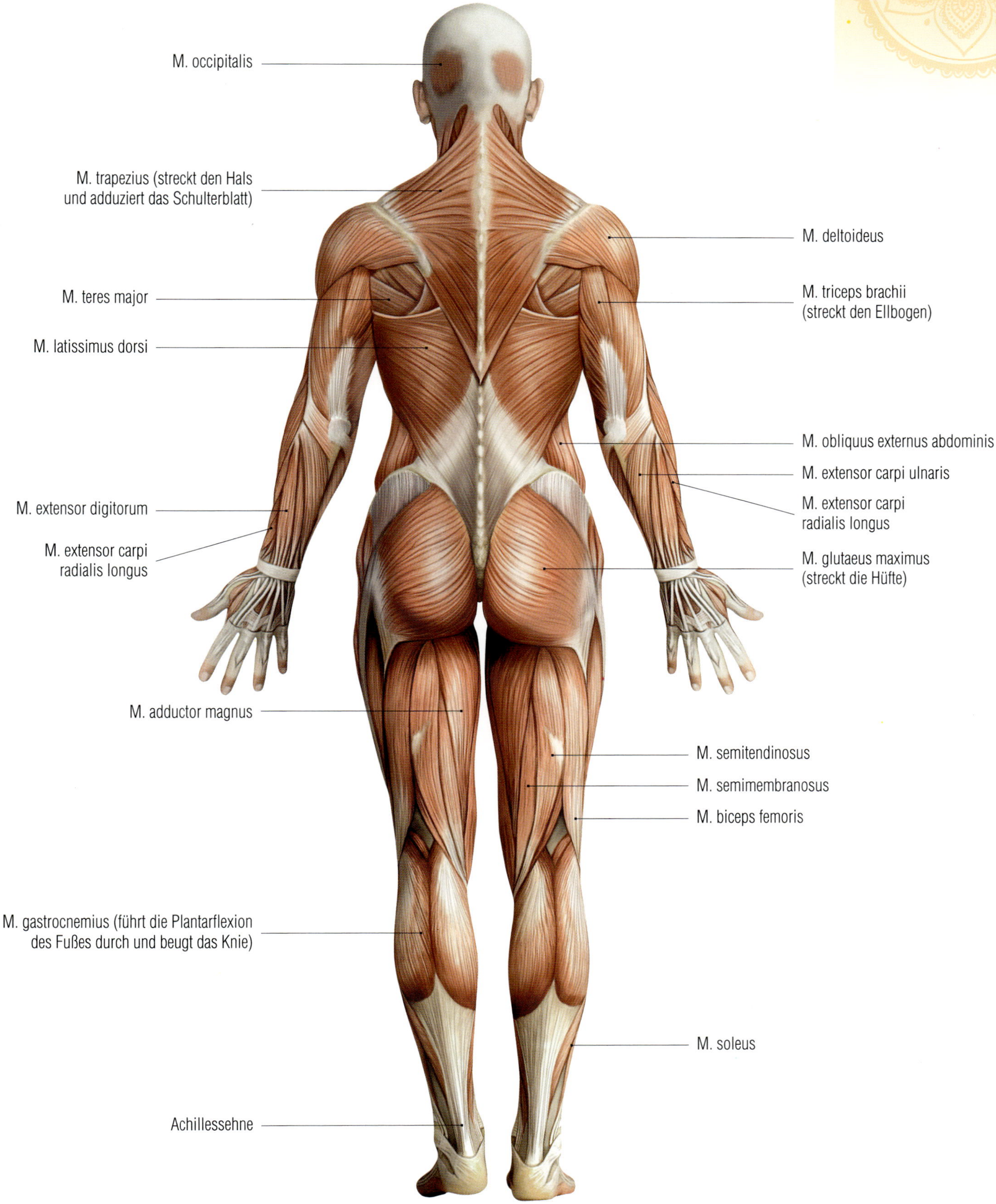
M. occipitalis
M. trapezius (streckt den Hals und adduziert das Schulterblatt)
M. deltoideus
M. teres major
M. triceps brachii (streckt den Ellbogen)
M. latissimus dorsi
M. obliquus externus abdominis
M. extensor carpi ulnaris
M. extensor digitorum
M. extensor carpi radialis longus
M. extensor carpi radialis longus
M. glutaeus maximus (streckt die Hüfte)
M. adductor magnus
M. semitendinosus
M. semimembranosus
M. biceps femoris
M. gastrocnemius (führt die Plantarflexion des Fußes durch und beugt das Knie)
M. soleus
Achillessehne

MUSKELSYSTEM

Ebenen, Schnitte und Körperbewegungen

Die verschiedenen Körperbewegungen werden in drei Schnitten oder Ebenen erzeugt: der Frontal-, Sagittal- und Transversalebene. Wie wir auf den Bildern sehen werden, können jeder dieser Ebenen bestimmte Bewegungen zugeordnet werden.

BEWEGUNGSEBENEN

Der menschliche Körper ist dreidimensional. Daher bezieht man sich auf drei Ebenen oder Schnitte, die rechte Winkel miteinander bilden und den Körper in zwei Hälften teilen.

Frontalebene. Längsschnitt, der den Körper in einen vorderen oder den ventralen Teil und einen hinteren oder den dorsalen Teil gliedert. Diese Ebene wird auch als Koronalebene bezeichnet. In ihr werden Bewegungen ausgeführt, die von vorn sichtbar sind (Abduktion, Adduktion, Seitneigung, Inversion und Eversion).

Sagittalebene. Längsschnitt, der den Körper in einen rechten und einen linken Teil spaltet. Diese Ebene wird auch als Medianebene bezeichnet. In ihr werden Bewegungen durchgeführt, die im Profil sichtbar sind (Flexion, Extension, Anteversion, Retroversion, Dorsalflexion und Plantarflexion).

Transversalebene. Schnitt in einer horizontalen Ebene, der den Körper in einen oberen und einen unteren Teil gliedert. In dieser Ebene werden die Bewegungen durchgeführt, die wir von oben oder unten sehen (Außenrotation, Innenrotation, Pronation und Supination).

KÖRPERBEWEGUNGEN

Aus Sicht des Yoga sind die folgenden Körperbewegungen die wichtigsten:

Flexion. Bewegung, die normalerweise in der Sagittalebene durchgeführt wird. Die Flexion verringert den Winkel eines Gelenks, zum Beispiel beim Beugen des Knies oder Ellbogens, wodurch sich die Knochen einander annähern. Beim Yoga bedeutet Flexion meist, die Hüfte nach vorn zu beugen.

Extension. Sie wird in der Sagittalebene erzeugt. Im Gegensatz zur Flexion vergrößert die Extension den

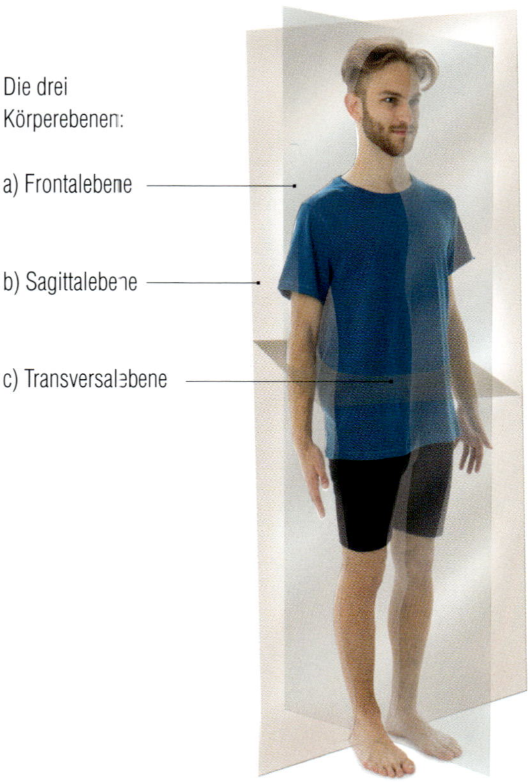

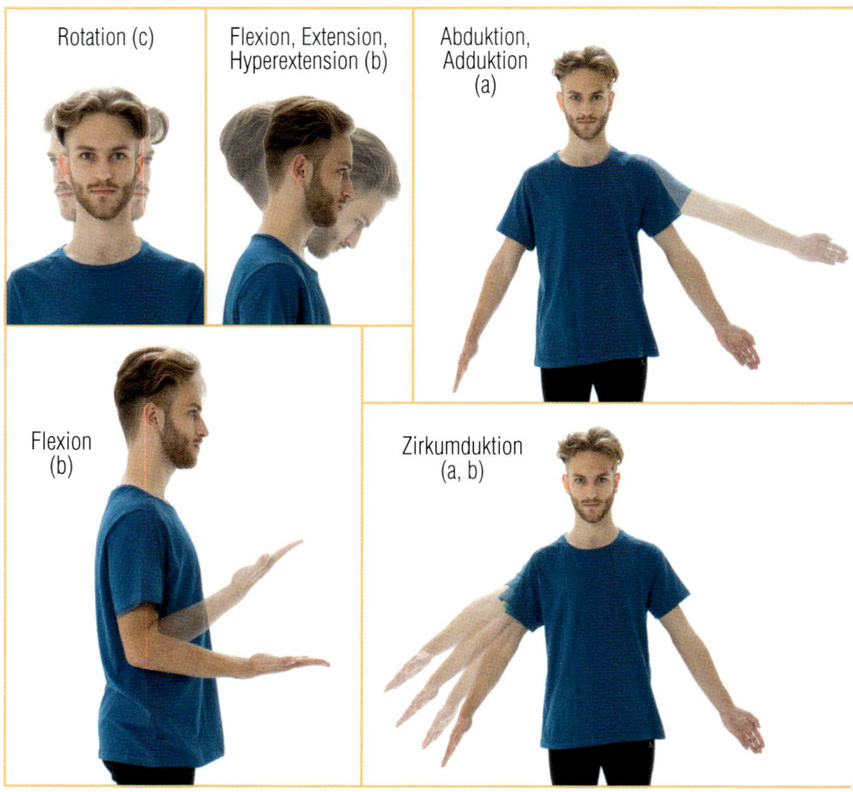

Winkel des Gelenks oder den Abstand zwischen zwei Körperteilen. Wenn 180° überschritten werden, beispielsweise wenn man den Kopf nach hinten absenkt, wird die Bewegung als Hyperextension bezeichnet.

Rotation. Sie wird in der Transversalebene wahrgenommen. Es handelt sich um die Bewegung eines Knochens um die eigene Längsachse. Wenn die Drehung nach außen erfolgt, ist es eine Außenrotation. Erfolgt die Rotation nach innen, ist es eine Innenrotation. Ein Beispiel für Rotation ist das Kopfschütteln.

Abduktion. Bewegung in der Frontalebene, bei der wir eine Extremität von der Mittellinie des Körpers nach außen bringen. Ein Beispiel hierfür ist, wenn wir die Arme wie ein Kreuz zur Seite strecken. Der Begriff bezieht sich auch auf das Spreizen von Fingern oder Zehen.

Adduktion. Sie wird in der Frontalebene erzeugt. Umgekehrt zur Abduktion wird eine Extremität zur Mittellinie des Körpers geführt, beispielsweise wenn man die Arme wieder aus der Kreuzhaltung senkt.

Zirkumduktion. Sie entsteht in der Frontal- und Sagittalebene. Es handelt sich um die Kombination aus Flexion, Extension, Abduktion und Adduktion. Diese Bewegung ist typisch für die Extremitäten, aber wir können sie auch in der Hüfte durchführen. Ein Ende des Segments bewegt sich nicht, während das distale Ende einen Kreis beschreibt.

SPEZIELLE BEWEGUNGEN

Bestimmte Bewegungen werden nur in manchen Gelenken erzeugt. Diese Bewegungen sind speziell, aber deshalb nicht weniger wichtig.

Im Fuß und im Knöchel. Vier Bewegungen werden in mehr als einer Ebene erzeugt: die Dorsalflexion, die Plantarflexion, die Inversion und die Eversion. Die **Dorsalflexion** entsteht, wenn man den Fuß nach oben anhebt, die **Plantarflexion**, wenn man den Fuß absenkt und die Zehen nach unten zeigen. Als **Inversion** wird die Drehung der Fußsohle nach innen bezeichnet, als **Eversion** die Drehung nach außen.

Im Unterarm. Zwei Bewegungen beziehen sich auf die Rotation, die zwischen Elle und Speiche erzeugt wird. Bei der **Supination** rotiert der Unterarm, bis die Handfläche nach oben zeigt und Elle und Speiche parallel sind. Die **Pronation** ist die entgegengesetzte Bewegung: Der Arm rotiert nach innen, sodass die Handfläche nach unten oder hinten zeigt. In diesem Fall sind Elle und Speiche über Kreuz; die Knochen bilden ein X.

Die Opposition. Bewegung der Finger. Sie wird dank des Gelenks zwischen Mittelhandknochen und dem großen Vieleckbein (Os trapezium) erzeugt und ermöglicht die Opposition des Daumens, der dadurch die Spitzen der anderen Finger berühren kann.

Die Anteversion und die Retroversion. Diese Bewegungen beziehen sich auf die Schulter und sind mit der Flexion und Extension vergleichbar.

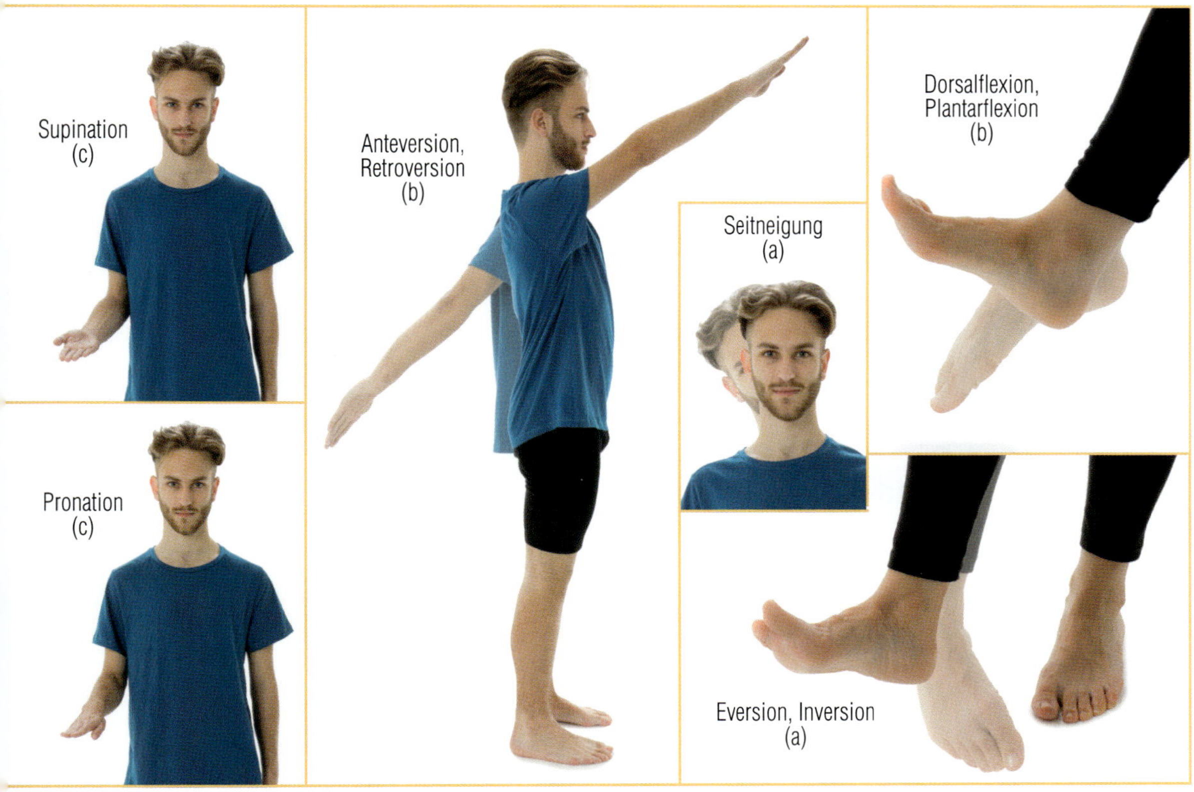

ANDERE SYSTEME

Das Nervensystem

Die Koordination und Organisation der lebensnotwendigen Aktivitäten unseres Körpers übernimmt das Nervensystem. Es handelt sich um ein komplexes Zellennetzwerk, das über elektrische Impulse beinahe sofort mit den gesamten Zellen des Organismus kommuniziert.

Das Nervensystem ist in zwei Systeme unterteilt: das zentrale Nervensystem (ZNS), bestehend aus Gehirn und Rückenmark, und das periphere Nervensystem (PNS), bestehend aus Nerven und Ganglien.

HAUPTFUNKTIONEN

Das Nervensystem kontrolliert und koordiniert die übrigen Organe dank der hohen Spezialisierung dreier vorrangiger Funktionen:

1. Empfang von Informationen. Mithilfe der Sinnesrezeptoren sammelt das Nervensystem Daten über unseren Organismus sowie die sich verändernde Außenwelt oder Umgebung (Stimuli). Diese aufgenommenen Informationen werden als „sensorische Afferenzen" bezeichnet.

2. Integration. Das Gehirn verarbeitet die gewonnenen Daten effizient und entscheidet, was in einer bestimmten Situation zu tun ist.

3. Reaktion. Über die „motorischen Efferenzen" wird eine schnelle, angemessene Reaktion ausgelöst.

STRUKTURELLE KLASSIFIZIERUNG

An der Aktivität des Nervensystems sind verschiedene Organe beteiligt. Es gibt zwei große Unterabteilungen: das zentrale Nervensystem und das periphere Nervensystem.

Das zentrale Nervensystem (ZNS)

Es besteht aus dem Gehirn und Rückenmark. Das Gehirn befindet sich im Schädel, während sich das Rückenmark im Inneren des Wirbelkanals der Wirbelsäule befindet. Hier werden die Informationen interpretiert, die die Sinne aufgenommen haben, und Befehle an den Organismus geschickt.

Das periphere Nervensystem (PNS)

Hierbei handelt es sich um ein Leitungsnetzwerk, das den gesamten Organismus mit dem ZNS verbindet. Es überträgt die Impulse von den Sinnesrezeptoren zum Rückenmark und Gehirn sowie von diesen zu den Reiz auslösenden Drüsen oder Muskeln. Zum PNS zählen die Rückenmark- und Hirnnerven. Daher wird es in zwei funktionelle Untereinheiten eingeteilt:

- **Sensorische oder afferente Abteilung.** Sie besteht aus den Nerven, die die Nervenimpulse an das zentrale Nervensystem weiterleiten und es über alles informieren, was innen oder außen vor sich geht.

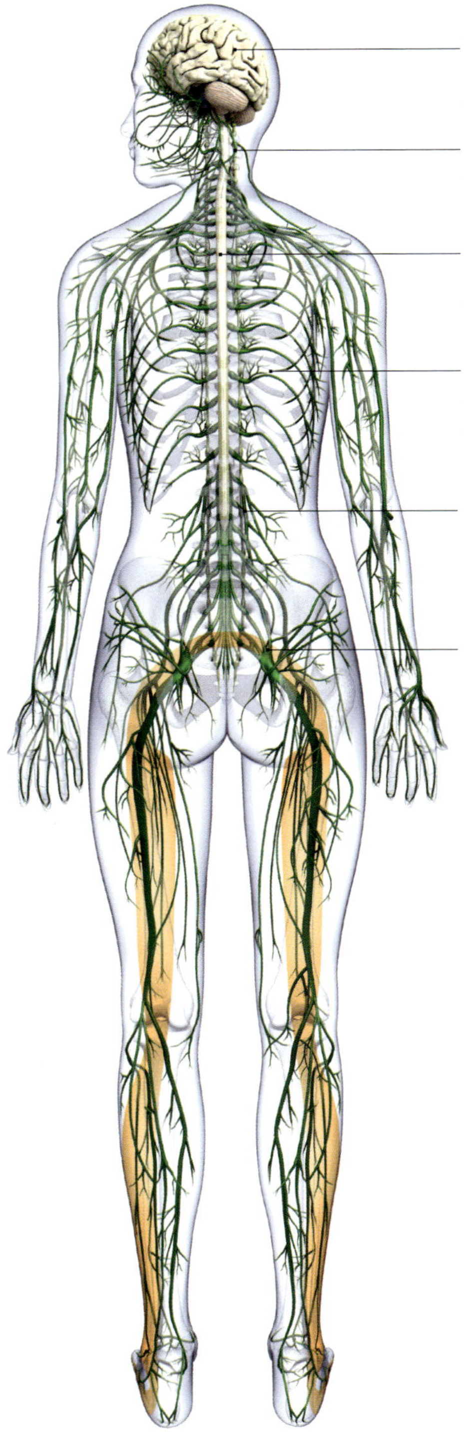

■ **Motorische oder efferente Abteilung.** Sie übermittelt Impulse vom zentralen Nervensystem an die Muskeln und Drüsen. Sie wird wiederum unterteilt in:

Das somatische oder willkürliche Nervensystem. Es erlaubt es uns, die Muskelaktivität bewusst zu steuern und Sinneseindrücke wahrzunehmen, beispielsweise Tastsinn, Druck, Gehörsinn oder Schmerz.

Das autonome oder unwillkürliche Nervensystem. Es reguliert physiologische Funktionen automatisch, unabhängig von unserem Willen, wie die Bewegungen des Darms oder Herzens. Das autonome System besteht wiederum aus zwei Teilen: ***dem sympathischen Nervensystem*** und ***dem parasympathischen Nervensystem***. Ersteres bereitet den Körper im Fall einer Bedrohung oder in einem Notfall vor (Kampf oder Flucht) und erhöht die Herzfrequenz sowie den Blutdruck. Letzteres kontrolliert die Homöostase (Verdauung, Ausscheidung) und die Funktionen der inneren Organe (senkt die Herz- und Atemfrequenz, steigert die Sekretion im Magen, die Peristaltik etc.).

Auch wenn das autonome Nervensystem außerhalb des Willens zu funktionieren scheint, kann man es durch die Ausübung von Yoga über die Atmung bewusst beeinflusst.

Das endokrine System

Bei der Kontrolle der körperlichen Aktivitäten arbeitet dieses System ständig mit dem Nervensystem zusammen. Dies geschieht durch die kleinen Organe, die Drüsen, die voneinander getrennt und im gesamten Körper verteilt sind. Ihre Hauptaufgabe besteht in der Produktion von Hormonen. Die Hormone sind verantwortlich dafür, langsame Prozesse zu stimulieren, wie das Wachstum, den Stoffwechsel, die Immunabwehr und die Fortpflanzung.

NEBENNIERE

Im ganzen Organismus verteilt gibt es verschiedene endokrine Organe: die Hirnanhangdrüse (Vorder- und Hinterlappen), die Zirbeldrüse, die Schilddrüse, die Nebenschilddrüsen, die Bauchspeicheldrüse, die Nebennieren und die Keimdrüsen (männliche und weibliche Gonaden). Im Körper gibt es auch noch andere Organe mit endokriner Aktivität, zum Beispiel den Hypothalamus. In Bezug auf Yoga ist die Nebenniere besonders wichtig.

Als Antwort auf Stress erzeugt das sympathische Nervensystem eine „Kampf-oder-Flucht-Reaktion", die die **Nebenniere** stimuliert. Dieses Organ besteht aus zwei pyramidenförmigen Drüsen, die sich auf den Nieren befinden. Diese Drüsen haben Drüsenanteile, die Nebennierenrinde, und Nervengewebeanteile, das Nebennierenmark. Die **Nebennierenrinde** erzeugt zwei Hormone, die eine langfristige Reaktion auf Stress auslösen, indem sie beispielsweise den Blutzucker erhöhen, Natrium und Wasser durch die Nieren zurückhalten, den Blutdruck erhöhen und das Immunsystem unterdrücken. Das Nebennierenmark wird bei einer Bedrohung von außen stimuliert und gibt Katecholamine (Adrenalin, Noradrenalin) ans Blut ab. Das erzeugt eine kurzfristige Reaktion: schnellerer Puls, erhöhter Blutdruck, erweiterte Bronchiolen, Freisetzung von Glukose im Blut durch die Leber und erhöhter Stoffwechselrhythmus.

Yoga hilft dem Organismus, mit Stresssituationen umzugehen, die - wie wir gesehen haben - eine komplexe Hormonreaktion hervorrufen. Anhaltender Stress kann dem Organismus ernsthaft schaden, ihn für jede Art von Krankheiten anfällig machen und sein Immunsystem schwächen.

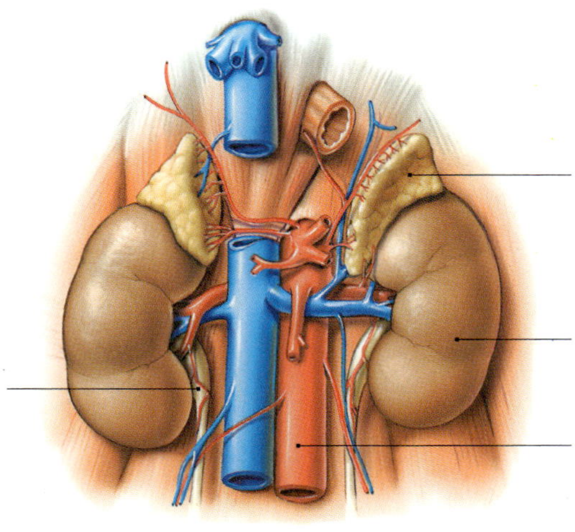

Nieren und Nebennieren

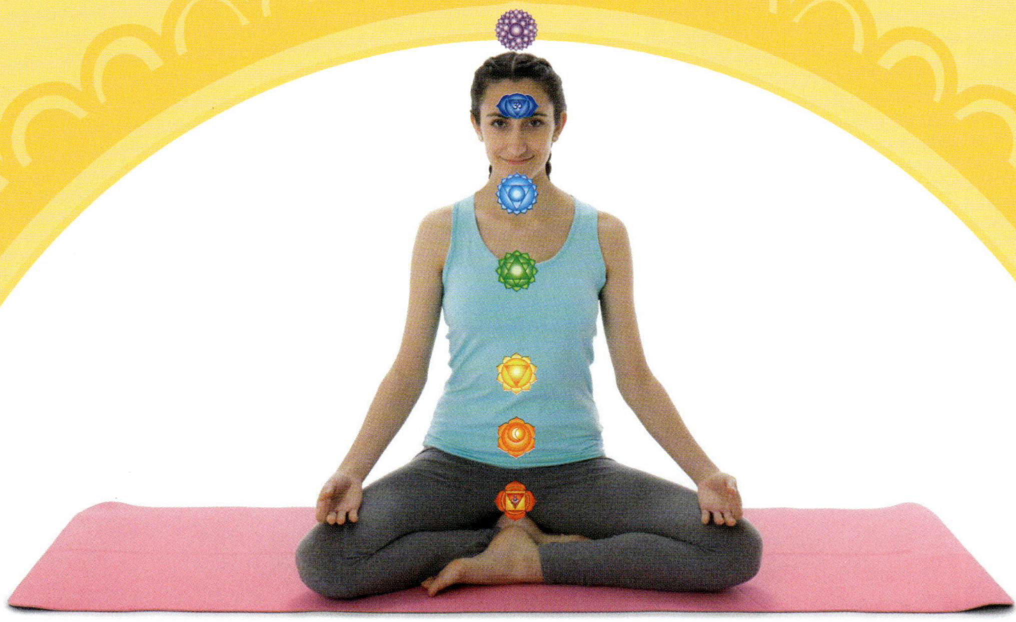

ENERGETISCHE ANATOMIE DES MENSCHEN

Die energetische Anatomie setzt voraus, dass verschiedene Körper, Kanäle, Zentren und Energiehüllen existieren, und befasst sich aus dieser Perspektive mit dem menschlichen Körper. Die Ausübung von Yoga beansprucht den Körper nicht nur auf der physischen Ebene, sondern beschäftigt sich auch mit dem subtilen, energetischen Körper. Ohne diese Praxis wäre Yoga lediglich körperliches Training. In diesem Kapitel werden die drei Körper des Menschen beschrieben: die fünf *Koshas* oder Hüllen, die *Nadis* oder Energiekanäle und die *Chakren*, Zentren der psychischen und der Lebensenergie des subtilen Körpers.

SHARIRAS

Die drei Körper des Menschen

Aus Sicht von Yoga ist der Mensch mehr als nur ein physischer Körper, der aus verschiedenen Organsystemen zusammengesetzt ist. Er besteht auch aus anderen, subtileren Körpern, die für das menschliche Auge unsichtbar sind. Bei der Yogapraxis werden die verschiedenen Körper beansprucht - eine ganzheitliche Arbeit, ohne die diese alte Disziplin nichts weiter als physisches Training wäre.

Wir stoßen auf eine doppelte Klassifizierung. Eine von ihnen bezieht sich auf die drei Körper des Menschen, die miteinander verbunden sind: *Sthula Sharira, Sukshma Sharira* und *Karana Sharira*. Die andere Klassifizierung stimmt mit der vorherigen überein und sieht den Menschen als einen Körper mit fünf Hüllen oder *Koshas*: *Annamaya Kosha, Pranamaya Kosha, Manomaya Kosha, Vijnanamaya Kosha* und *Anandamaya Kosha*. Es besteht eine Verbindung zwischen den drei Körpern, den Koshas und den Bewusstseinszuständen.

STHULA SHARIRA

Dieser erste Körper entspricht dem physischen Körper, das heißt einem mehrzelligen Organismus, der wie eine perfekte komplexe Maschine funktioniert. Es ist der Körper, mit dem sich die menschliche Anatomie beschäftigt und der sich aus verschiedenen Organsystemen zusammensetzt. Er besteht aus Materie, die sich verändert und in neue Materie verwandelt. Laut der antiken Philosophie wird er von fünf Elementen oder *Tattvas* gebildet: Erde, Wasser, Luft, Feuer und Äther.

SUKSHMA SHARIRA

Hierbei handelt es sich um den subtilen oder Astralkörper. Er umfasst die emotionalen, mentalen und psychischen Facetten des Menschen. Auch wenn er nicht sichtbar ist, spüren wir ihn im Alltag. Er ist mit dem physischen Körper über eine „Schnur" (Äther-Doppelkörper) verbunden, durch die die Lebensströme fließen. Man glaubt, dass dieser Körper nach dem Tod noch einige Zeit weiterlebt, dann aber auch aufhört, zu existieren. Er umfasst 19 Elemente:

- fünf Lebenslüfte *(Pancha Pranas)*,
- fünf subtile Handlungsorgane *(Karmendriyas)*,
- fünf Erkenntnisorgane *(Jnanendriyas)* und
- vier mentale Fähigkeiten *(Antahkarana)* des individuellen Geistes: *Buddhi* (den Intellekt), *Ahamkara* (das Ego), *Manas* (die Gedanken) und *Chitta* (das Gedächtnis).

Die *Gunas*. Die mentalen Fähigkeiten werden von *drei Gunas* beeinflusst. Hierbei handelt es sich um die wesentlichen Eigenschaften, die alles durchtränken, was existiert, und untrennbar in jeder kosmischen Schöpfung vorhanden sind: *Sattva* (stellt die Reinheit, Erleuchtung und Perfektion dar), *Rajas* (der aktive, kräftige Aspekt) und *Tamas* (der träge, dunkle Aspekt).

Wenn der Intellekt oder *Buddhi* von *Sattva* beeinflusst wird, verwandelt er sich in differenzierendes Bewusstsein (und die Folge ist Weisheit, Reinheit, Demut etc.). Wird er hingegen von *Tamas* beeinflusst, entsteht Verwirrung und Unwissenheit *(Avidya)*.

Dasselbe geschieht mit dem Ego. Wenn es von *Rajas* und *Tamas* beeinflusst wird, kommen unsere egoistischeren Tendenzen zum Vorschein, und wenn es von *Sattva* beeinflusst wird, entsteht ein spirituelleres Bewusstsein des eigenen Wesens.

KARANA SHARIRA

Er wird auch als Kausalkörper bezeichnet und bildet die Essenz des Menschen, die Ursache und den Ursprung der anderen beiden Körper. Er befindet sich jenseits des Verstandes und der mentalen Prozesse und entspricht dem Geist, der reinsten Essenz des Menschen. In diesem Körper findet man das Sein oder *Atman* (die Seele oder das höchste Bewusstsein). Man kann ihn durch Meditation spüren.

KÖRPER	KOSHA
STHULA SHARIRA (physischer, dichter Körper)	Annamaya Kosha (Hülle der Materie)
SUKSHMA SHARIRA (Astralkörper)	Pranamaya Kosha (Hülle der Lebensluft) Manomaya Kosha (Hülle des Verstands) Vijnanamaya Kosha (Hülle des Bewusstseins)
KARANA SHARIRA (Kausalkörper)	Anandamaya Kosha (Hülle der Glückseligkeit)

KOSHAS

Die fünf Koshas oder Hüllen

Die *Koshas* oder fünf Hüllen umgeben den reinen Geist, das Wesen. Wie uns viele mystische Schriften mitteilen, befindet sich in unserem Inneren das wahre Ich, der unvergängliche Geist.

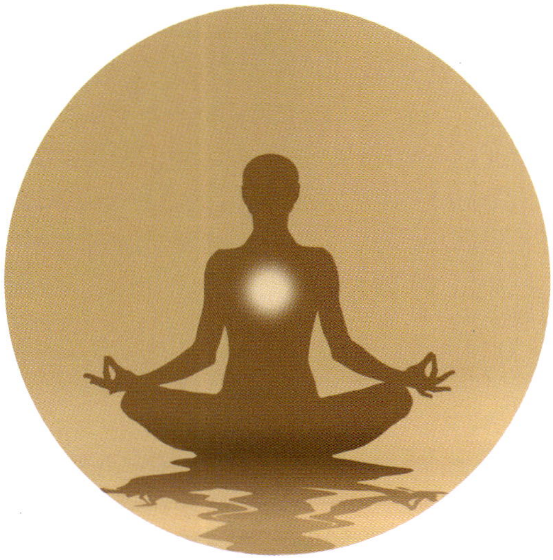

„Ich wohne im Herzen jeden Wesens."
Bhagavad Gita, XV, 15

In der Brahmaburg (des Körpers) befindet sich ein heiliger Raum in Form einer Lotusblüte. Darin ist ein kleiner Innenraum. Wir müssen herausfinden, wer darin wohnt, und ihn kennenlernen. […] Der Geist, der im Körper wohnt, wird weder älter noch stirbt er… In der wahren Brahmaburg lebt die gesamte Liebe des Universums.

Chandogya Upanishad 8,1

ANNAMAYA KOSHA
In dieser Hülle befinden sich alle übrigen Hüllen. Sie ist der dichte physische Körper, mit dem wir auf der Erde auftreten können. Sie besteht aus der Nahrung und den fünf Elementen und entspricht *Sthula Sharira*.

PRANAMAYA KOSHA
Die Energiehülle ist aus fünf lebenswichtigen Pranas *(Prana, Apana, Samana, Udana* und *Vyana)* sowie fünf sekundären Pranas zusammengesetzt. Prana ist die Lebensenergie, die sich in allen Körperteilen befindet. Wir können sie hauptsächlich über die Atmung aufnehmen. Die Funktion dieser Hülle besteht darin, Prana zu absorbieren und im ganzen Körper zu verteilen. Außerdem vermittelt sie zwischen dem physischen und dem Astralkörper. *Pranayama Kosha* ist eine Nachbildung des physischen Körpers. Nach dem Tod bleibt sie einige Tage erhalten.

MANOMAYA KOSHA
Mentaler Körper, der aus dem Bewusstsein und Unterbewusstsein, den fünf Wahrnehmungsorganen (*Jnanendriyas:* Gehör-, Tast-, Seh-, Geschmacks- und Geruchssinn) und den fünf Aktionsorganen (*Karmendriyas:* Organe der Bewegung, des Hantierens, der Ausscheidung, Fortpflanzung und des Sprechens) besteht. Diese Kosha nutzt die Sinnesorgane und vergangene Erfahrungen, um zum einen Informationen zum höheren mentalen Körper weiterzuleiten und zum anderen eine Verbindung zwischen den beiden höheren und den beiden niedrigeren Koshas herzustellen.

VIJNANAMAYA KOSHA
Psychische Hülle oder Hülle der intuitiven Erkenntnis, die versteht, ohne nachzudenken. Allein mit der Intuition erlebt sie das Ich-Bewusstsein als individuelles Wesen. Sie wird durch *Buddhi* (Intellekt, der differenzieren und Entscheidungen treffen kann) gebildet. In dieser Hülle findet man die höheren Fähigkeiten des Verstandes (die Schönheit, Weisheit und Inspiration sowie alle kreativen Prozesse).

ANANDAMAYA KOSHA
Hülle des Glücks oder der Glückseligkeit. In dieser Kosha erlebt man die Transzendenz des menschlichen Wesens ohne Erkenntnis oder mentale Erfahrung. Der Raum, die Zeit und das individuelle Wesen verschwinden; Befreiung und Vereinigung tauchen auf. Im Inneren dieser Hülle wohnt das Sein oder *Atman*, deren Natur *SAT-CHIT-ANANDA* ist, das heißt Sein, reines Bewusstsein und Glückseligkeit.

Schema der fünf Koshas oder Hüllen

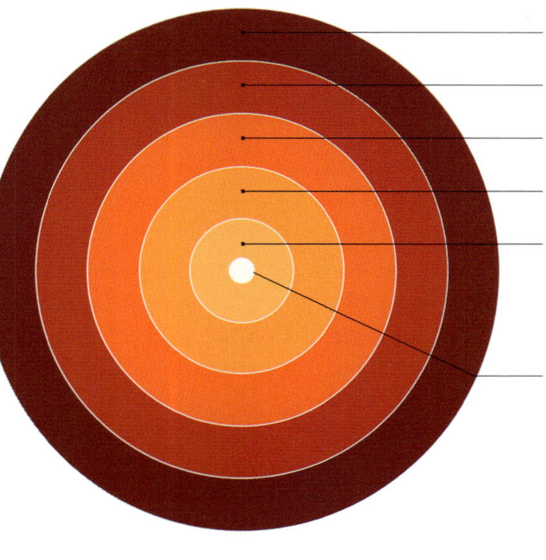

NADIS

Die Nadis oder Energiekanäle

Die *Nadis* sind Nerven oder subtile Kanäle, die zum Astralkörper gehören. Das Wort *Nadi* leitet sich von der Sanskritwurzel *nad* ab, die „Bewegung" bedeutet. Die Nadis sind die Wege, wo die Energie herläuft, oder - anders ausgedrückt - die Kanäle, durch die Prana fließt. Prana ist die Lebensenergie des Universums und des Körpers. Sie drückt sich als Kraft, Mut, Leben, Vitalität, Energie und Atmung aus. Laut der Schrift *Hatha-Yoga-Pradipika* gibt es insgesamt 72.000 Nadis, die ein großes Netz bilden, das den gesamten energetischen Körper *(Pranamaya Kosha)* umspannt. Sie sind subtiler, nicht physischer Natur.

Während die Nadis Ida und Pingala aufsteigen, verknüpfen sie sich abwechselnd und entgegengesetzt mit den Hauptchakren und mit Sushumna.

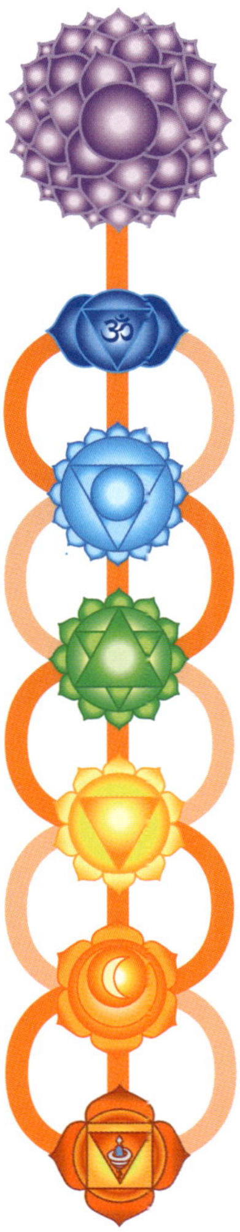

Die 10 Hauptnadis sind mit den „10 Türen" oder Öffnungen des Körpers verbunden: *Sushumna* (Fontanelle), *Ida* (linke Nasenhöhle), *Pingala* (rechte Nasenhöhle), *Gandhari* (linkes Auge), *Hastajihva* (rechtes Auge), *Yashasvini* (linkes Ohr), *Pusha* (rechtes Ohr), *Alambusha* (Mund), *Kuhu* (Genitalien) und *Shankhini* (Anus). In der Akupunktur gibt es einige Meridiane, die diesen Nadis zu entsprechen scheinen.

Die drei wichtigsten dieser Nadis sind Sushumna, Ida und Pingala. Alle Nadis sind mit Sushumna verbunden, der zentralen Nadi. Bei der Ausübung von Yoga arbeitet man hauptsächlich mit diesen drei Kanälen.

SUSHUMNA NADI

Das ist der zentrale und wichtigste Kanal. Er verläuft vom Damm/Zervix (Muladhara Chakra) durch das Innere der Wirbelsäule zum Scheitelpunkt des Kopfs (Sahasrara Chakra). Diese Nadi durchquert alle dazwischenliegenden Chakren des Körpers. Innerhalb von Sushumna gibt es drei weitere wichtige Nadis, die konzentrisch eine in der anderen eingeschlossen sind: *Vajrini, Chitrini* und *Brahmanadi.* Durch Letztere fließt die *Kundalini*-Energie (spirituelle Energie), wenn sie erwacht. Sie steigt von unten nach oben durch den gesamten zentralen Kanal und durchläuft alle Chakren, bis sie den Scheitel erreicht. Von Sushumna gehen Tausende kleinerer Nadis ab, die den menschlichen Körper netzartig durchziehen. Sushumna ist mit dem zentralen Nervensystem des physischen Körpers verbunden.

IDA NADI

Hierbei handelt es sich um den linken Kanal. Durch ihn fließt die mentale Kraft oder Energie der Gedanken *(Manas Shakti).* Sein Ursprung liegt auf der linken Seite des Muladhara Chakra und er steigt halbkreisförmig durch alle dazwischenliegenden Chakren und die linke Nasenhöhle bis zum Ajna Chakra auf. Die Ida Nadi herrscht über den linken Teil des Körpers und die rechte Seite des Gehirns. Daher ist sie der Kanal der visuellen, kreativen, emotionalen und intuitiven Natur. Sie wird mit der Mondenergie verbunden und daher auch als *Chandra Nadi* (Mondnadi) bezeichnet. Ihre Farbe ist metallisch oder silbern. Sie stellt das THA von Hatha dar. Dieser Kanal wird von der Atmung durch die linke Nasenhöhle stimuliert und ist mit dem parasympathischen Nervensystem verbunden.

PINGALA NADI

Das ist der rechte Kanal. Durch ihn fließt die Vitalkraft oder physische Energie *(Prana Shakti).* Sein Ursprung liegt auf der rechten Seite des Muladhara Chakra und er steigt wie Ida, aber entgegengesetzt zu ihr, durch die dazwischenliegenden Chakren und die rechte Nasenhöhle bis zum Ajna Chakra auf. Sie beherrscht den rechten Teil des Körpers und den linken Teil des Gehirns, weshalb sie mit dem rationalen, logischen und verbalen Bestandteil verbunden wird. Außerdem wird sie mit der Sonnenenergie assoziiert und ist daher auch als *Surya Nadi* (Sonnennadi) bekannt. Sie stellt das HA von Hatha dar. Ihre Farbe ist golden. Dieser Kanal wird von der Atmung durch die rechte Nasenhöhle stimuliert und ist mit dem sympathischen Nervensystem verbunden.

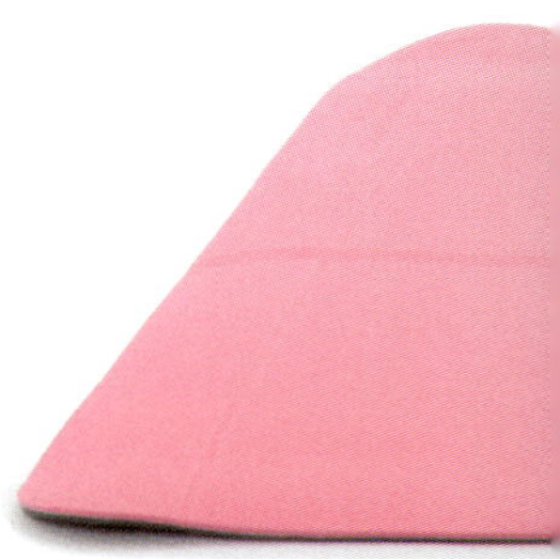

CHAKREN

Die Chakren

Die Chakren sind die Zentren der psychischen und der Lebensenergie des subtilen Körpers. Das Wort *Chakra* bedeutet „Kreis" oder „Rad". Wir können sie uns als Energiestrudel vorstellen, die alle auf unterschiedliche Weise schwingen und Energie erzeugen und speichern.

Sie können die kosmische Energie einfangen, sie entlang der Sushumna übertragen und sie in Form von Prana über das Nadinetz verteilen. Chakren stellen Verbindungspunkte zwischen dem physischen und dem Astralkörper dar: zwischen *Annamaya Kosha* (Hülle der Materie) und *Pranamaya Kosha* (Hülle der Lebensluft) sowie zwischen Letzterer und *Manomaya Kosha* (Hülle des Verstands).

KLASSIFIZIERUNG UND BEZIEHUNGEN DER CHAKREN

Die wichtigsten Chakren im menschlichen Körper sind die sieben, die sich am zentralen Kanal Sushumna befinden. Das sind von unten nach oben: *Muladhara Chakra, Svadhisthana Chakra, Manipura Chakra, Anahata Chakra, Vishuddha Chakra, Ajna Chakra* und *Sahasrara Chakra*. Jedes von ihnen hat ein spezielles energetisches Muster, das gewöhnlich mit einer symbolischen Zeichnung dargestellt wird. Außerdem ist jedes mit einer anderen Ebene des Bewusstseins verbunden: Die unteren (vom ersten bis zum vierten Chakra) haben ein niedrigeres, gröberes Niveau und die oberen (vom fünften bis zum siebten) haben ein deutlich subtileres Niveau.

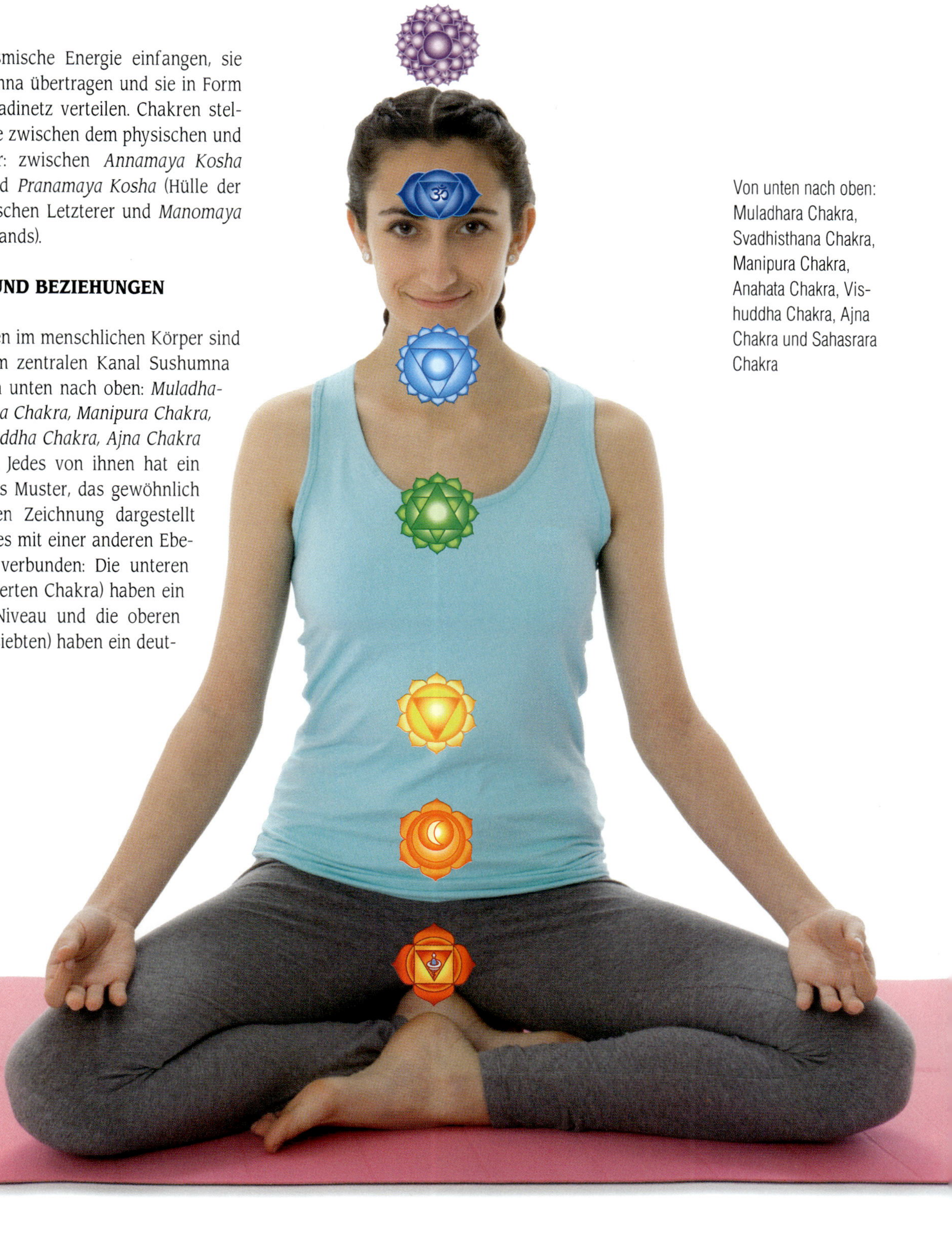

Von unten nach oben: Muladhara Chakra, Svadhisthana Chakra, Manipura Chakra, Anahata Chakra, Vishuddha Chakra, Ajna Chakra und Sahasrara Chakra

CHAKREN

Wesentliche Elemente der Chakren

Die Chakren stimmen mit einem physiologischen und einem psychologischen Teil unseres Organismus überein. Wenn sie nur auf einem niedrigen Niveau funktionieren oder blockiert sind, fließt die Energie nicht richtig, was physische Krankheiten zur Folge haben kann. Einige Yogatechniken sind sehr wirksam, um die Blockaden der Chakren zu reinigen und zu reduzieren, beispielsweise durch Visualisierung, Pranayama, den Gesang von Mantras oder durch Meditation.

NAME DES CHAKRA:
MULADHARA
Bedeutung:
Wurzel, Stütze, Fundament

WESENTLICHE ELEMENTE
- Anzahl der Blütenblätter: 4
- Tattva (Element): Erde
- Farbe des Tattva: Rot
- Form des Tattva: quadatisch. Im Inneren ein nach unten zeigendes Dreieck, Sitz der Lebenskraft oder von Kundalini.
- Bija Mantra: LAM
- Devada (Gottheit): Bala Brahma (Kind Brahma)
- Shakti: Dakini
- Dominanter Planet: Mars

PHYSIOLOGISCHE ENTSPRECHUNG
- Lage: unteres Ende der Wirbelsäule, drei erste Wirbel
- Drüse: Nebenniere
- Nervengeflecht: Plexus pelvicus, sacrococcygeus
- Sinnesorgan *(Jnanendriya):* Geruchssinn
- Alter der Entwicklung/Einfluss: von der Geburt bis zum Alter von sieben Jahren
- Physische Beschwerden durch mangelhafte Funktion: Probleme im Unterkörper, den Füßen und Beinen. Auftreten von Hämorrhoiden und Hodendysfunktionen.

PSYCHOLOGISCHE UND ENERGETISCHE ENTSPRECHUNG
- Energie im Gleichgewicht: Kraft, Vitalität, emotionale Ausgeglichenheit, Widerstandsfähigkeit.
- Übermäßige Energie: Unsicherheit, Ängste, gewalttätiges Verhalten, Egoismus.
- Mangelnde Energie: Misstrauen, Mangel an Willenskraft, Inkohärenz, Unentschlossenheit, geringes Selbstwertgefühl, Traurigkeit und Depression.

CHAKRA INS GLEICHGEWICHT BRINGEN UND STIMULIEREN: Kontakt mit der Erde. Tadasana, Navasana und Pranatasana durchführen.

NAME DES CHAKRA:
SVADHISTHANA
Bedeutung:
Ort, wo das Wesen wohnt

WESENTLICHE ELEMENTE
- Anzahl der Blütenblätter: 6
- Tattva (Element): Wasser
- Farbe des Tattva: Orange
- Form des Tattva: Kreis. Zunehmender Mond.
- Bija Mantra: VAM
- Devada (Gottheit): Vishnu (der Bewahrer)
- Shakti: Rakini
- Dominanter Planet: Merkur

PHYSIOLOGISCHE ENTSPRECHUNG
- Lage: Becken
- Drüse: Keimdrüse
- Nervengeflecht: Plexus hypogastricus
- Sinnesorgan *(Jnanendriya):* Geschmackssinn
- Alter der Entwicklung/Einfluss: von 8-14 Jahren
- Physische Beschwerden durch mangelhafte Funktion: Harnprobleme, Nierendysfunktionen, Probleme mit den Fortpflanzungsorganen, schlechte Durchblutung

PSYCHOLOGISCHE UND ENERGETISCHE ENTSPRECHUNG
- Energie im Gleichgewicht: Bewusstsein der eigenen Wünsche und Emotionen. Kreativität
- Übermäßige Energie: unkontrollierte Emotionen, Vergnügungssucht, Ehrgeiz
- Mangelnde Energie: Gefühllosigkeit, Gleichgültigkeit, Unsensibilität, Neid, Eifersucht, mangelnde Kreativität

CHAKRA INS GLEICHGEWICHT BRINGEN UND STIMULIEREN: Sonnenuntergänge am Meer oder an Flüssen visualisieren. Paschimottanasana durchführen.

NAME DES CHAKRA:
MANIPURA
Bedeutung:
Stadt der Juwelen

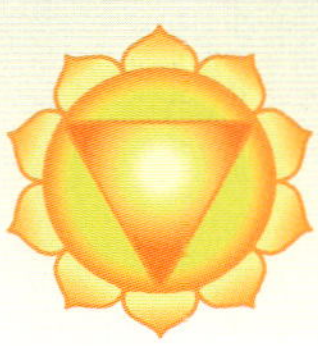

WESENTLICHE ELEMENTE
- Anzahl der Blütenblätter: 10
- Tattva (Element): Feuer
- Farbe des Tattva: Gelb
- Form des Tattva: Dreieck
- Bija Mantra: RAN
- Devada (Gottheit): Rudra (Zerstörer)
- Shakti: Lakini (Göttin des Überflusses)
- Dominanter Planet: Sonne

PHYSIOLOGISCHE ENTSPRECHUNG
- Lage: Bauchnabel
- Drüse: Bauchspeicheldrüse
- Nervengeflecht: Plexus solaris
- Sinnesorgan (Jnanendriya): Sehsinn
- Alter der Entwicklung/Einfluss: von 15-21 Jahren
- Physische Beschwerden durch mangelhafte Funktion: Verdauungsbeschwerden, Diabetes, Unterzuckerung, Leberprobleme, nervöse Spannung, chronische Erschöpfung

PSYCHOLOGISCHE UND ENERGETISCHE ENTSPRECHUNG
- Energie im Gleichgewicht: Vitalität, Motivation, Respekt vor sich selbst und anderen, Willenskraft
- Übermäßige Energie: Egozentrik, Hochmut, Groll, Perfektionismus, Wut, Zorn, Ungeduld, Nervosität, Unruhe, Ehrgeiz
- Mangelnde Energie: Unsicherheit, mangelndes Selbstvertrauen, Zweifel, Apathie

CHAKRA INS GLEICHGEWICHT BRINGEN UND STIMULIEREN: Sich sonnen. In Sonnenblumenfeldern spazieren gehen. Setu Bandhasana und Purvottanasana durchführen.

NAME DES CHAKRA: **ANAHATA**
Bedeutung: nicht erklungener Ton

WESENTLICHE ELEMENTE
- Anzahl der Blütenblätter: 12
- Tattva (Element): Luft
- Farbe des Tattva: Grün
- Form des Tattva: Sechseck. Der sechszackige Stern symbolisiert das Element Luft.
- Bija Mantra: YAM
- Devada (Gottheit): Ishana Rudra Shiva
- Shakti: Kakini
- Dominanter Planet: Venus

PHYSIOLOGISCHE ENTSPRECHUNG
- Lage: Herz
- Drüse: Thymusdrüse
- Nervengeflecht: Plexus cardiacus
- Sinnesorgan *(Jnanendriya):* Tastsinn
- Alter der Entwicklung/Einfluss: von 22-28 Jahren
- Physische Beschwerden durch mangelhafte Funktion: Lungenprobleme, Herzprobleme, Bluthochdruck

PSYCHOLOGISCHE UND ENERGETISCHE ENTSPRECHUNG
- Energie im Gleichgewicht: Mitgefühl, bedingungslose Liebe, Ausgeglichenheit, Gelassenheit
- Übermäßige Energie: Ängstlichkeit, maßlose Großzügigkeit, Anhänglichkeit an Menschen, Ansprüche und Kritik an andere
- Mangelnde Energie: Einsamkeit, Depression, Angst vor Zurückweisung, Enttäuschung, Schuldgefühle

CHAKRA INS GLEICHGEWICHT BRINGEN UND STIMULIEREN: Durch Felder oder Wiesen spazieren gehen. Virabhadrasana und Trikonasana durchführen.

NAME DES CHAKRA: **VISHUDDHA**
Bedeutung: Zentrum der Reinheit

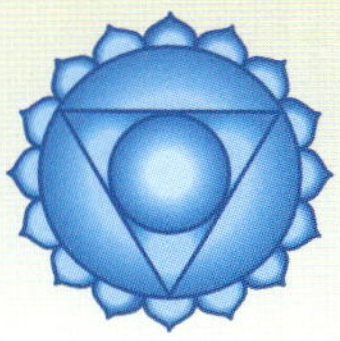

WESENTLICHE ELEMENTE
- Anzahl der Blütenblätter: 16
- Tattva (Element): Äther
- Farbe des Tattva: Blau
- Form des Tattva: Kreis
- Bija Mantra: HAM
- Devada (Gottheit): Panchavaktra Shiva
- Shakti: Shakini (Inkarnation der Reinheit)
- Dominanter Planet: Jupiter

PHYSIOLOGISCHE ENTSPRECHUNG
- Lage: Kehle
- Drüse: Schilddrüse
- Nervengeflecht: Plexus caroticus, laryngeus-pharyngeus
- Sinnesorgan *(Jnanendriya):* Gehörsinn
- Alter der Entwicklung/Einfluss: von 29-35 Jahren
- Physische Beschwerden durch mangelnde Funktion: Erschöpfung, Schilddrüsenprobleme, Gewichtsprobleme, Halsentzündungen

PSYCHOLOGISCHE UND ENERGETISCHE ENTSPRECHUNG
- Energie im Gleichgewicht: Kommunikation, Inspiration, Freude, Kreativität
- Übermäßige Energie: Arroganz, Tendenz zu Geschwätzigkeit, Strenge, Dogmatismus, Lügen, Schreien
- Mangelnde Energie: Schüchternheit, Manipulation anderer, Introvertiertheit, kreative Blockade, mangelnde Kommunikation

CHAKRA INS GLEICHGEWICHT BRINGEN UND STIMULIEREN: Durch hohe Berge spazieren gehen, blauen Himmel visualisieren. Halasana und Salamba Sarvangasana durchführen.

NAME DES CHAKRA: **AJNA**
Bedeutung: Autorität, Macht

WESENTLICHE ELEMENTE
- Anzahl der Blütenblätter: 2
- Tattva (Element): Maha Tattva (alle repräsentierten Elemente); Manas (mentale Fähigkeiten)
- Farbe des Tattva: Indigoblau, leuchtendes Blau
- Form des Tattva: Dreieck
- Bija Mantra: AUM
- Devada (Gottheit): Shiva-Shakti (halb Mann, halb Frau)
- Shakti: Hakini
- Dominanter Planet: Saturn

PHYSIOLOGISCHE ENTSPRECHUNG
- Lage: zwischen den Augenbrauen
- Drüse: Hirnanhangdrüse
- Nervengeflecht: Plexus cavernosus
- Sinnesorgan *(Jnanendriya):* keines
- Alter der Entwicklung/Einfluss: Sein Erwachen erzeugt einen erhöhten Bewusstseinszustand im Menschen.
- Physische Beschwerden durch mangelnde Funktion: Kopfschmerzen, Schlaflosigkeit, Albträume

PSYCHOLOGISCHE UND ENERGETISCHE ENTSPRECHUNG
- Energie im Gleichgewicht: erhöhter Bewusstseinszustand, Wahrnehmung, Intuition, keine Anhänglichkeit, Urteilsvermögen, mentale Offenheit
- Übermäßige Energie: mentale Verwirrung, Halluzinationen, Schizophrenie
- Mangelnde Energie: Unverständnis, fehlendes Durchsetzungsvermögen, Unkonzentriertheit, Engstirnigkeit

CHAKRA INS GLEICHGEWICHT BRINGEN UND STIMULIEREN: Still meditieren und den Nachthimmel betrachten. Balasana und Garudasana durchführen.

NAME DES CHAKRA: **SAHASRARA**
Bedeutung: tausend Blütenblätter

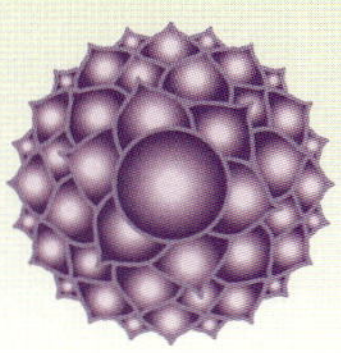

WESENTLICHE ELEMENTE
- Anzahl der Blütenblätter: 1.000 (unendlich viele)
- Tattva (Element): höchste Intuition
- Farbe des Tattva: Weiß
- Form des Tattva: ohne Form
- Bija Mantra: alle Klänge
- Devada (Gottheit): das Absolute
- Shakti: Chaitanya
- Dominanter Planet: Knoten

PHYSIOLOGISCHE ENTSPRECHUNG
- Lage: oberer Teil des Schädels
- Drüse: Zirbeldrüse
- Nervengeflecht: Gehirn
- Sinnesorgan *(Jnanendriya):* keines
- Alter der Entwicklung/Einfluss: finales Ziel des Menschen. Höchster Bewusstseinszustand, Samadhi, Moksha
- Physische Beschwerden durch mangelnde Funktion: psychologische Probleme

PSYCHOLOGISCHE UND ENERGETISCHE ENTSPRECHUNG
- Energie im Gleichgewicht: Offenheit für die göttliche Ebene, voller Zugriff auf den bewussten und unbewussten Geist, Erkenntnis, Erleuchtung
- Übermäßige Energie: psychische Probleme
- Mangelnde Energie: Unwissenheit, Dissoziation

CHAKRA INS GLEICHGEWICHT BRINGEN UND STIMULIEREN: In der Natur spazieren gehen und meditieren. Salamba Sirsasana durchführen.

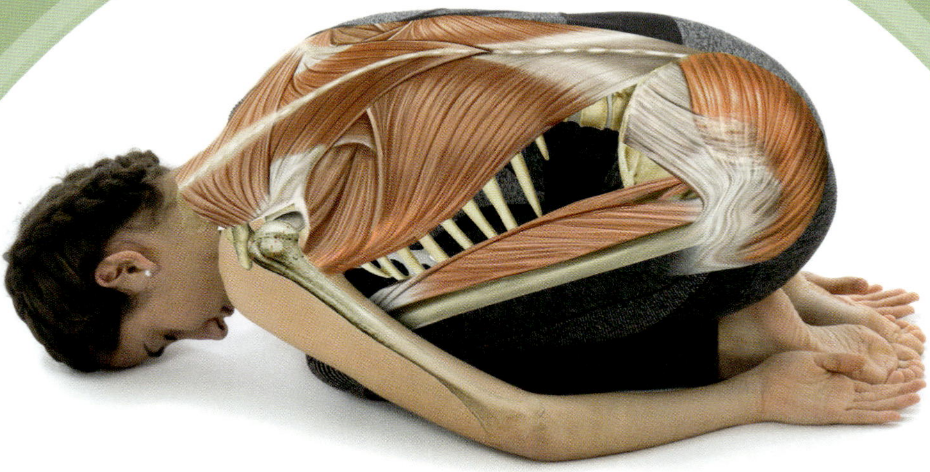

ASANAS

Asanas sind die Haltungen, die unser Körper bei der physischen Yogaausübung einnimmt. Für die meisten Menschen ist ihre Durchführung indiziert, aber einige der Asanas können bei bestehenden Leiden oder Krankheiten kontraindiziert sein. In diesem Kapitel werden 34 Asanas beschrieben, die nach der allgemeinen Bewegung der Wirbelsäule klassifiziert sind. Es werden die verschiedenen Ausführungstechniken für jede von ihnen, die Vorteile und Kontraindikationen sowie Alternativen und anatomische Aspekte erklärt. Am Ende des Kapitels wird die Abfolge von Haltungen, die den traditionellen Sonnengruß bilden, Schritt für Schritt vorgestellt.

EINLEITUNG

Die Yoga-Asanas

Asanas sind die physischen Haltungen, die wir bei der Yogapraxis einnehmen und die es uns ermöglichen, Körper und Geist zu integrieren. Es handelt sich um bequeme Positionen, die wir eine Zeit lang mit wenig Anstrengung halten können, ohne die Konzentration zu verlieren.

KLASSIFIZIERUNG DER ASANAS

Wenn man mit der Ausführung von Asanas beginnen möchte, ist es nicht am wichtigsten, über Flexibilität und Kraft zu verfügen, um alle Haltungen einzunehmen, sondern zu lernen, sich seines Körpers, der Haltung und der Atmung bewusst zu sein. Der essenzielle Aspekt einer Asana ist ein aufmerksamer Geist, der mit vollem Bewusstsein alles beobachtet, was mit dem physischen Körper und der Atmung geschieht. Yoga ist Präsenz, volle Aufmerksamkeit, Erleben des Moments, das heißt des „Hier und Jetzt“. Unsere gesamte Aufmerksamkeit auf das zu richten, was wir gerade tun, hilft uns, in der physischen Arbeit Fortschritte zu machen und sie immer mehr mental und psychisch zu verinnerlichen.

Yoga ist das volle Erfahren und Erleben des gegenwärtigen Augenblicks.

Wir teilen die Asanas in verschiedene Gruppen ein, je nach der Bewegung und dem, was beansprucht wird, und auch im Verhältnis zur allgemeinen Bewegung des Rumpfs. Es handelt sich um eine allgemeine, nicht definitive Klassifizierung, um die Haltungen miteinander zu verbinden. Die Gruppen ordnen wir in der Reihenfolge, wie sie in einer Yogasitzung aufeinanderfolgen können:

- Grundasanas,
- Kraft erfordernd,
- Gleichgewicht erfordernd,
- mit Seitneigung und Trikonas,
- mit Streckung oder Flexion nach hinten,
- mit Beugung nach vorn,
- mit Drehung und
- Umkehrhaltungen.

ÄUSSERE VORAUSSETZUNGEN FÜR DIE AUSÜBUNG

„Ein Gramm Praxis wiegt mehr als eine Tonne Theorie.“
SWAMI VISHNUDEVANANDA

Wir benötigen einen angemessenen Raum und angemessene Umstände, genug Zeit und ein paar Hilfsmittel, um Asanas zu üben. Wir können einen Wochenplan aufstellen, in dem wir eintragen, wie viel Zeit wir den Asanas widmen werden (jeden Tag, jeden zweiten Tag, morgens, abends etc.). Es ist besser, mit einem leichten, realistischen Ziel zu beginnen und es zu erreichen.

Der Ort. Es muss ein ruhiger Ort mit angenehmer Temperatur sein, so warm, dass wir während der Entspannung nicht frieren. Eine leichte Abdunklung hilft dem Nervensystem, sich zu entspannen.

Der Zeitpunkt. Es ist wichtig, einen speziellen Zeitraum zu finden, der ohne Unterbrechungen nur uns gehört und in dem wir der Versuchung widerstehen, ans Telefon zu gehen oder anderen Ablenkungen nachzugeben.

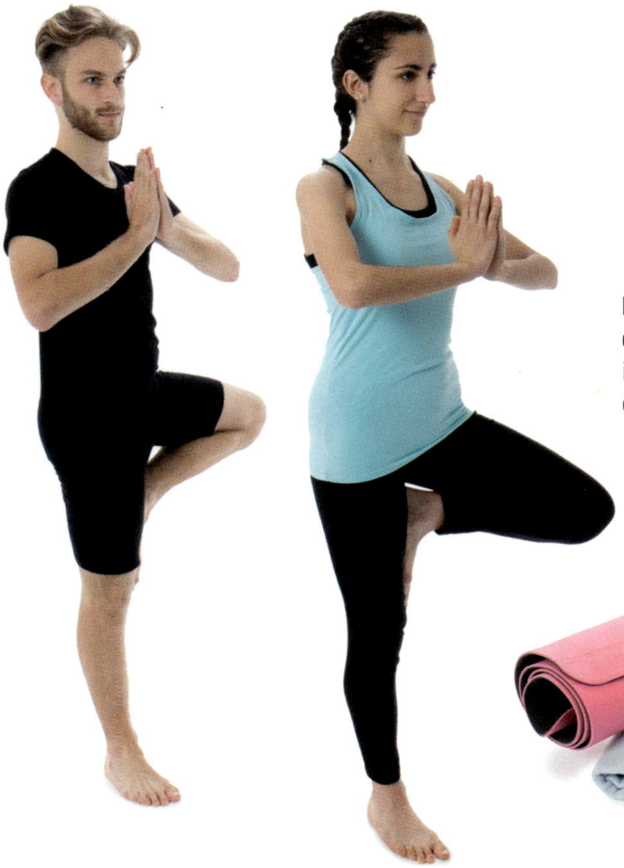

Eine „ausgleichende Übung“ ist Vriksasana, der Baum.

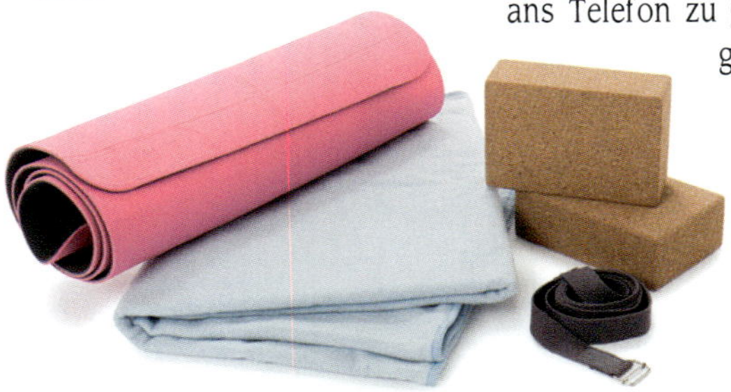

Das Grundmaterial. Wir benötigen eine rutschfeste Matte, auf der wir die Asanas durchführen können, ohne wegzurutschen. Außerdem kann ein Kissen oder eine gefaltete Decke nützlich sein, um den Kopf darauf abzulegen oder sich darauf zu setzen. Mit der Decke können wir uns auch zudecken, wenn wir uns entspannen oder meditieren. Ein Korkblock oder Gurt kann bei der Ausführung der schwierigeren Haltungen helfen.

Die Kleidung. Vorzugsweise tragen wir Kleidungsstücke aus natürlichen Fasern. Eng anliegende Leggings und ein T-Shirt aus Baumwolle eignen sich, weil sie es uns ermöglichen, die Körperposition zu beurteilen und beispielsweise zu sehen, ob die Beine gleich ausgerichtet sind. Weite Kleidung ist ebenfalls in Ordnung, wenn wir uns damit wohlfühlen. Wenn die Temperatur des Raums angenehm ist, ist es ratsam, keine Socken zu tragen, weil wir mit nackten Füßen die subtileren Eindrücke der Fußsohle besser wahrnehmen und ihre Haltung beobachten können.

INNERE VORAUSSETZUNGEN: VORBEREITUNG DES KÖRPERS

Immer, wenn wir mit der Ausübung von Yoga beginnen, müssen wir den Körper mit einfachen Bewegungen vorbereiten. Dazu können wir grundlegende Asanas (wie Marjariasana oder Apanasana) durchführen oder die Sitzung mit dem Sonnengruß beginnen. Nach diesen Bewegungen können wir mit der Sitzung anfangen. Bei der Ausführung einer Asana führen wir vier wesentliche Schritte durch:

1. Wir nehmen die Ausgangsposition ein.
2. Wir führen die Bewegungen durch, um die Asana einzunehmen.
3. Wir nehmen die Asana ein und halten sie eine Zeit lang.
4. Wir lösen die Asana auf.

Die Bewegungen. Sie müssen immer langsam und bedächtig sein. Je nach der Einstellung des Praktizierenden und seiner Entwicklung kann die Ausführungszeit einer Asana von wenigen Sekunden bis zu mehreren Minuten und mehr betragen.

Die Haltung. Sie muss bequem und fest sein. Wenn eine Asana beendet ist, macht man eine kurze Pause, die in Savasana, Advasana oder sogar Pranatasana sein kann. Einige Haltungen sind intensiv und betonen einen bestimmten Körperteil, sodass wir danach eine Gegenhaltung ausführen können, die dem übermäßig anstrengenden Effekt entgegenwirkt. Zum Beispiel kann auf eine intensive Haltung mit Streckung als Gegenhaltung eine sanfte Haltung mit Beugung nach vorn folgen.

Die Atmung. Sobald wir in einer bestimmten Haltung geübt sind, sind wir uns nicht nur unseres physischen Körpers bewusst, sondern auch der Atmung, die uns begleitet. Wir können unser Bewusstsein auf unser Inneres richten, unsere Gedanken beobachten, sie vorbeiziehen lassen und uns beruhigen, wodurch wir uns unseres Körpers, Geistes und unserer Atmung vollkommen bewusst sind. Die gesamte Asana wird dadurch selbst zur Vereinigung und meditativen Erfahrung.

ÜBERLEGUNGEN FÜR DIE PRAXIS

- In einem durchgelüfteten Raum mit angenehmer Temperatur üben.
- Die Verdauung abgeschlossen haben.
- Bequeme Kleidung tragen, möglichst aus Baumwolle.
- Vor jeder Sitzung kurz aufwärmen (beispielsweise mit dem Sonnengruß oder seinen Varianten).
- Die Asanas bedächtig und mit vollem Bewusstsein einnehmen und auflösen.
- Nach jeder Asana eine kurze Pause machen.
- *Ahimsa* (keine Gewalt) bei unserem Körper befolgen, weshalb wir nie Schmerzen spüren sollten. Ausüben, ohne zu forcieren, und ohne den Stress, zu viel von unserem Körper zu verlangen.
- Die Position und Bewegung kontrollieren, um Verletzungen zu vermeiden.
- Unseren Rhythmus respektieren und die Kontraindikationen jeder Haltung beachten.
- Konstant und geduldig sein. Am besten ist es, jeden Tag ein bisschen zu machen.
- Den Kasten auf Seite 17 über die Vorsichtsmaßnahmen bei der Praxis beachten.

VORSCHLAG FÜR EINE YOGASITZUNG

- Bewusstwerdung des Körpers (Grundasanas 1)
- Lösung von Blockaden und Aufwärmen (Grundasanas 2 oder Sonnengruß)
- Gleichgewicht erfordernde Asana
- Asana mit Seitneigung und Trikonas
- Asana mit Streckung
- Asana mit Beugung nach vorn
- Asana mit Drehung
- Umkehrhaltung
- Pranayama
- Entspannung
- Meditation

AUSGANGSASANAS

Tadasana

Tadasana ist abgeleitet von dem Wort *Tada*, das „Berg" bedeutet, weshalb Tadasana als „Berghaltung" übersetzt wird. Die Ausführung dieser Asana entwickelt Stabilität, Festigkeit und Kraft.

VORTEILE

- **Wirkt** schlechten Haltungen **entgegen** und sorgt für eine korrekte Ausrichtung des Skeletts.
- **Ermöglicht** es, sich einer guten Verteilung des Körpergewichts bewusst zu werden und fördert so die Flexibilität der Wirbelsäule und die Erholung des Beckens und des Bereichs der Lendenwirbelsäule.

KONTRAINDIKATIONEN

- Sehr niedriger **Blutdruck.**
- **Vermeiden Sie, sie auszuführen,** nachdem Sie sich lange gedehnt oder lange gesessen haben. Führen Sie vorher eine Übung mit Bewegung durch, die die Durchblutung fördert.

KLASSIFIZIERUNG
Grundhaltung, im Stand, symmetrisch.

AUSFÜHRUNG
Wir stellen uns aufrecht hin. Die Füße stehen nebeneinander (wenn das nicht stabil genug ist, können die Füße zu Beginn leicht auseinanderstehen, aber nicht mehr als hüftbreit). Das Gewicht lastet gleichmäßig auf beiden Füßen, über die gesamte Fläche verteilt, weder hauptsächlich auf den Zehen noch auf den Fersen. Wir stellen uns eine vertikale Linie vor, die den Körper in zwei identische Hälften teilt, zwischen den Füßen beginnt und bis zum Scheitel geht. Die Wirbelsäule ist aufrecht, die Brust ist leicht angehoben und der Nacken ist leicht gedehnt. Die Handflächen werden vor der Brust aneinandergelegt. Wir behalten die Position bei, beobachten dabei die Atmung und sind uns unseres Körpers bewusst, der ruhig in seinem natürlichen Gleichgewicht ist.

VARIANTEN
Samasthiti. *Sama* bedeutet „aufrecht", „gerecht", und *sthiti* bedeutet „ruhig" und „ausgeglichen". Diese Variante wird mit auseinanderstehenden Füßen durchgeführt, wodurch wir eine breitere Stützfläche haben. Sie bildet den Ausgangspunkt für andere Asanas, die im Stand gemacht werden.

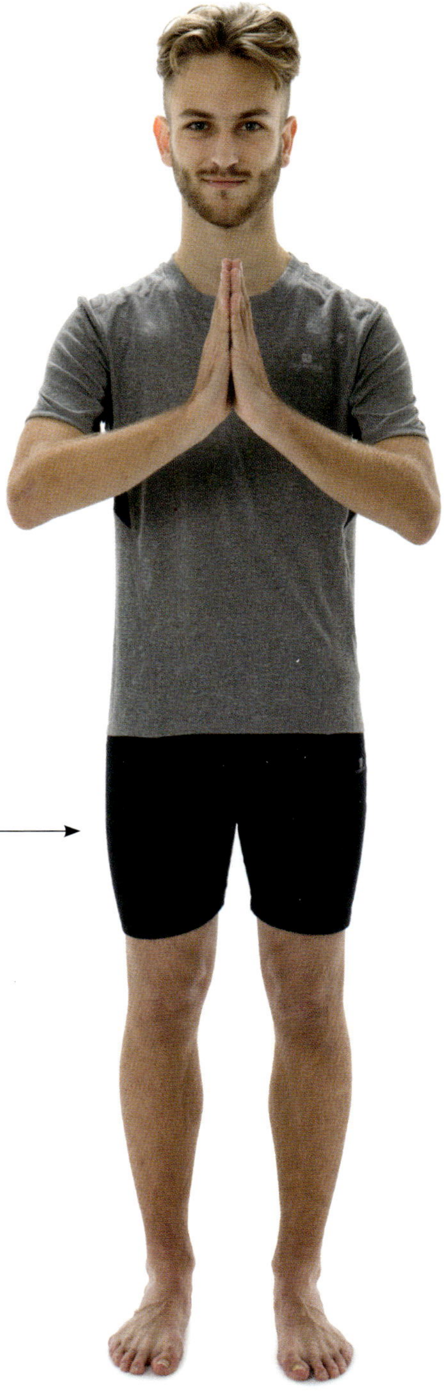

Bildausschnitt der Position der Hände, die auf Höhe des Brustbeins aneinandergelegt werden. Die Finger können leicht gespreizt werden.

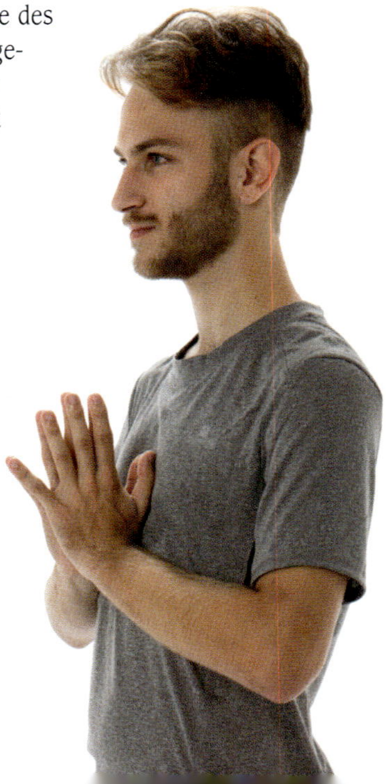

Die Haltung lässt uns Wurzeln in die Erde schlagen, sodass wir eine wichtige Basis errichten, um uns zum Himmel zu erheben, ähnlich wie ein Berggipfel. Sie bringt uns bei, ruhig auf unseren Füßen zu stehen, und vermittelt uns physische und mentale Stabilität und Festigkeit.

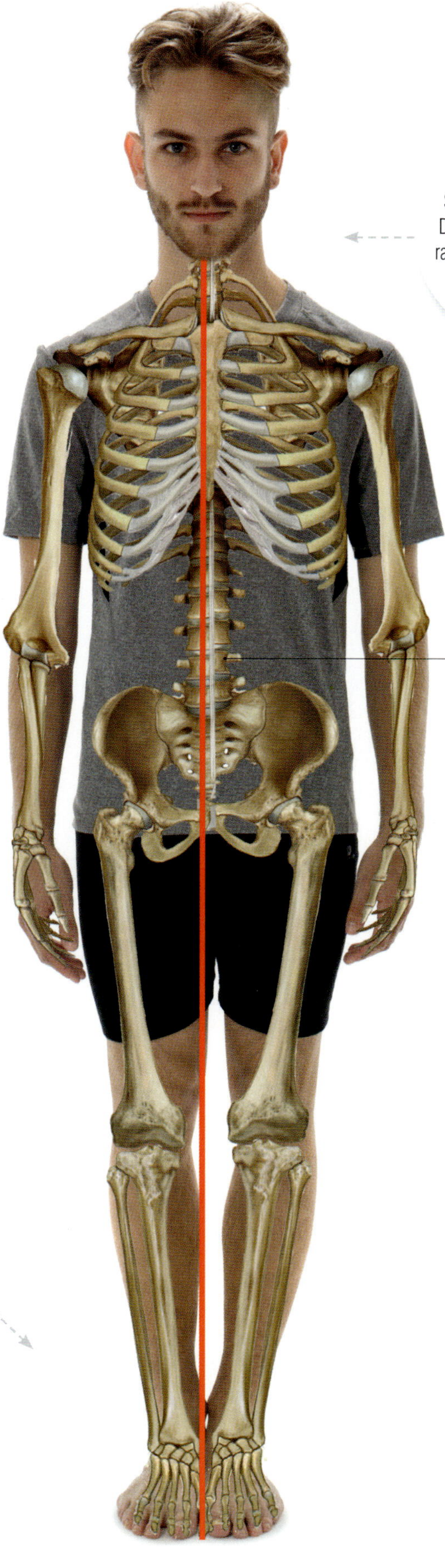

AUSGANGSASANAS

Dandasana

Danda bedeutet „Stock", „Stab" oder „Stange". In dieser Haltung ist die Wirbelsäule gerade wie ein Stock. Es handelt sich um eine Grundasana, die den Ausgangspunkt für andere Haltungen bildet.

VORTEILE

- Kräftigt die Rückenmuskulatur, den Bauch und die Beine.
- Fördert die Dehnung der rückseitigen Oberschenkelmuskulatur.
- Sorgt dafür, dass uns die richtige Haltung der Wirbelsäule im Sitzen bewusst wird.

KONTRAINDIKATIONEN

- Verletzungen der Wirbelsäule.

KLASSIFIZIERUNG

Grundhaltung, im Sitzen, symmetrisch.

AUSFÜHRUNG

Wir sitzen mit gebeugten Beinen auf dem Boden. Der Rumpf ist aufrecht und die Hände sind auf den Boden gestützt. Wir bringen die Gesäßhälften nach außen, bis wir mit den Sitzbeinen Bodenkontakt spüren. Wir strecken die Beine, sodass sie einen 90°-Winkel mit dem Rumpf bilden. Nun heben wir den Brustkorb an und neigen ihn nach vorn. Wir ziehen die Schultern nach hinten, während wir die Hände auf den Boden stützen und drücken. Wir atmen in den Bauch. Bei einer fortgeschritteneren Version dieser Haltung können die Handflächen vor der Brust in der *Namasté*-Geste (Grußgeste) gegeneinandergehalten werden. Um die Haltung zu lösen, beugen wir die Beine wieder, stellen die Füße auf den Boden und ruhen uns aus, indem wir die Beine mit den Armen umfassen und den Kopf auf die Knie stützen.

ANPASSUNGEN

Bei Spannungen im hinteren Bereich des Rückens und mangelnder Flexibilität in der rückseitigen Oberschenkelmuskulatur können Sie sich bei der Haltung auf ein Kissen oder eine Decke setzen.

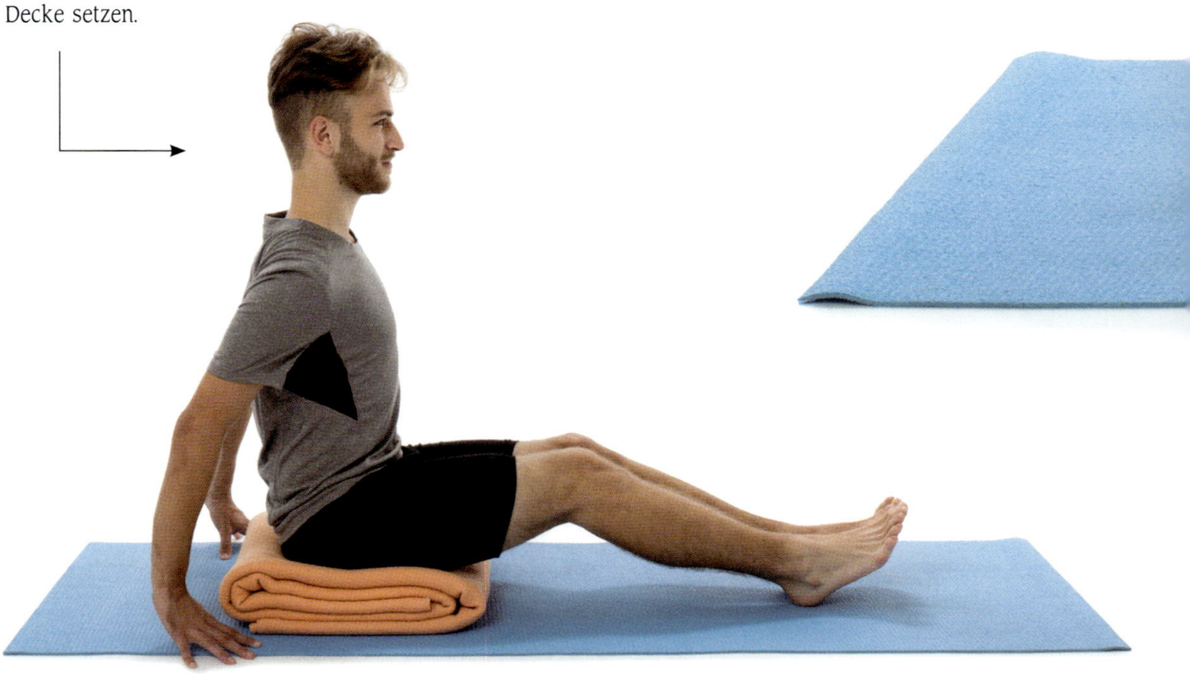

VARIANTE

Ausgehend von der anfänglichen Haltung, heben wir die Hände vom Boden und legen sie wie bei *Namasté* zusammen. Dabei handelt es sich um eine fortgeschrittene Variante, die Kraft im Rücken erfordert.

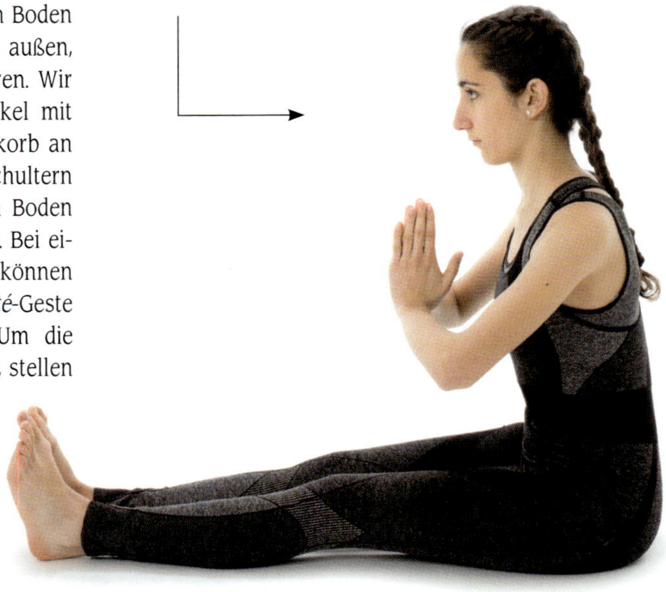

Dandasana vermittelt Konzentration und Festigkeit. In ihr arbeiten wir am Muladhara Chakra.

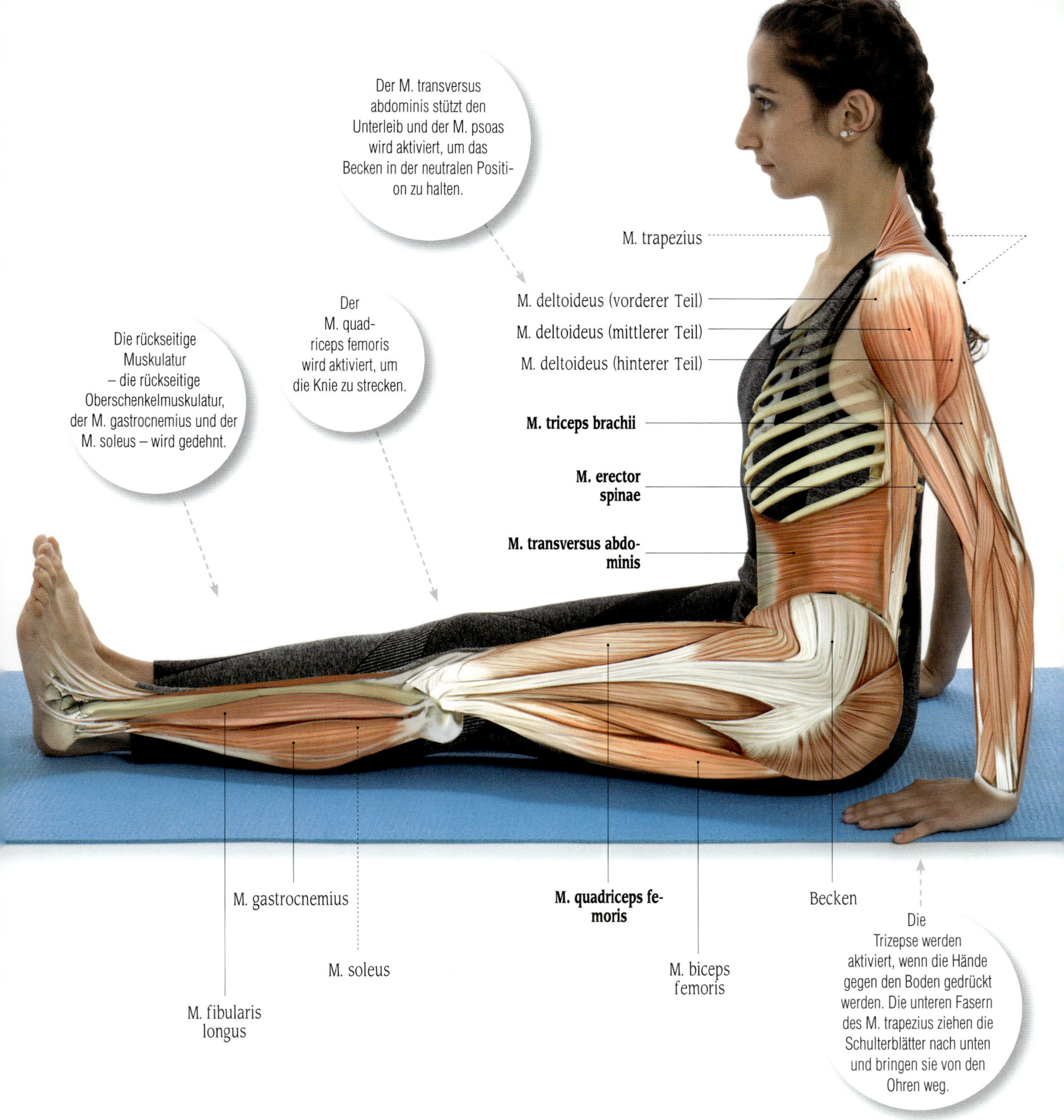
Der M. transversus abdominis stützt den Unterleib und der M. psoas wird aktiviert, um das Becken in der neutralen Position zu halten.
Der M. quadriceps femoris wird aktiviert, um die Knie zu strecken.
Die rückseitige Muskulatur – die rückseitige Oberschenkelmuskulatur, der M. gastrocnemius und der M. soleus – wird gedehnt.
M. trapezius
M. deltoideus (vorderer Teil)
M. deltoideus (mittlerer Teil)
M. deltoideus (hinterer Teil)
M. triceps brachii
M. erector spinae
M. transversus abdominis
M. gastrocnemius
M. soleus
M. fibularis longus
M. quadriceps femoris
M. biceps femoris
Becken
Die Trizepse werden aktiviert, wenn die Hände gegen den Boden gedrückt werden. Die unteren Fasern des M. trapezius ziehen die Schulterblätter nach unten und bringen sie von den Ohren weg.

AUSGANGSASANAS

Savasana

Sava bedeutet „Leiche". Diese Haltung ahmt durch den Mangel an Bewegung eine Leiche nach. Sie wird auch Todeshaltung oder *Mrtasana* genannt. Bei dieser Asana liegt der Körper still und der Geist wird beansprucht, um ruhig zu bleiben.

VORTEILE

- **Beseitigt** Erschöpfung.
- **Beruhigt** Körper und Geist.

KONTRAINDIKATIONEN

- **Fortgeschrittene Schwangerschaft.** Legen Sie bei Rückenschmerzen ein gerolltes Handtuch oder ein Kissen unter die Beine. Legen Sie bei Bronchitis oder Herzproblemen ein Kissen unter den Kopf.
- **Niedriger Blutdruck.** Drehen Sie sich nach links, bevor Sie sich wieder aufrichten, um die Durchblutung anzuregen.

KLASSIFIZIERUNG

Grundhaltung, in Rückenlage, symmetrisch.

AUSFÜHRUNG

Wir legen uns auf den Rücken auf den Boden. Die Arme sind ein Stück vom Oberkörper entfernt und die Handflächen zeigen nach oben. Die Beine sind leicht gespreizt und die Füße fallen nach außen. Wir überprüfen, ob es Spannungen im Körper gibt, und bauen sie langsam ab. Wir entspannen auch mögliche Spannungen im Gesicht, lassen den Unterkiefer fallen und ruhen die Augen aus. Wir atmen sanft, langsam und tief. Bei Problemen mit der Lendenwirbelsäule können wir eine gefaltete Decke unter die Beine legen und ein Kissen unter den Kopf. Um die Haltung aufzulösen, atmen wir ein paar Mal tiefer durch und richten uns langsam auf.

ANPASSUNG

Wenn die Haltung unbequem ist, können Sie verschieden dicke Decken unter die Beine oder ein Kissen unter den Kopf legen. Die Beine zu beugen oder die Arme auf die Brust zu legen, kann ebenfalls helfen.

VERWANDTE ASANAS

Advasana ist eine verwandte Asana in der Bauchlage. Dabei bringen wir die Zehenspitzen zusammen und lassen die Fersen nach außen fallen. Wir strecken die Arme und legen die Wange auf den Boden.

Dieselbe Position wie bei der vorherigen Asana, aber die Unterarme ruhen links und rechts neben dem Kopf. Sie kann auch eingenommen werden, wenn die Arme gestreckt längs neben dem Körper liegen und die Handflächen nach oben zeigen.

Hierbei handelt es sich um eine Variante von Advasana. Sie kann nach einer intensiven Haltung zur Entspannung durchgeführt werden. Wir beugen einen Arm und ein Bein, während der andere Arm und das andere Bein gestreckt bleiben. Wir legen die Wange auf den Boden.

Savasana bringt uns Harmonie, innere Ruhe, Frieden und Gelassenheit.

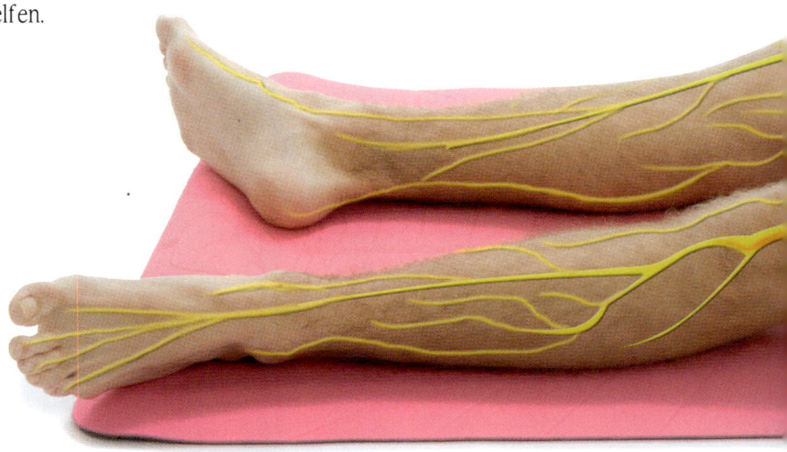

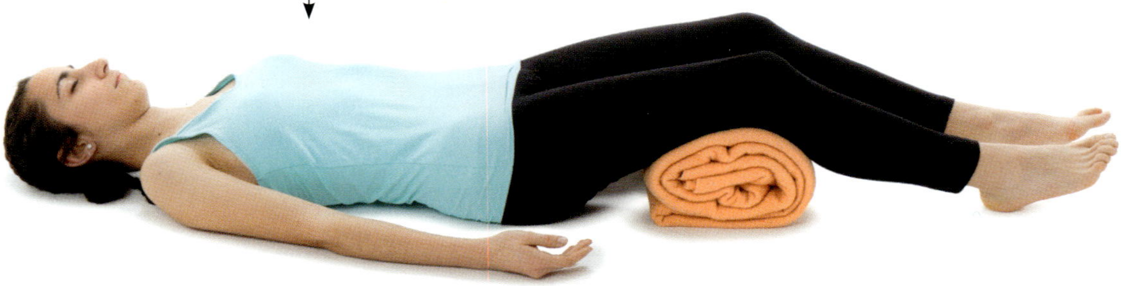

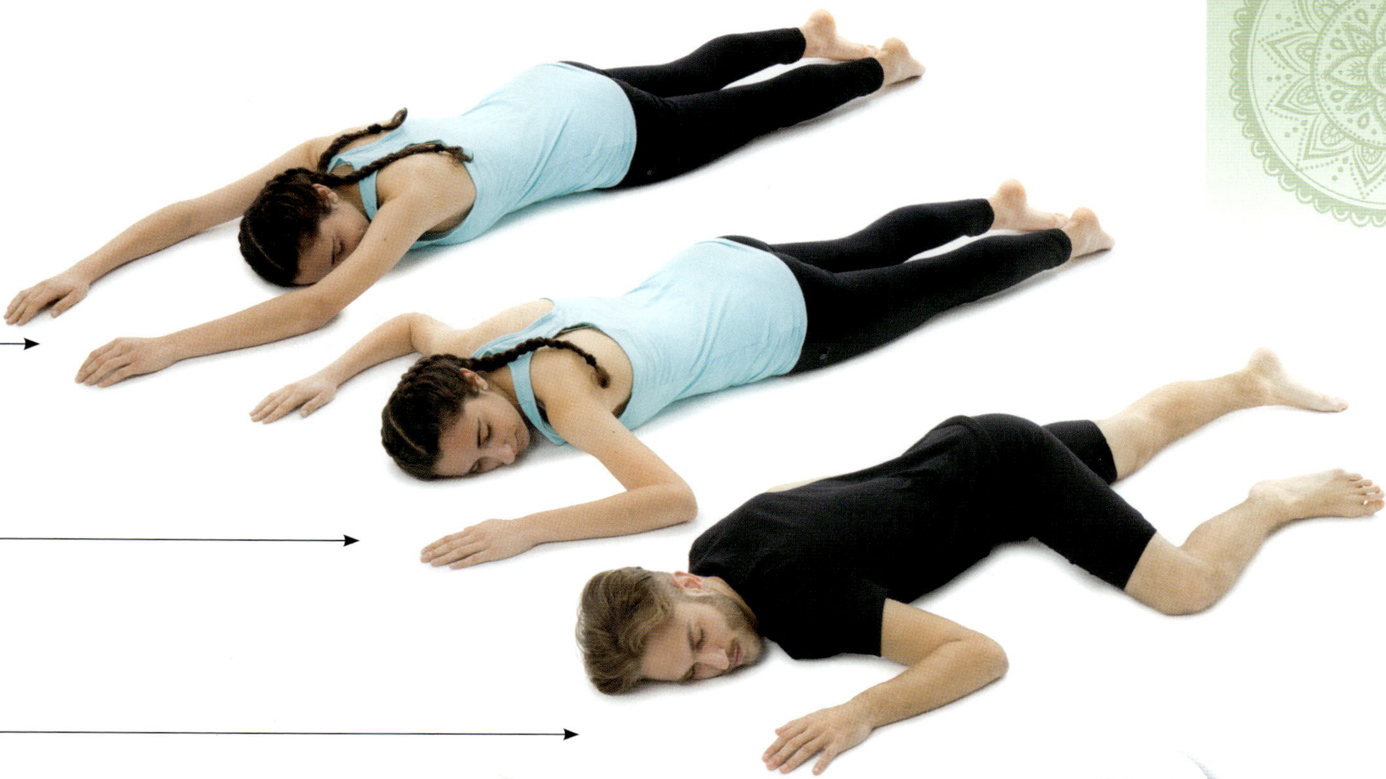

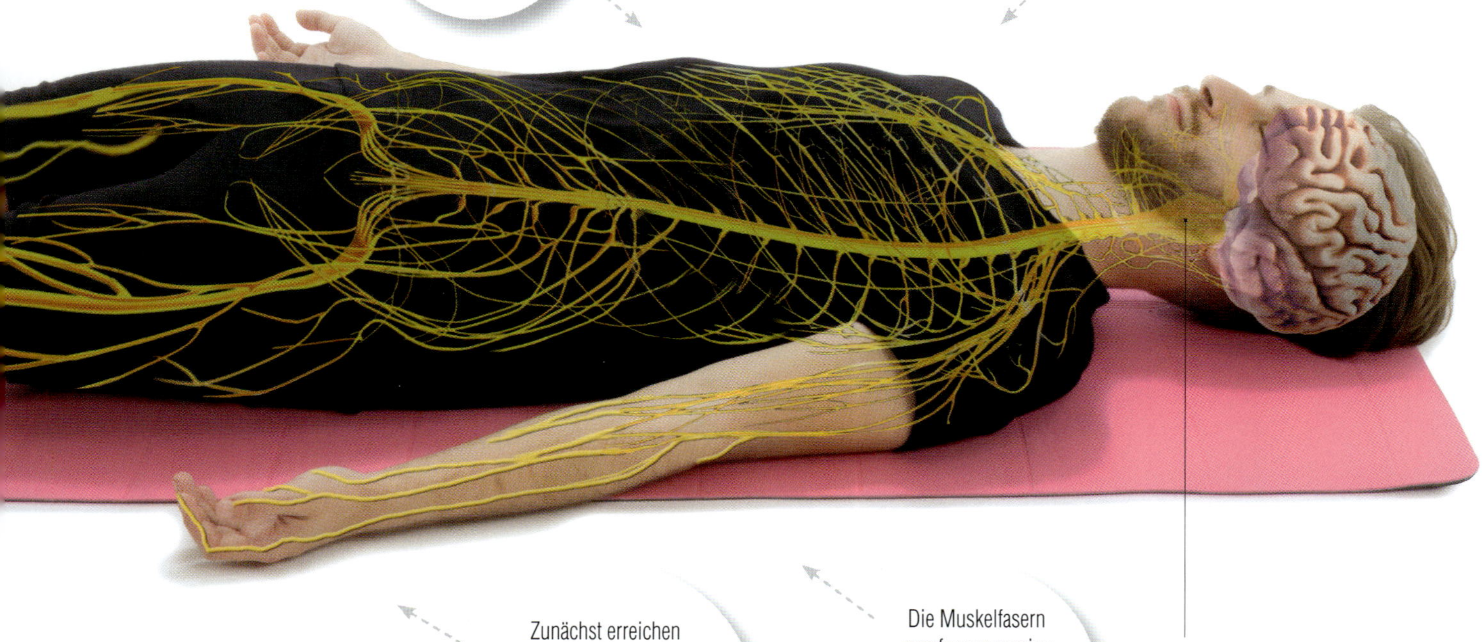
Die Motoneuronen werden durch das zentrale Nervensystem gehemmt.
Freie und entspannte Bauchatmung.
Zunächst erreichen immer weniger Nervenimpulse die Hände und Füße. Später verringern sich auch die Impulse in den Armen und Beinen.
Die Muskelfasern empfangen wenige Nervenimpulse, das Muskelgewebe entspannt sich.
Nervensystem

GRUNDASANAS

Apanasana

Apana ist der Lebenshauch. Hierbei handelt es sich um eine einfache Grundhaltung, bei der eine Bewegung koordiniert mit der Atmung durchgeführt wird. Sie ermöglicht es uns, unseren Organismus gut zu lüften und ihn zu aktivieren, um mit der Yogasitzung zu beginnen.

VORTEILE

- Löst Spannungen im unteren Rücken.
- Fördert die Beseitigung von Giftstoffen aus dem Organismus.

KONTRAINDIKATIONEN

- Hoher Blutdruck.
- Entzündung von Organen im Bauch.

KLASSIFIZIERUNG
Haltung mit Rumpfflexion, in Rückenlage, symmetrisch.

AUSFÜHRUNG
Den Ausgangspunkt bildet Savasana. Wir beugen die Beine und stellen die Füße auf den Boden. Wir werden uns kurz unserer Atmung bewusst. Nun heben wir die Füße vom Boden und legen die linke Hand auf das linke Knie, die rechte Hand auf das rechte Knie. Beim Ausatmen bringen wir die Beine näher zum Körper. Beim Einatmen bringen wir sie weiter vom Körper weg und fahren so fort.

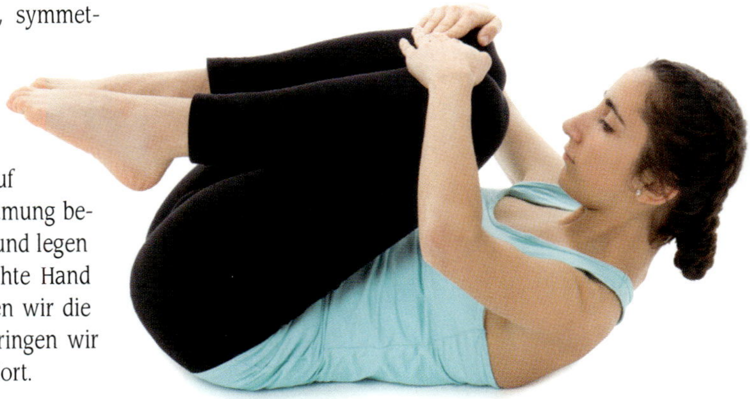

VERWANDTE ASANAS
Pavana Muktasana.

Vorbereitung auf Pavana Muktasana. Wir beugen das rechte Knie, während das linke gestreckt bleibt. Wir umfassen das Knie mit beiden Händen, bringen es beim Einatmen zum Brustkorb und drücken mit gefüllter Lunge darauf. Wir atmen aus und bringen das Bein wieder in seine Ausgangsposition zurück. Diese Bewegung wiederholen wir dreimal mit jedem Bein.

Pavana bedeutet „Wind" und *Mukta* „Befreiung". Diese Asana ruft die Haltung eines Fetus hervor, der die Außenluft atmen kann. Wir umfassen die Knie mit den Händen, bringen die Beine beim Einatmen zum Rumpf und heben mit gefüllter Lunge den Kopf zu den Knien. Wir atmen aus, um die Haltung aufzulösen. Mit dieser Asana dehnen wir die gesamte Wirbelsäule. Sie dient dazu, das Nervensystem zu entspannen.

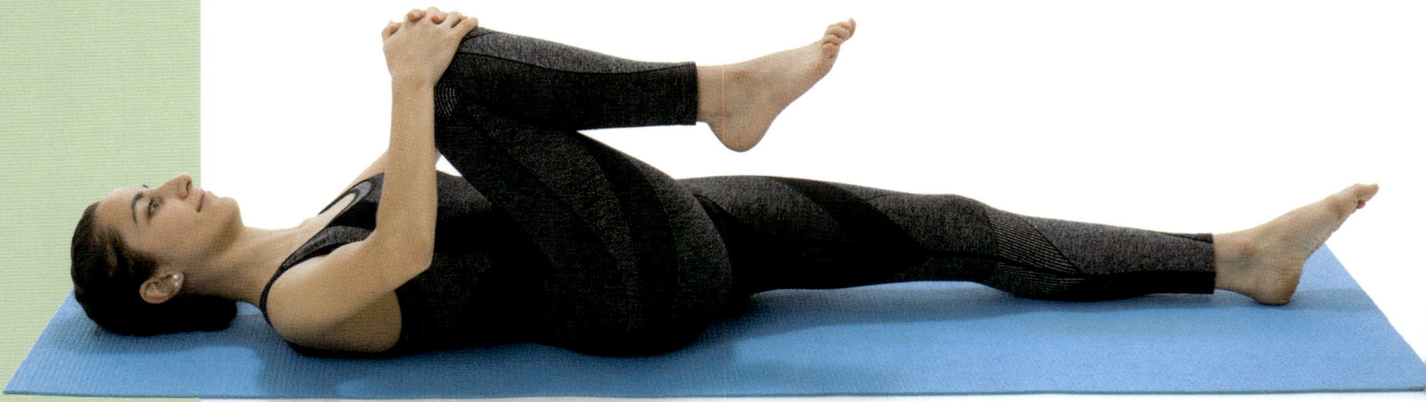

Apanasana ist eine Asana mit Bewegung, die die Regeneration von Prana ermöglicht und gleichzeitig als *Vinyasa* (Aufwärmbewegung) dient. Dabei wird das Muladhara Chakra aktiviert.

Stimulation des Ausatmungsprozesses durch den Druck der Beine auf den Rumpf. Gleichzeitig werden die Organe im Bauch massiert.

Die Bewegung des Körpers wird mit der Atmung verbunden.

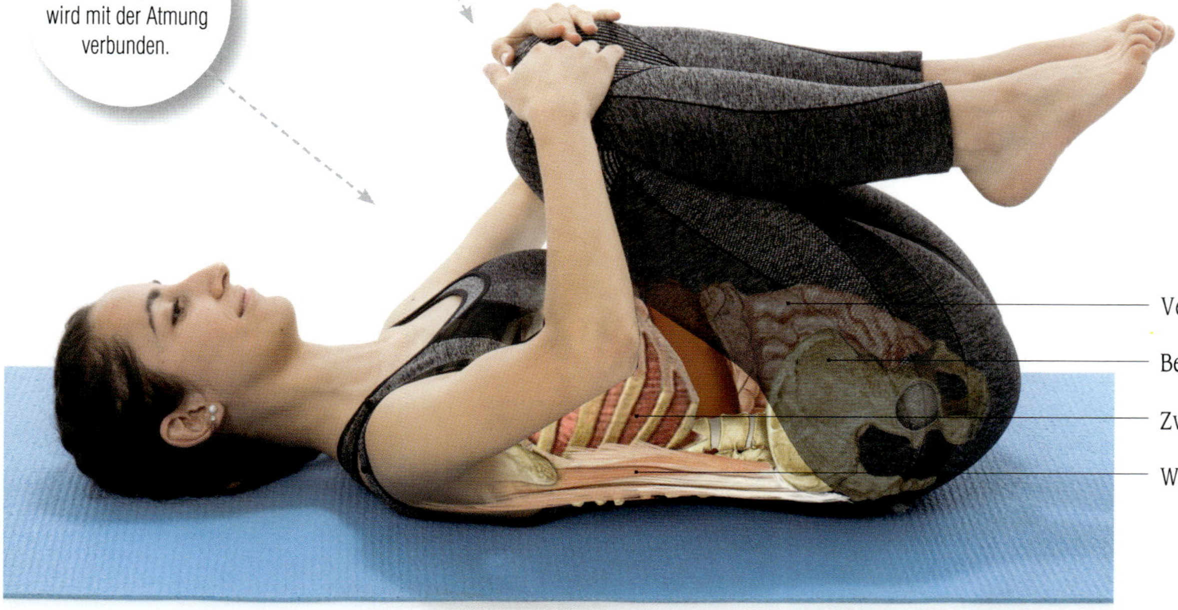

Dehnung und Mobilisierung der Lendenwirbelsäule.

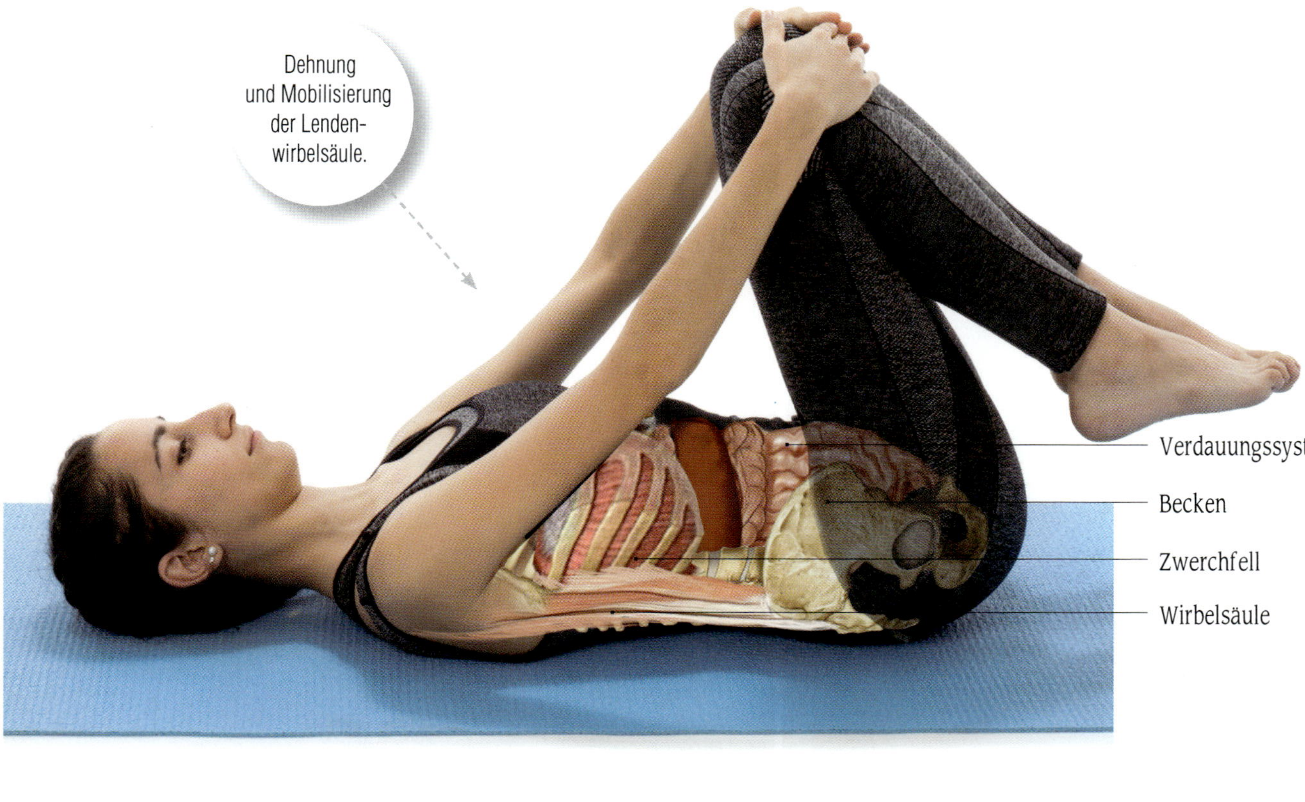

GRUNDASANAS

Marjariasana

Sie wird auch als *Cakravakasana* oder Katzenhaltung bzw. *Vyaghrasana* oder Tigerhaltung bezeichnet. Die Bewegung, die in dieser Haltung durchgeführt wird, erinnert an die von (Raub-)Katzen, daher der Name.

VORTEILE

- **Fördert** die Mobilität und Flexibilität der Wirbelsäule.
- **Kräftigt** die Rückenmuskulatur und löst Spannungen im Hals und Rücken. Stärkt die Bauchmuskulatur.
- **Entlastet** die Rückenmarknerven, wodurch sie sich positiv auf das Nervensystem auswirkt.
- **Vorteilhaft** für Schwangere und Menschen, die Probleme mit den Herzkranzgefäßen oder Asthmaanfälle haben.

KONTRAINDIKATIONEN

- **Schwäche** oder Probleme in den Handgelenken: Stützen Sie alternativ die Fäuste auf den Boden.
- **Verletzungen der Halswirbelsäule:** Nehmen Sie alternativ die Haltung mit neutraler Halsposition ein.

KLASSIFIZIERUNG

Grundhaltung. *Vinyasa* (dynamische Position der Wirbelsäulengelenke).

AUSFÜHRUNG

Wir knien uns auf den Boden und stellen die Knie auseinander unter die Hüftgelenke. Wir stützen uns mit den Händen auf dem Boden ab. Sie stehen auseinander unter den Schultern. Die Arme und Oberschenkel sind senkrecht zum Boden.

Position 1. Beim Ausatmen wölben wir den gesamten Rücken nach oben, angefangen mit dem Kopf über den Nacken und den oberen Rücken bis hin zur Lendenwirbelsäule. Der Rücken wird bis zu seiner maximalen Streckung angehoben, sodass er einen Bogen beschreibt.

Position 2. Beim Einatmen krümmen wir den gesamten Rücken. Angefangen mit dem Steißbein, übertragen wir die Bewegung auf die gesamte Wirbelsäule bis zum Kopf, den wir anheben, ohne den Nacken zu verkürzen. Arme und Beine bewegen sich nicht. Wir machen die Übung langsam weiter und wechseln die beiden Positionen immer ab.

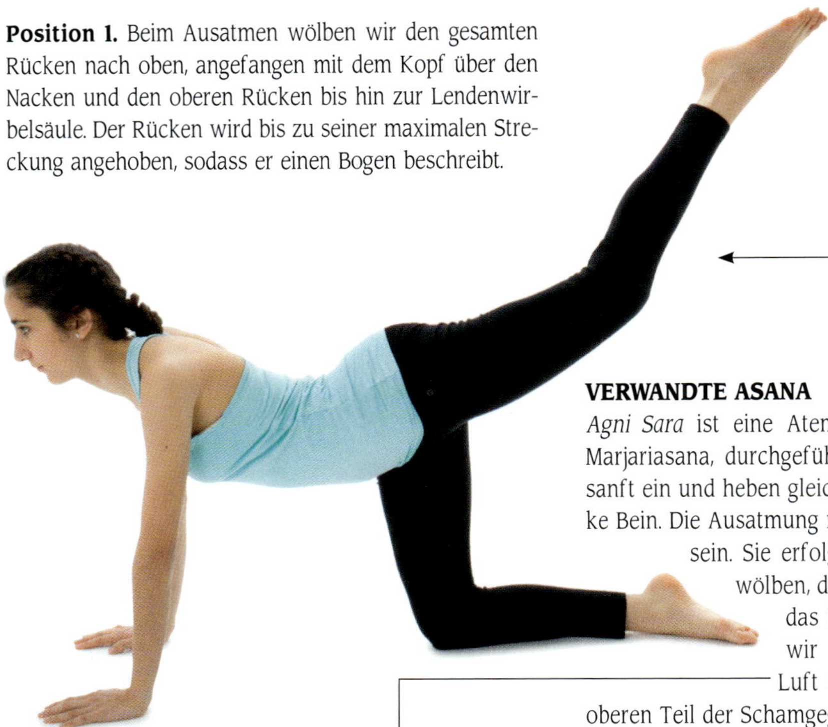

VERWANDTE ASANA

Agni Sara ist eine Atemübung, die, ausgehend von Marjariasana, durchgeführt werden kann. Wir atmen sanft ein und heben gleichzeitig den Kopf und das linke Bein. Die Ausatmung muss energisch und komplett sein. Sie erfolgt, während wir den Rücken wölben, das Bein unter den Körper und das Knie zur Nase bringen. Wenn wir ausatmen, drücken wir die Luft zunächst aus dem Bauch im oberen Teil der Schamgegend, dann aus dem mittleren und oberen Bauchbereich. Schließlich atmen wir die gesamte Luft aus dem Brustkorb aus. Wir atmen erneut ein und kehren diesmal die Reihenfolge um: Erst bringen wir die Luft in den Brustbereich, dann in den oberen und mittleren Bauchbereich. Dabei heben wir den Kopf und das Bein an.

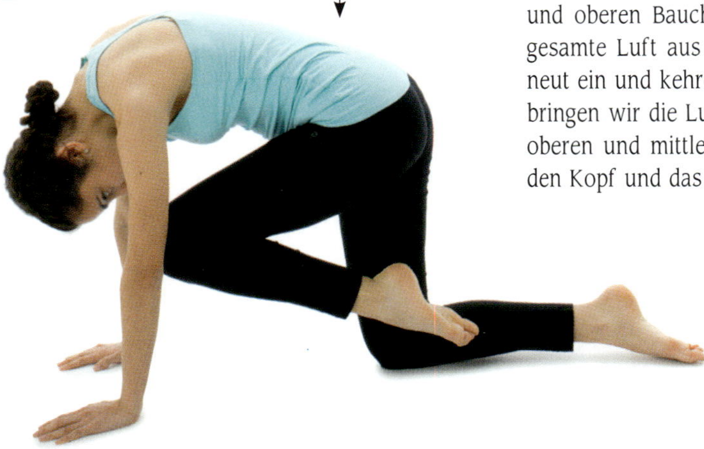

Die Ausführung von Marjariasana fördert die Koordination von Bewegungen und stimuliert den Energiefluss durch die gesamte Wirbelsäule. Hauptsächlich werden das Manipura und Anahata Chakra aktiviert.

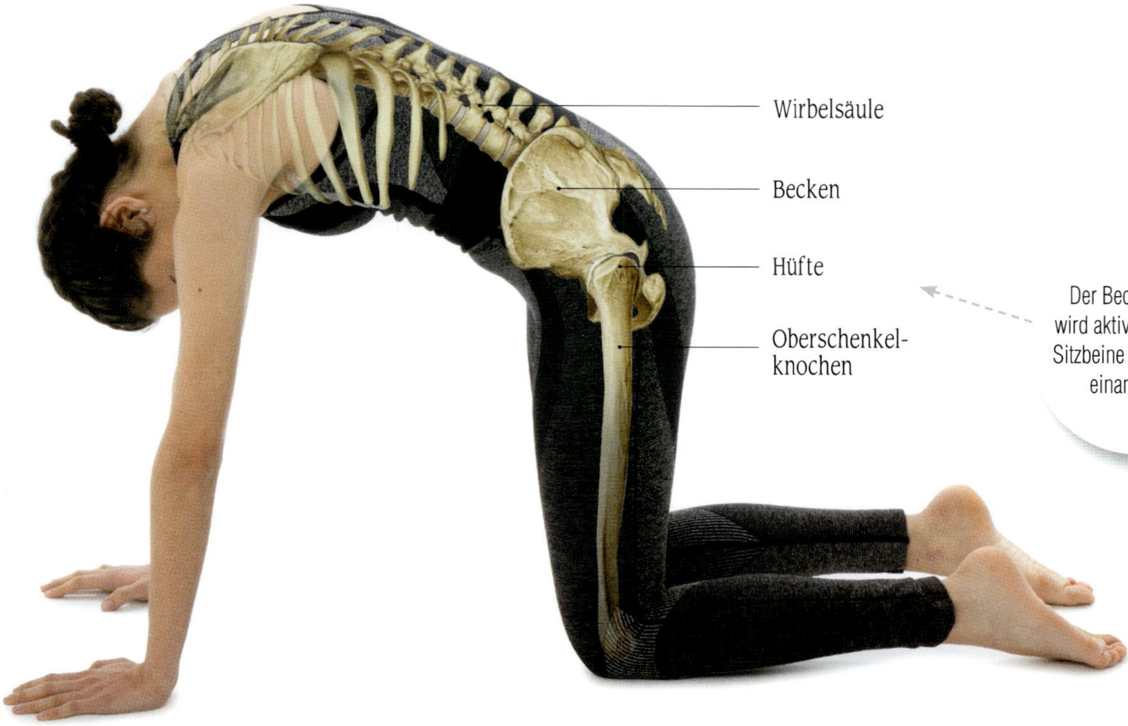

Der Beckenboden wird aktiviert und die Sitzbeine nähern sich einander an.

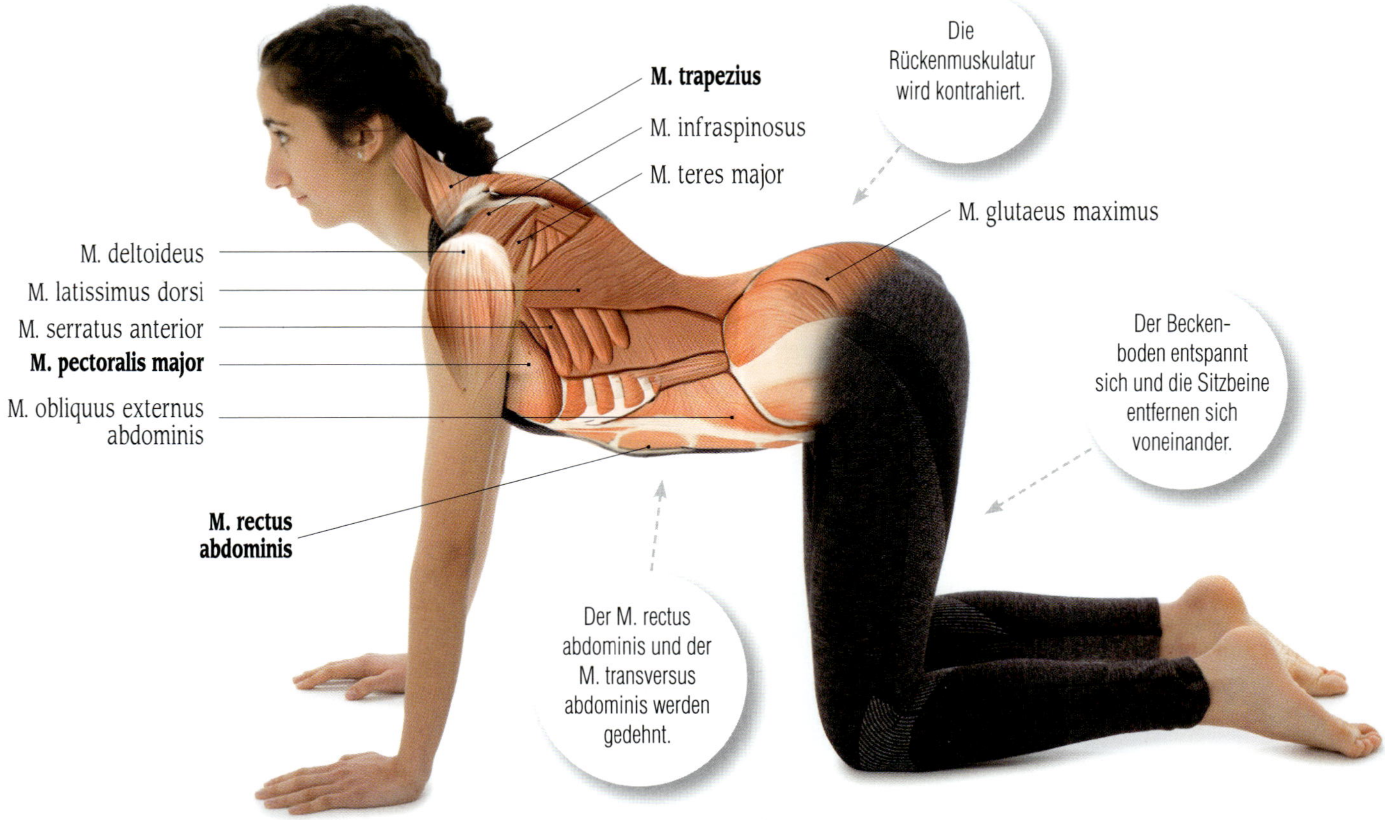

Die Rückenmuskulatur wird kontrahiert.

Der Beckenboden entspannt sich und die Sitzbeine entfernen sich voneinander.

Der M. rectus abdominis und der M. transversus abdominis werden gedehnt.

GRUNDASANAS

Adho Mukha Svanasana

Adho Mukha bedeutet „mit dem Kopf nach unten", und *Svana* ist der „Hund". Diese Asana ahmt die Position eines Hundes nach, der sich streckt.

VORTEILE

- **Stimulierend**, reduziert Erschöpfung.
- **Erhöht** die Durchblutung des Kopfs.
- **Kräftigt** die Arm-, Bein- und Rückenmuskulatur.

KONTRAINDIKATIONEN

- **Bluthochdruck.**
- **Entzündung** der Knie, Schultern oder Handgelenke.

KLASSIFIZIERUNG

Halb umgekehrte Haltung, symmetrisch.

AUSFÜHRUNG

Als Ausgangspunkt nehmen wir dieselbe Haltung ein wie bei Marjariasana. Wir stellen die Knie kurz hinter die Hüftgelenke und die Hände mit gespreizten Fingern auf Höhe der Schultern. Wir stellen die Zehenspitzen auf, drücken die Hände kräftig gegen den Boden, heben die Knie und bringen das Becken nach hinten und oben. Nun verlagern wir das Körpergewicht auf die Fußsohlen und strecken die Beine, indem wir die Fersen zum Boden drücken. Der Arm ist nach außen rotiert, und der Körper bildet ein Dreieck.

GEGENHALTUNG

Bhujangasana.

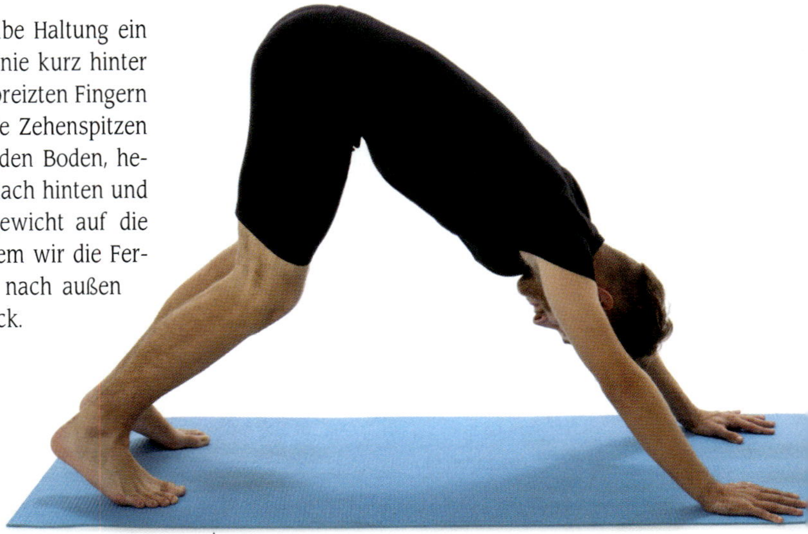

ANPASSUNGEN

Bei Spannung in der rückseitigen Oberschenkelmuskulatur oder unzureichender Flexibilität können wir die Übung auch mit gebeugten Knien durchführen.

Sanfte Begleitung des Wiedereinstellens der Haltung.

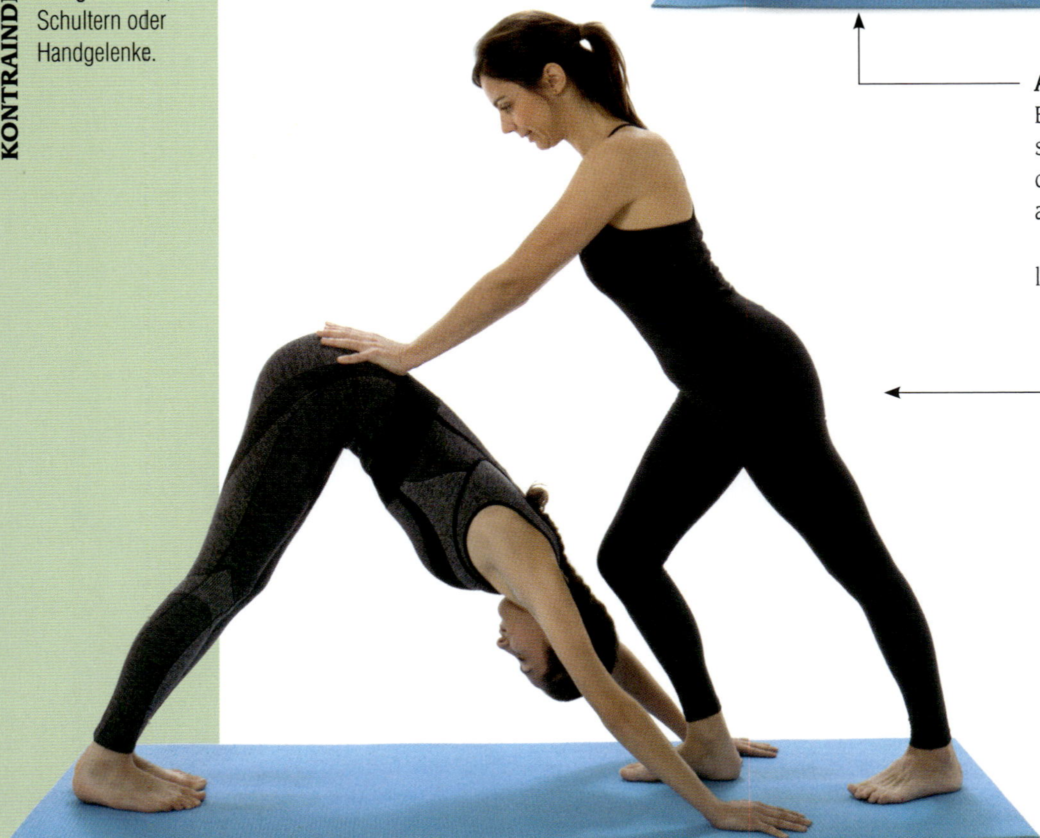

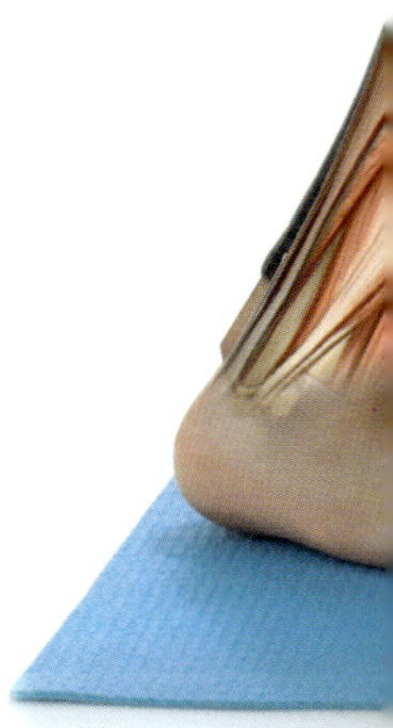

Bei Adho Mukha fließt die Energie vom unteren Teil der Wirbelsäule bis zum Kopf. Aktivierung des Manipura Chakra.

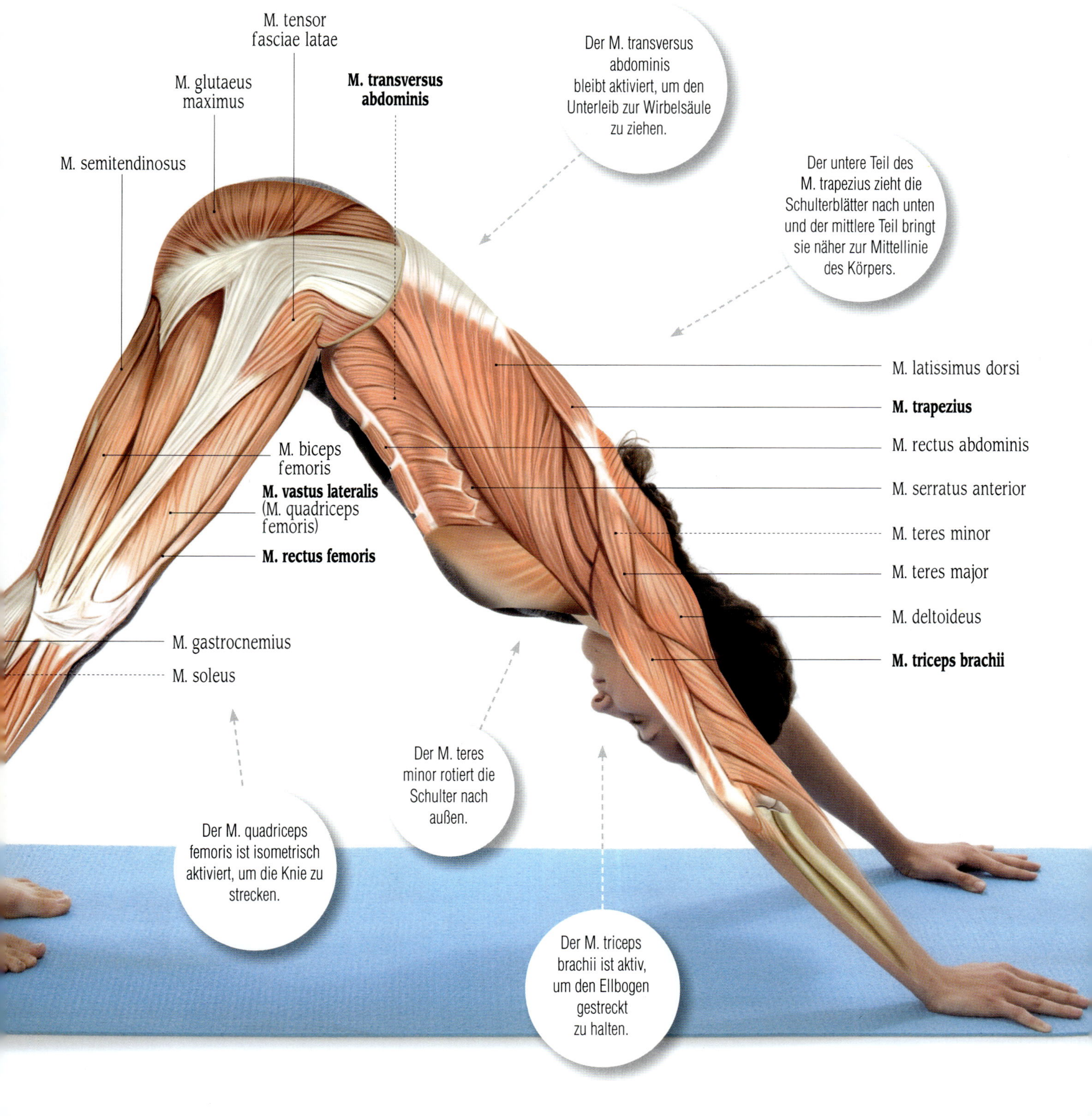

GRUNDASANAS

Virabhadrasana I und II

Laut einer mythischen Legende ist *Virabhadra* ein Held, den der Gott Shiva aus einem seiner Haupthaare schuf (Gedicht *Kumara Sambhava*). Es gibt drei Kriegerhaltungen, die *Virabhadra* gewidmet sind.

VORTEILE

- **Kräftigen** die Knie- und Hüftgelenke sowie die Fuß- und Beinmuskulatur.
- **Fördern** den Gleichgewichtssinn.
- **Wirken** Steifigkeit in den Schultern und im Rücken entgegen.
- **Erhöhen** die Atemkapazität.

KONTRAINDIKATIONEN

- **Verletzungen** im Rücken oder Probleme mit den Herzkranzgefäßen: Nehmen Sie vorzugsweise Haltung II ein.

KLASSIFIZIERUNG

Virabhadrasana I: Gleichgewicht erfordernde Grundhaltung mit Streckung, asymmetrisch.

Virabhadrasana II: Kraft erfordernde Grundhaltung, asymmetrisch.

AUSFÜHRUNG

Virabhadrasana I: Den Ausgangspunkt bildet Tadasana. Wir machen einen Schritt nach hinten und beugen das Knie des vorderen Beins, bis der Oberschenkel parallel zum Boden ist. Wir drehen den hinteren Fuß 45° nach außen. Das gebeugte Knie darf nicht vor den Knöchel geschoben werden und zeigt in dieselbe Richtung wie der zweite und dritte Zeh. Nun heben wir die Arme an und strecken sie über den Kopf. Die Handflächen sind dabei zusammen. Wir richten den Blick nach oben. Wir lösen die Haltung und wiederholen sie auf der anderen Seite.

Virabhadrasana II: Den Ausgangspunkt bildet Tadasana. Wir öffnen die Beine seitlich, drehen den rechten Fuß, das rechte Bein und die rechte Hüfte 90° und den linken Fuß 45°. Wir beugen das rechte Knie, ohne es vor den Knöchel zu schieben. Nun strecken wir die Arme zur Seite. Die Fingerspitzen befinden sich auf Schulterhöhe. Wir drehen den Kopf nach rechts und richten den Blick auf die Fingerspitzen. Um die Übung auf der linken Seite durchzuführen, kehren wir in die Position mit geöffneten Beinen zurück, in der die Füße parallel stehen, und gehen wie auf der rechten Seite vor.

ANPASSUNGEN

Varianten von Virabhadrasana I. Wenn die Schultern und der Nacken verspannt sind, kann die Asana mit parallelen Armen und nach vorn gerichtetem Blick durchgeführt werden.

Eine einfachere Variante besteht darin, die Hände in die Hüften zu stemmen.

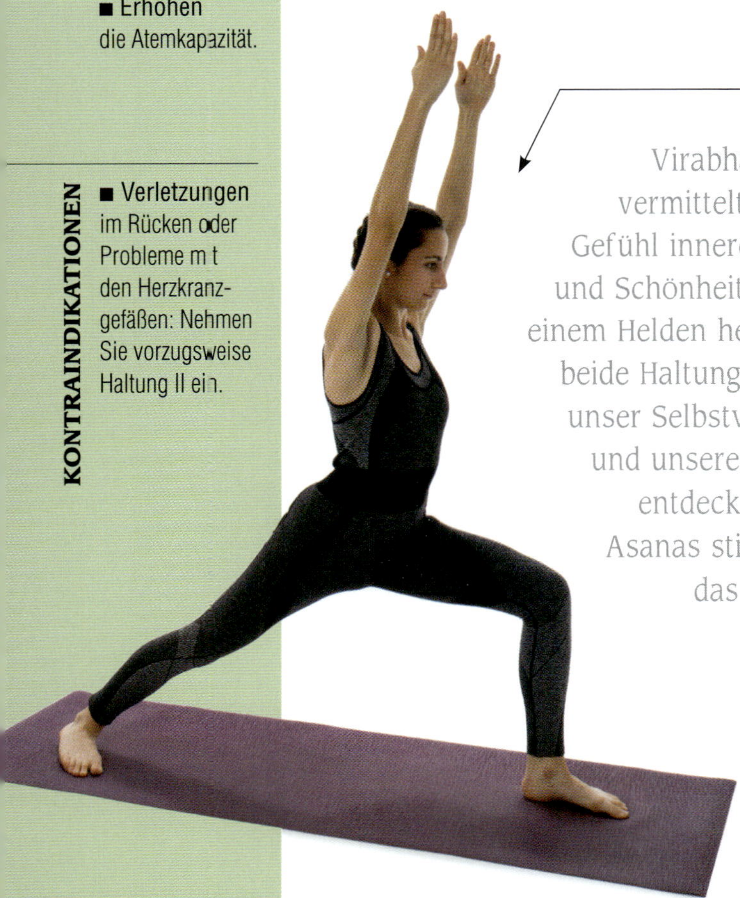

Virabhadrasana vermittelt uns das Gefühl innerer Stärke und Schönheit. Wie bei einem Helden helfen uns beide Haltungen dabei, unser Selbstvertrauen und unseren Mut zu entdecken. Diese Asanas stimulieren das Anahata Chakra.

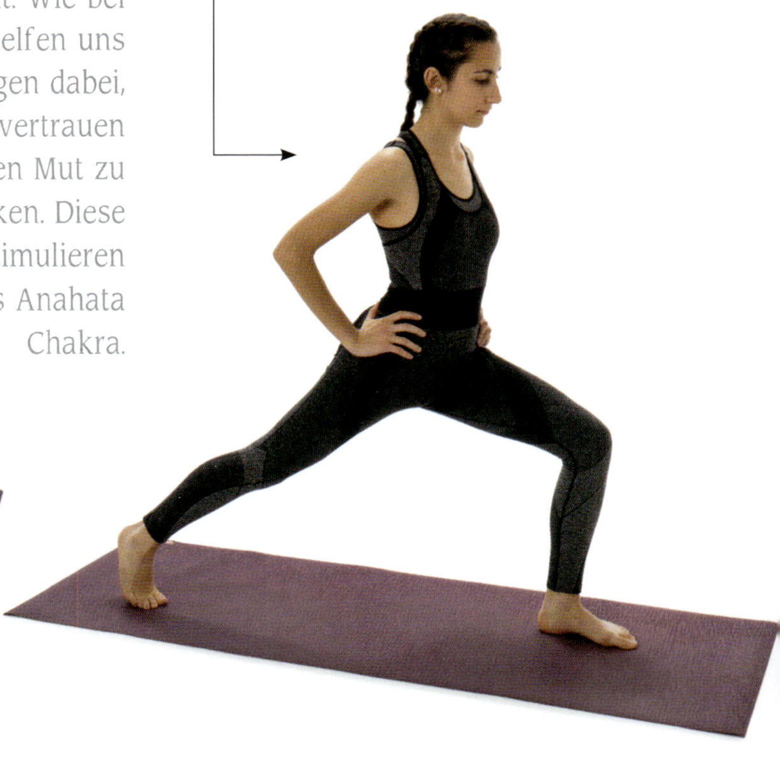

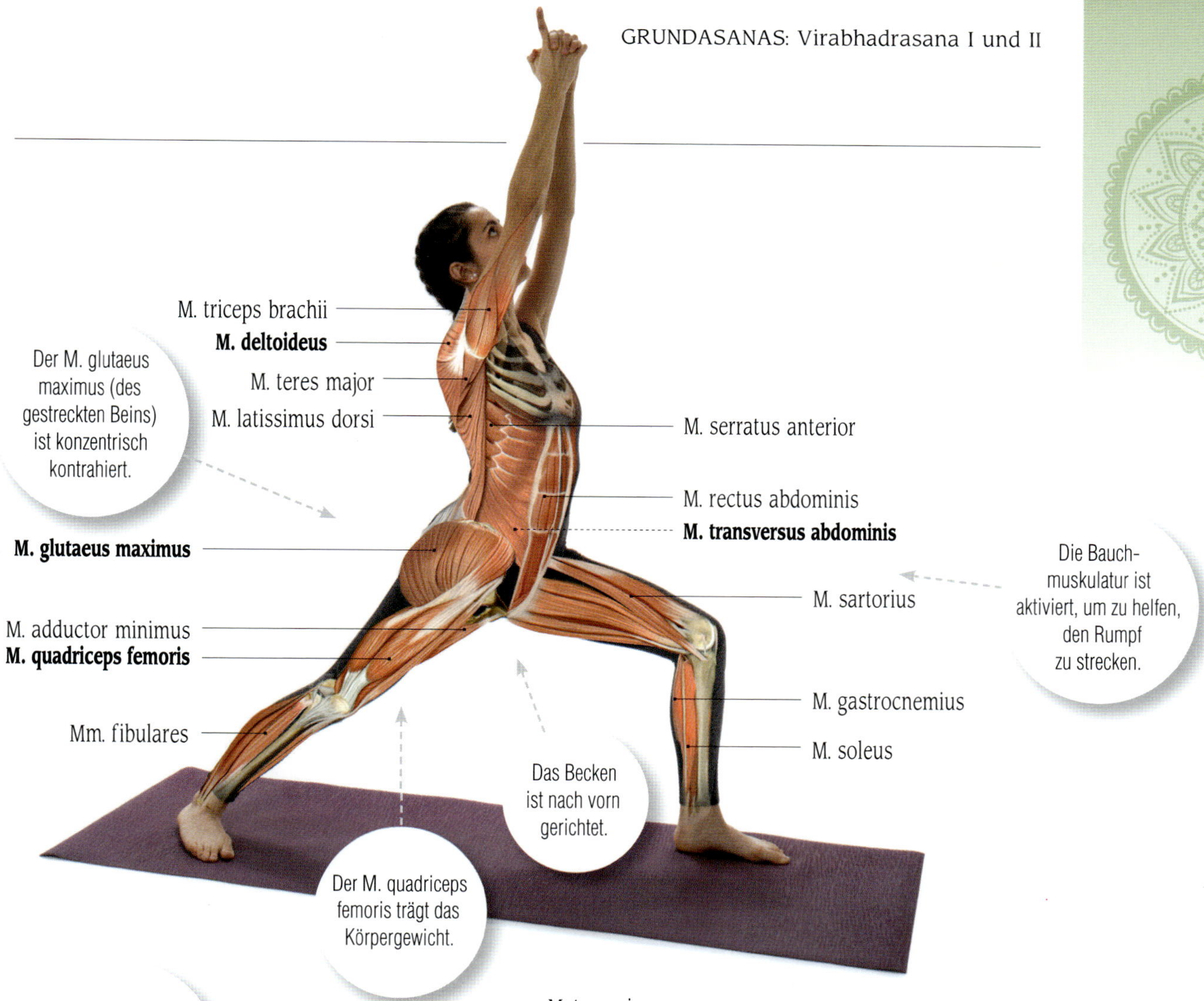
M. triceps brachii
M. deltoideus
M. teres major
M. latissimus dorsi
Der M. glutaeus maximus (des gestreckten Beins) ist konzentrisch kontrahiert.
M. serratus anterior
M. rectus abdominis
M. transversus abdominis
M. glutaeus maximus
M. sartorius
Die Bauchmuskulatur ist aktiviert, um zu helfen, den Rumpf zu strecken.
M. adductor minimus
M. quadriceps femoris
M. gastrocnemius
Mm. fibulares
M. soleus
Das Becken ist nach vorn gerichtet.
Der M. quadriceps femoris trägt das Körpergewicht.

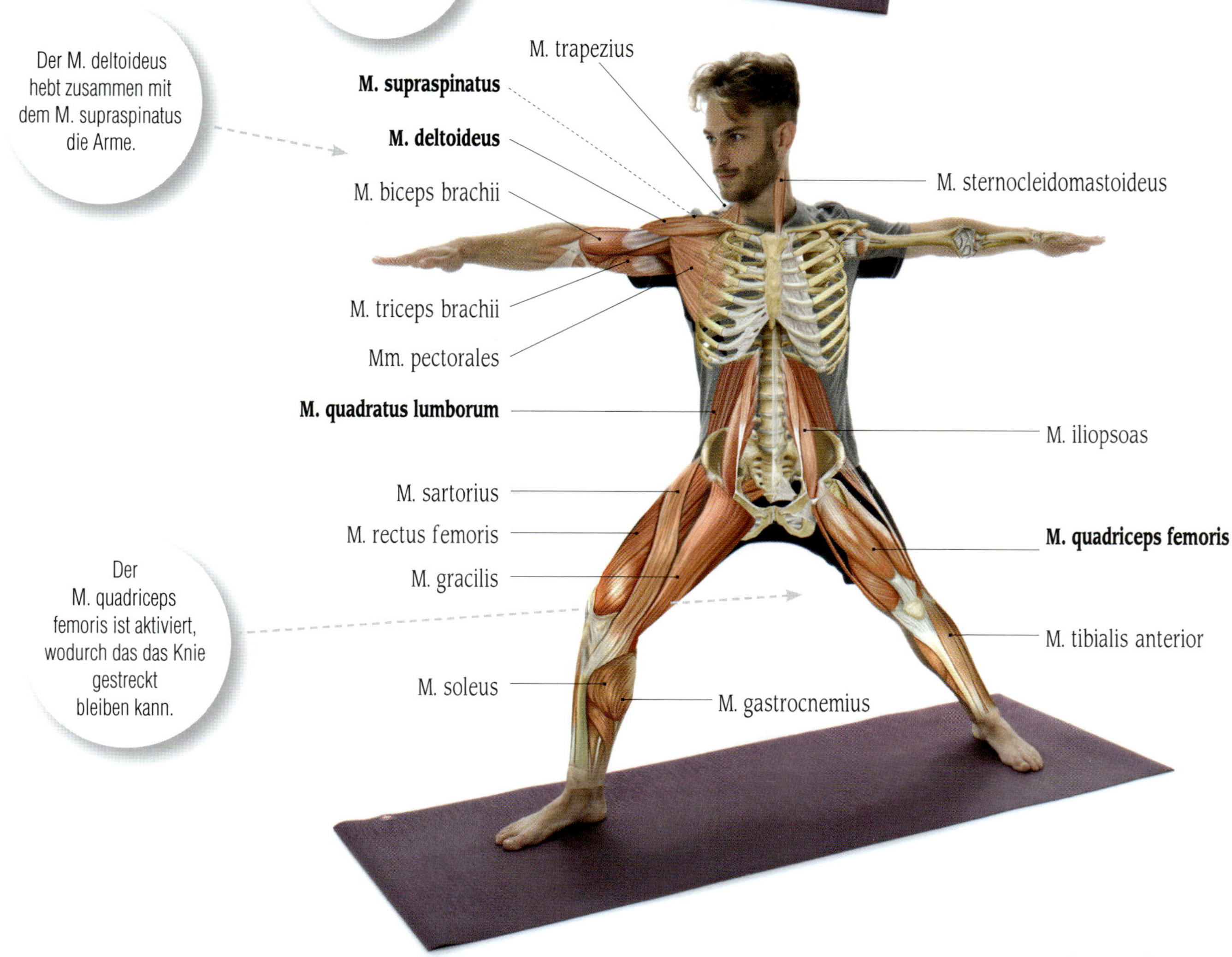
Der M. deltoideus hebt zusammen mit dem M. supraspinatus die Arme.
M. trapezius
M. supraspinatus
M. deltoideus
M. biceps brachii
M. sternocleidomastoideus
M. triceps brachii
Mm. pectorales
M. quadratus lumborum
M. iliopsoas
M. sartorius
M. rectus femoris
M. quadriceps femoris
M. gracilis
Der M. quadriceps femoris ist aktiviert, wodurch das das Knie gestreckt bleiben kann.
M. tibialis anterior
M. soleus
M. gastrocnemius

GRUNDASANAS

Virabhadrasana III

Wie die vorherigen beiden Haltungen ist auch diese dem Helden *Virabhadra* gewidmet.

VORTEILE

- **Stärkt** die Organe im Bauch.
- **Kräftigt** die Füße, Knöchel und Beine.
- **Verleiht** uns Agilität und Energie. Fördert das physische und mentale Gleichgewicht.
- **Fördert** die Konzentration.

KONTRAINDIKATIONEN

- **Gelenkprobleme oder Arthrose** in den Füßen, Beinen, der Hüfte oder den Schultern: Führen Sie die Übung vorsichtig durch.

KLASSIFIZIERUNG

Grundhaltung mit Gleichgewicht und Streckung, asymmetrisch.

AUSFÜHRUNG

Wir beginnen mit der Beinstellung von Virabhadrasana I, neigen den Rumpf allmählich nach vorn und heben das hintere Bein an. Dadurch bringen wir den ganzen Oberkörper nach vorn. Das Standbein ist gestreckt. Wir strecken auch die Arme nach vorn und bringen die Handflächen zusammen.

Der Oberkörper und das angehobene Bein sind parallel zum Boden. Das angehobene Bein rotiert nach innen und die Leiste ist nach unten gerichtet. Das gesamte Körpergewicht ruht auf der Fußsohle. Wir halten die Position, atmen dabei ruhig, lösen sie schließlich und wiederholen sie auf der anderen Seite.

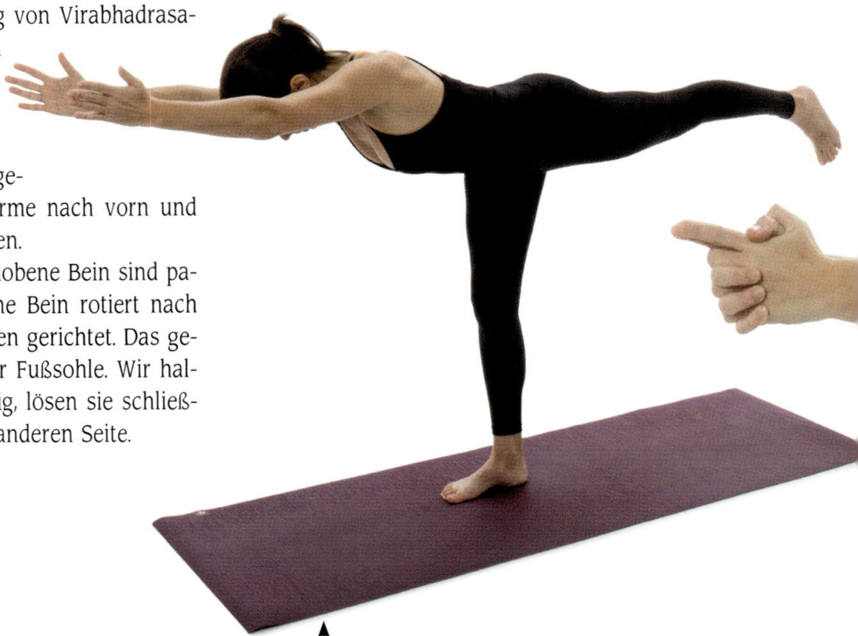

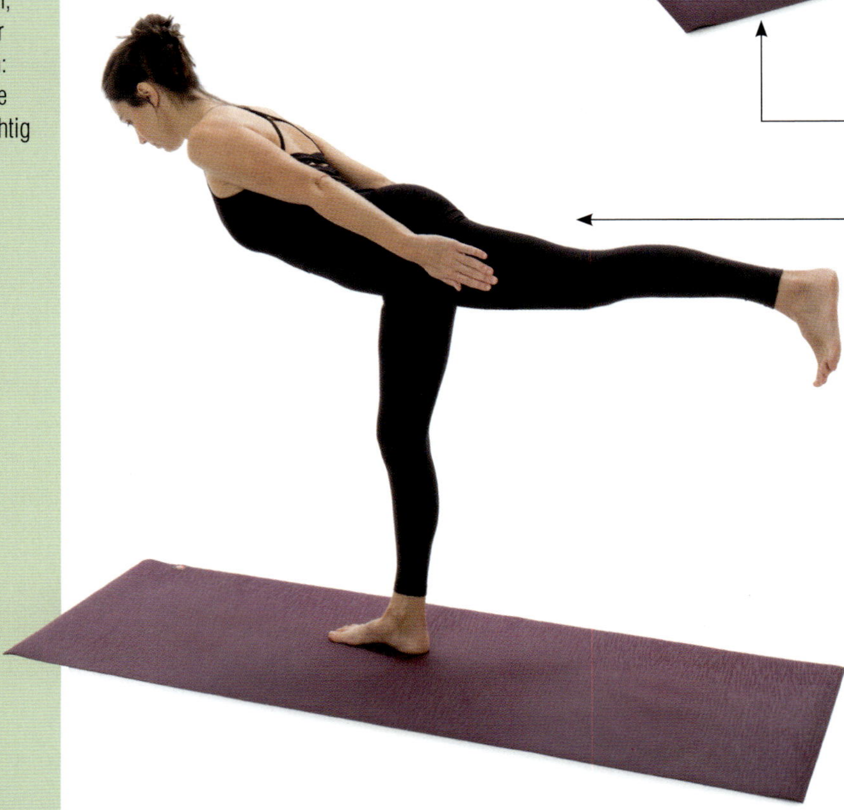

ANPASSUNGEN

Variante mit zueinander parallelen, gestreckten Armen.

Bei Arthrose oder Schulterproblemen ist die Variante mit den Armen neben dem Körper vorzuziehen. Bei Problemen mit dem Gleichgewicht stützen wir uns mit den Armen an einer Wand oder Stuhllehne ab und tasten uns Schritt für Schritt an die Haltung heran.

Virabhadrasana III entwickelt das Gleichgewicht und die innere Harmonie und verleiht uns Kraft und Sicherheit. Sie revitalisiert das Manipura Chakra.

Die Trizepse strecken die Ellbogen und der vordere und mittlere Teil des M. deltoideus hebt den Arm. Der M. erector spinae streckt den Rücken und der M. quadratus lumborum stabilisiert den Rumpf und das Becken.

Der M. glutaeus maximus und die rückseitige Oberschenkelmuskulatur sind aktiviert, um das angehobene Bein zu stützen.

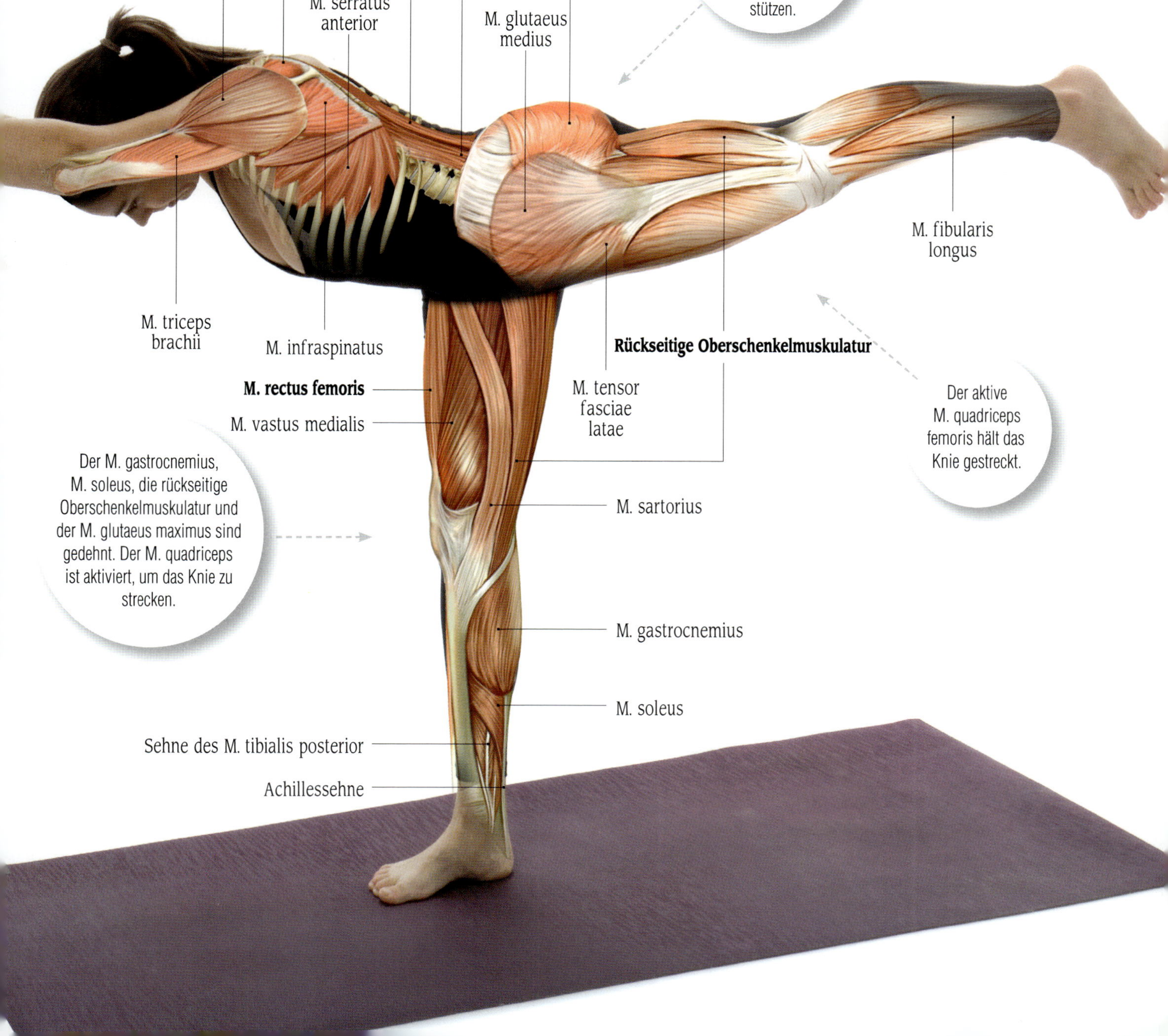

Der M. gastrocnemius, M. soleus, die rückseitige Oberschenkelmuskulatur und der M. glutaeus maximus sind gedehnt. Der M. quadriceps ist aktiviert, um das Knie zu strecken.

Der aktive M. quadriceps femoris hält das Knie gestreckt.

GRUNDASANAS

Malasana

Mala bedeutet „Girlande“. Die Asana heißt Girlandenhaltung, weil die Arme einen Kreis bilden, der vorm Hals zu hängen scheint. Sie erinnert an das Geschenk des inneren Wesens und ist außerdem eine gute Vorbereitung auf die Meditation.

VORTEILE

- Stärkt die Organe im Bauch, regt die Verdauung an und wirkt Verstopfung entgegen.
- Lindert Rückenschmerzen.
- Fördert die Dehnung des Bereichs der Lendenwirbelsäule, des Beckens und des Beckenbodens. Wenn die Füße auseinandergestellt sind, eignet sie sich sehr gut für Schwangere.
- Beruhigt das Nervensystem.

KONTRAINDIKATIONEN

- Probleme mit der Hüfte, den Knien und den Schultern.

KLASSIFIZIERUNG

Grundasana, in der Hocke, symmetrisch.

AUSFÜHRUNG

Wir gehen in die Hocke und bringen die Füße zusammen. Die Fußsohlen stehen auf dem Boden. Wir heben das Gesäß an und halten das Gleichgewicht. Nun führen wir die Beine auseinander und neigen den Rumpf nach vorn, sodass sich die Achseln vor den Knien befinden. Wir umfassen mit den Händen den hinteren Teil der Knöchel, während wir den Kopf nach vorn zum Boden absenken, bis die Stirn auf dem Boden ruht. Diese Position halten wir einige Minuten lang. Um sie zu lösen, stützen wir die Hände unter den Schultern auf den Boden und heben beim Einatmen den Kopf langsam nach oben.

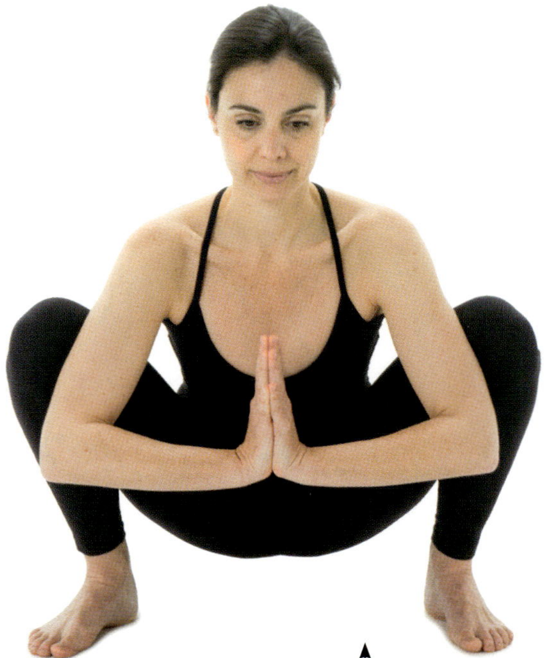

VERWANDTE ASANA

Upavesasana ist mit Malasana verwandt. Dabei setzen wir uns in die Hocke, stellen die Füße auseinander, stützen die Ellbogen auf den inneren Bereich der Knie und bringen die Hände wie beim *Namasté* zusammen. Mit den Ellbogen drücken wir leicht die Knie nach außen, weil sich so die Hüfte „öffnet“. Diese Haltung ist sehr gut für Schwangere geeignet.

Bei verkürzten Achillessehnen können wir eine Stütze unter die Fersen legen.

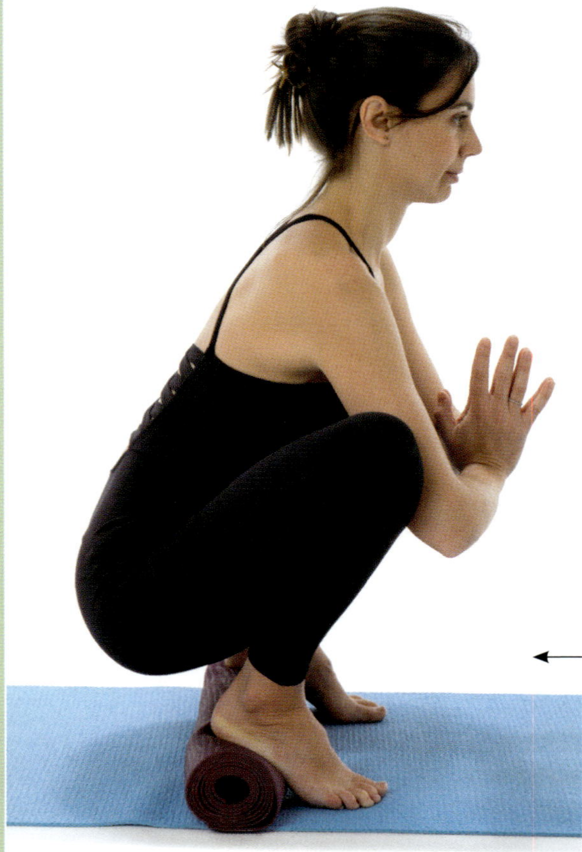

Malasana betont und stimuliert die Öffnung des Muladhara Chakra und stärkt das Svadhisthana Chakra. Sie verleiht uns innere Stabilität, Ausgeglichenheit und Selbstvertrauen.

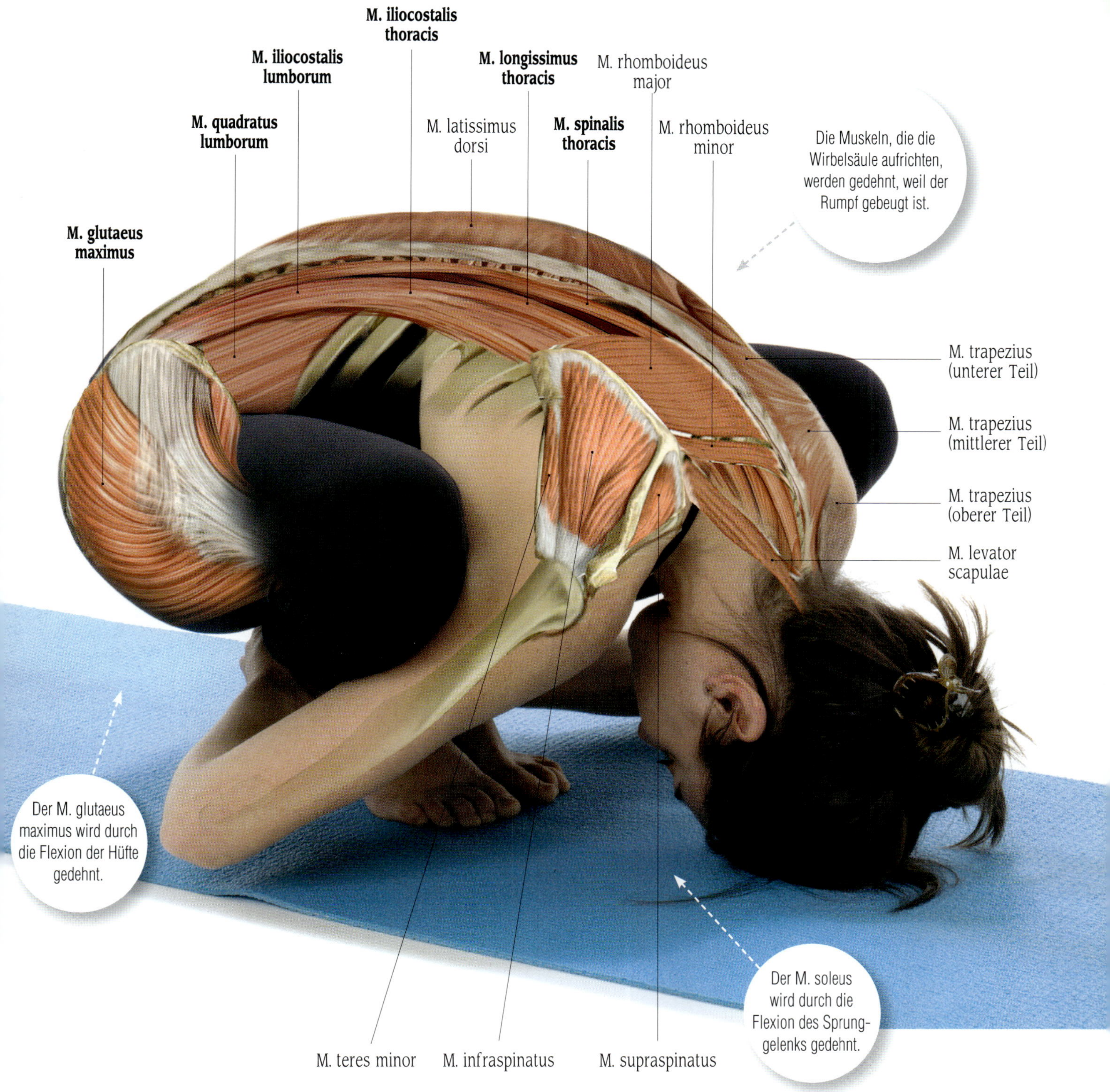

GRUNDASANAS

Utkatasana

Utkata bedeutet „Kraft“, „Wildheit“, „Mut“. Diese Asana wird auch als Stuhlhaltung bezeichnet, weil man bei der Ausübung aussieht, als säße man auf einem Stuhl. Die Haltung verleiht uns Stärke und Stabilität.

VORTEILE

- **Kräftigt** die Beinmuskulatur und die Sprunggelenke.
- **Korrigiert** Fehlhaltungen der Beine und keine Deformationen.
- **Stärkt** die Organe des Bauchs und erweitert den Brustkorb, was die Kapazität des Brustkorbs erhöht.
- **Fördert** Stabilität, Gleichgewicht und Kraft.
- **Stimuliert** die Durchblutung.

KONTRAINDIKATIONEN

- **Schwäche in den Knien,** auch wenn die sanfte, konstante Übung dieser Asana sie kräftigen kann.
- **Ischialgie** und Probleme mit der Lendenwirbelsäule: Führen Sie die Asana vorsichtig durch und stützen Sie sich an einer Wand ab.

KLASSIFIZIERUNG

Kraft erfordernde Haltung, im Stand, symmetrisch.

AUSFÜHRUNG

Den Ausgangspunkt bildet Tadasana. Beim Einatmen heben wir die Arme über den Kopf und bringen die Handflächen zusammen. Wir können Ksepana Mudra durchführen. Wir beobachten, wie die Schultern nach unten geführt werden und sich der Brustkorb erweitert. Beim Ausatmen beugen wir die Knie und senken den Rumpf, sodass wir das Becken nach unten bringen. Damit die Füße und Knie parallel bleiben, drücken wir die Fersen gegen den Boden und verlagern das Gewicht darauf. Die Wirbelsäule wird gedehnt und bei jeder Einatmung beobachten wir, wie der Brustkorb sich erweitert. Die Schultern sind gesenkt und nach hinten gezogen. Der Oberkörper soll nicht nach vorn gelehnt sein.

Um die Haltung zu lösen, strecken wir beim Einatmen langsam die Beine, senken die Arme und kehren in die Haltung von Tadasana zurück. Wir beobachten einige Augenblicke lang, was wir bei dieser Asana gespürt haben.

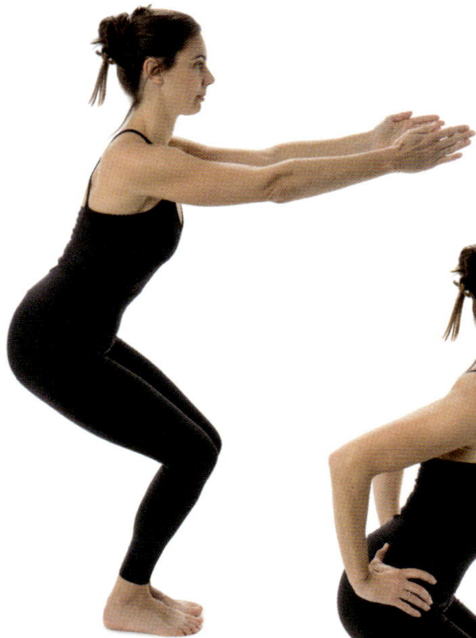

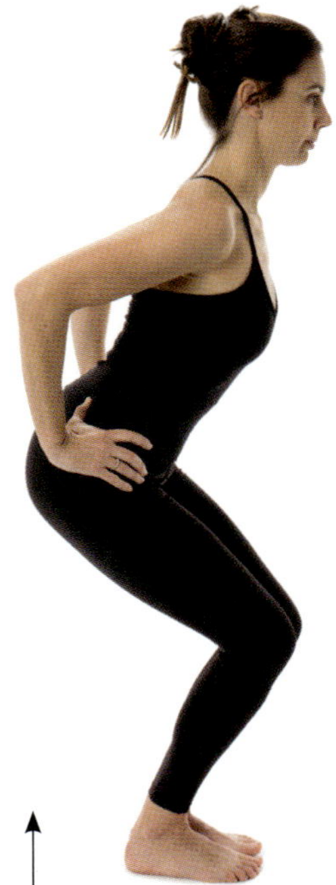

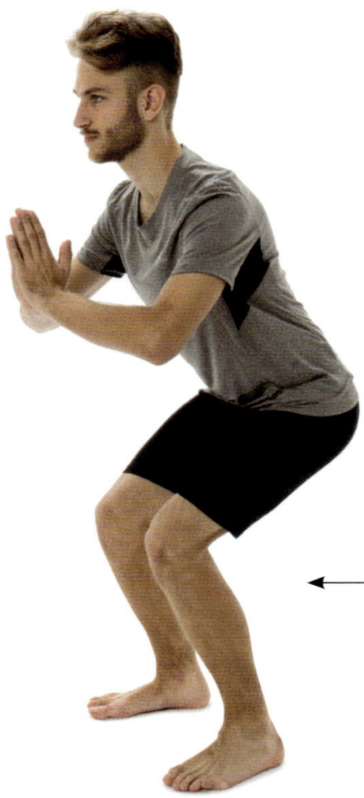

ANPASSUNGEN

Diese Asana kann mit verschiedenen Anpassungen durchgeführt werden. Menschen mit mangelnder Stabilität oder mangelndem Gleichgewicht können sich an einer Wand abstützen. Bei mangelndem Gleichgewicht oder Schwäche in den Schultern und im Bereich der Halswirbelsäule können die Arme auch nach vorn gestreckt werden. Um die Öffnung des Brustkorbs im vorherigen Fall zu intensivieren, können die Arme auch in die Hüften gestemmt werden. Die letztere Variante wird auch bei Beschwerden im Rücken oder in den Armen durchgeführt.

VARIANTE

Eine Variante ist die Haltung Urvasana. Ausgehend von Samasthiti, mit auseinanderstehenden Füßen, senken wir den Rumpf wie bei Utkatasana. Diese Variante empfiehlt sich, um die Beine zu stärken, und für Schwangere.

Diese Asana bringt uns Festigkeit, Stabilität, emotionale Sicherheit und mentale Stärke. Sie verwurzelt uns in der Erde und hebt uns zum Himmel. Dadurch wird hauptsächlich das Anahata Chakra aktiviert. Die Energie fließt gleichmäßig durch beide Körperseiten.

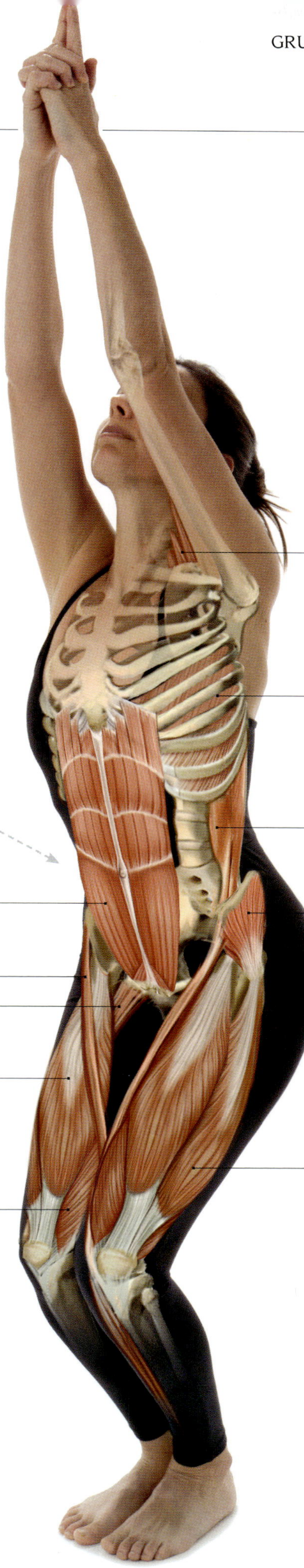

KRAFT ERFORDERNDE ASANAS

Navasana

Nava bedeutet „Schiff", „Boot". Diese Asana wird als Boothaltung bezeichnet, da der Körper bei der Ausführung die Form eines Ruderboots nachahmt. Sie bringt uns Energie, Gleichgewicht und Kraft.

VORTEILE

- Kräftigt die Muskulatur im Rücken, Bauch, Hals und Leistenbereich und den M. quadriceps femoris.
- Stimuliert den Verdauungsapparat (Darm, Gallenblase, Milz, Leber), was sich positiv auf die Verdauung auswirkt. Kräftigt die Nieren.
- Verbessert die Durchblutung, kräftigt das Herz.
- Fördert das Gleichgewicht und baut Spannung ab.

KONTRAINDIKATIONEN

- Entzündung oder Bruch im Bereich der Leiste oder des Bauchs.
- Schwangerschaft.
- Probleme im Bereich der Lendenwirbelsäule.

KLASSIFIZIERUNG
Kraft und Gleichgewicht erfordernde Haltung mit gebeugtem Rumpf, symmetrisch.

AUSFÜHRUNG
Wir sitzen mit gebeugten Beinen auf dem Boden. Wir verlagern das Körpergewicht Richtung Steißbein, sodass es zwischen ihm und den Sitzbeinen verteilt ist. Nun halten wir einen Augenblick lang mit den Händen die Knie fest, heben den Brustkorb und strecken die Beine. Die Beine und der Oberkörper bilden einen Winkel von etwa 90°. Die Arme werden auf jeder Seite parallel zum Boden gestreckt, wobei die Handflächen zu den Knien gerichtet sind. Die Haltung wird mit angehobenem Brustbein beibehalten, der Rücken bleibt gerade. Wir werden uns dieser Asana bewusst.

Wir lösen die Haltung, indem wir die Beine beugen und die Füße wieder auf den Boden stellen.

GEGENHALTUNG
Pranatasana.

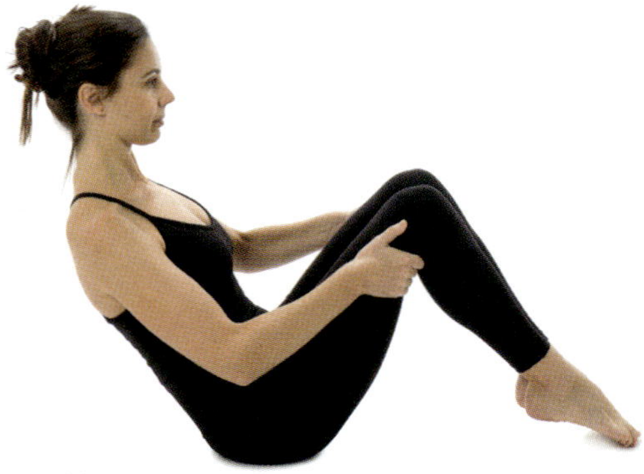

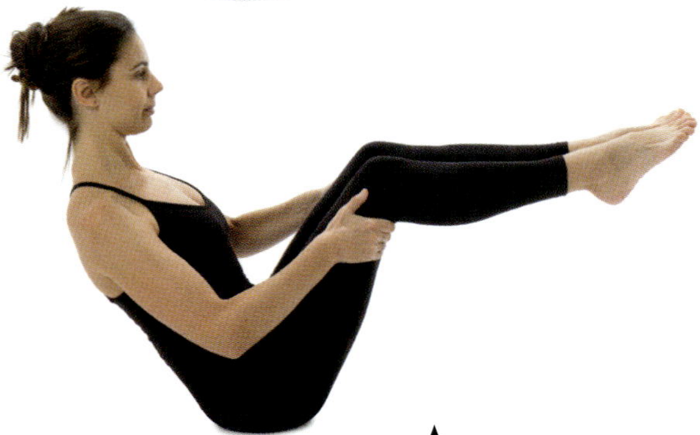

ANPASSUNGEN
Um uns an die Haltung heranzutasten, können wir damit beginnen, die Zehenspitzen leicht auf den Boden zu stellen, während wir die Wirbelsäule aufrichten. In einer zweiten Bewegung können wir die Füße vom Boden lösen und die Beine so anheben, dass die Waden parallel zum Boden sind.

Wenn uns Gleichgewicht fehlt, können wir uns alternativ mit den Händen auf dem Boden abstützen.

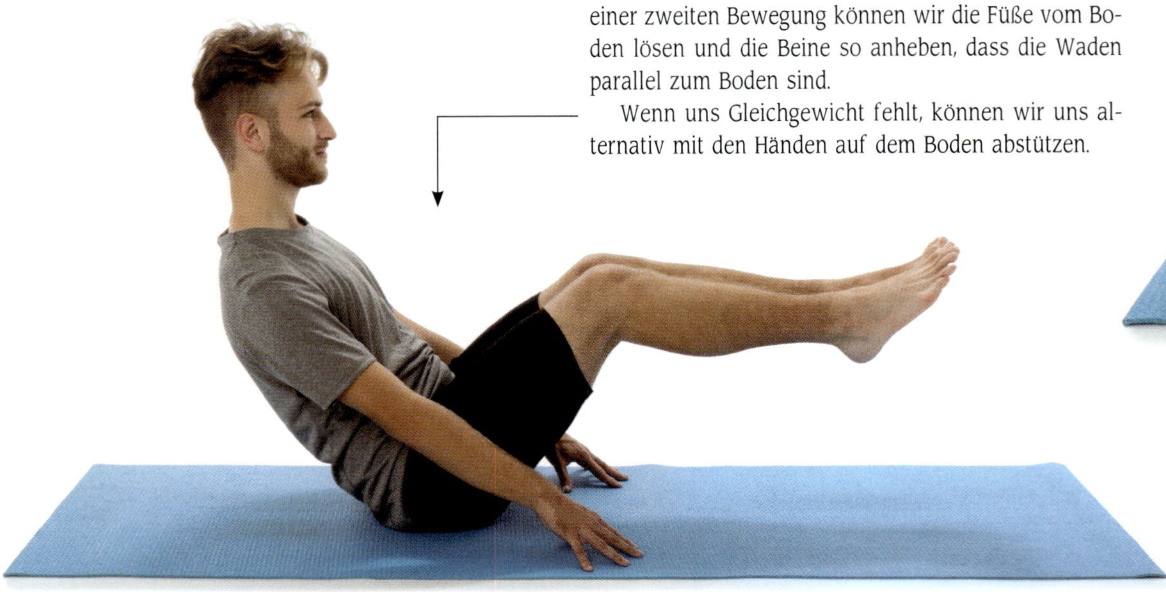

Navasana verleiht uns Vitalität, physisches Gleichgewicht, mentale Konzentration und physische und emotionale Kraft. Das Muladhara Chakra wird stimuliert. Dort wird eine aufsteigende energetische Bewegung erzeugt.

Der vordere Teil des M. deltoideus hebt die Arme an. Der M. triceps brachii hält den Ellbogen gestreckt.

Der M. psoas und der M. rectus femoris beugen die Hüfte und bringen den Rumpf zu den Beinen.

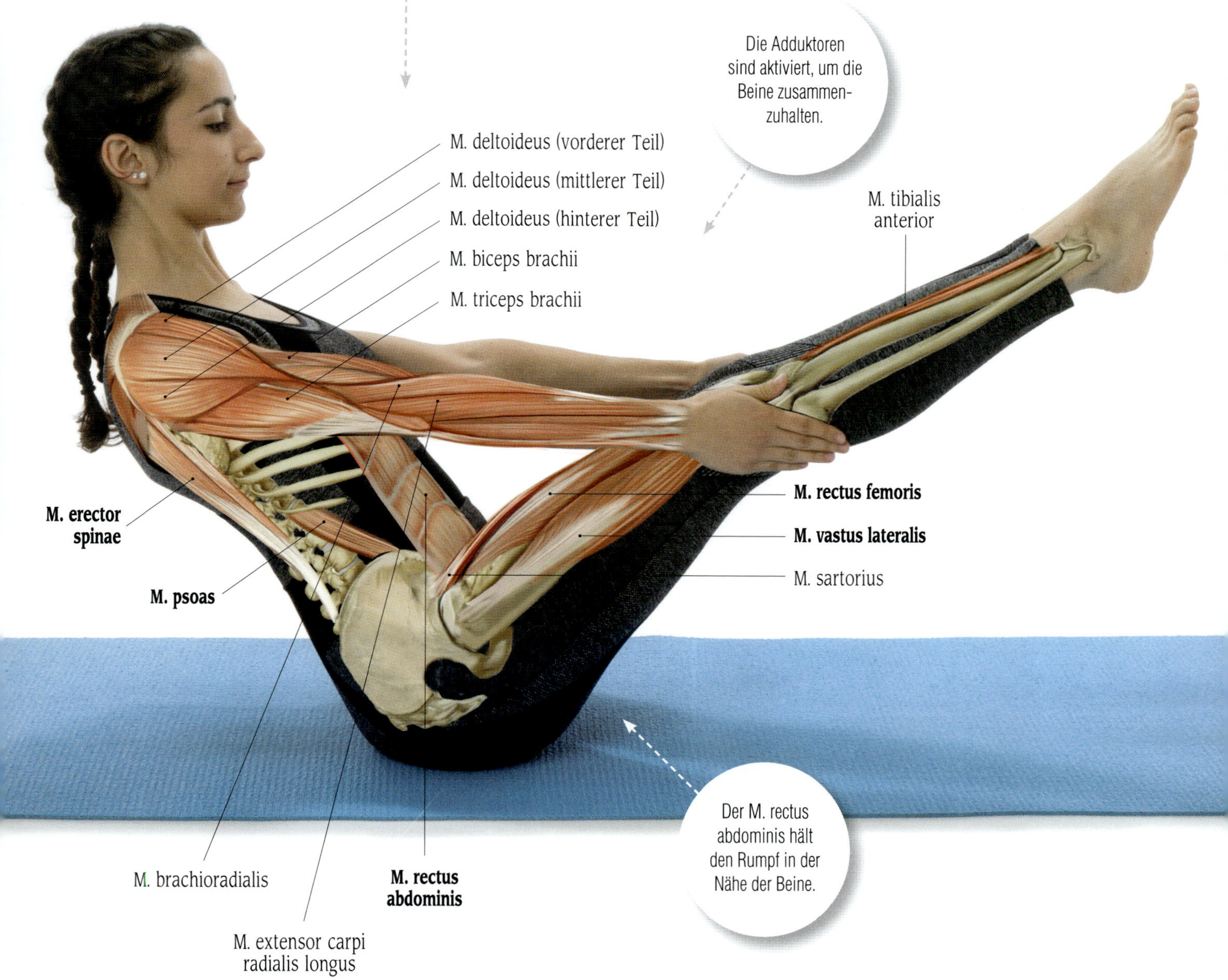

KRAFT ERFORDERNDE ASANAS

Vasishtasana

Vasishta bezieht sich auf einen der sieben Weisen, den Autor verschiedener vedischer Hymnen. Diese Asana ist ihm gewidmet. Der Name *Vasishta* bedeutet „der Hervorragendste", „der Beste".

VORTEILE

- **Kräftigt** die Handgelenke, Arme, Schultern und Beine.
- **Stärkt** die Muskeln, die dafür verantwortlich sind, den Körper aufrecht zu halten.
- **Fördert und perfektioniert** das Gleichgewicht und erzeugt Bewusstsein für die seitliche Ebene.
- **Stimuliert** die Durchblutung und Atmung.

KONTRAINDIKATIONEN

- Entzündungen in den Gelenken der Arme und Schultern.
- Rückenleiden.
- Allgemeine Schwäche

KLASSIFIZIERUNG

Kraft und Gleichgewicht erfordernde Asana, asymmetrisch, seitlich.

AUSFÜHRUNG

Wir stellen die Handflächen auf den Boden und strecken die Beine. Nun drehen wir den gesamten Körper zur Seite, sodass wir uns auf die rechte Handfläche und die Außenkante des rechten Fußes stützen. Der linke Fuß ruht auf dem rechten. Wir heben den linken Arm vertikal an, bis er eine Linie mit dem rechten bildet. Die Wirbelsäule und Beine befinden sich ebenfalls in einer Ebene und bilden eine Linie. Wir halten diese Position einige Atemzüge lang und lösen sie dann. Wir wiederholen sie auf der anderen Seite.

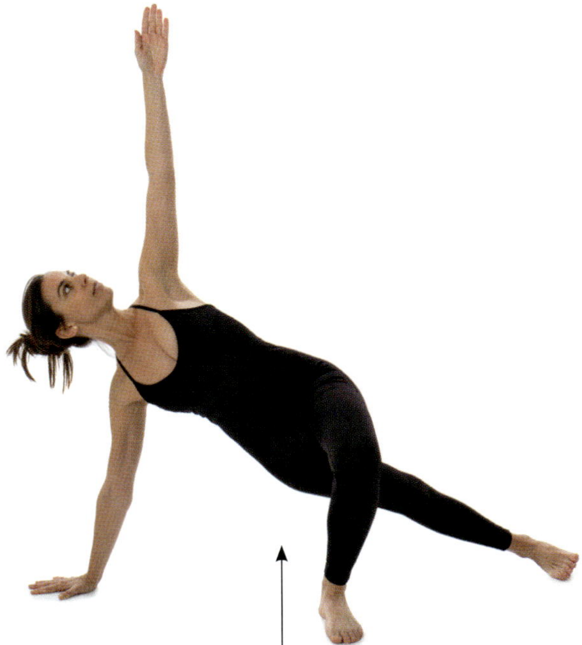

ANPASSUNGEN

Wenn wir das Gleichgewicht nicht halten können, können wir uns mit dem anderen Bein abstützen. Wir bringen es vor den Körper und stellen die Fußsohle auf den Boden. Wir können uns auch an einer Wand abstützen.

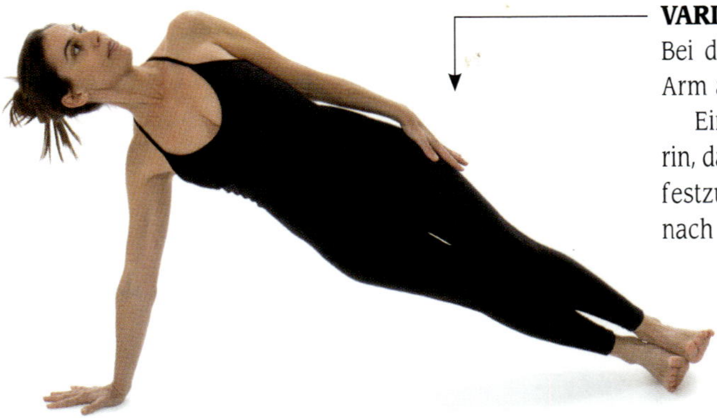

VARIANTE

Bei der Ausführung der Haltung legen wir den oberen Arm auf den Körper.

Eine andere Variante für Fortgeschrittene besteht darin, das obere Bein zu beugen und das Knie mit der Hand festzuhalten. Wir drehen den Kopf und richten den Blick nach oben.

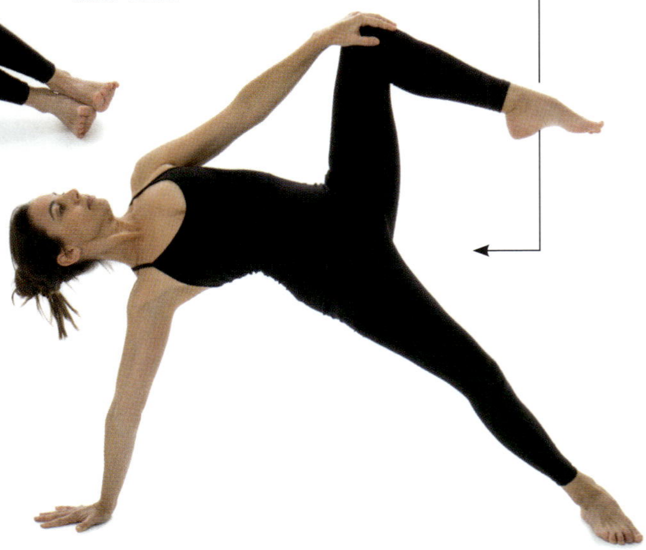

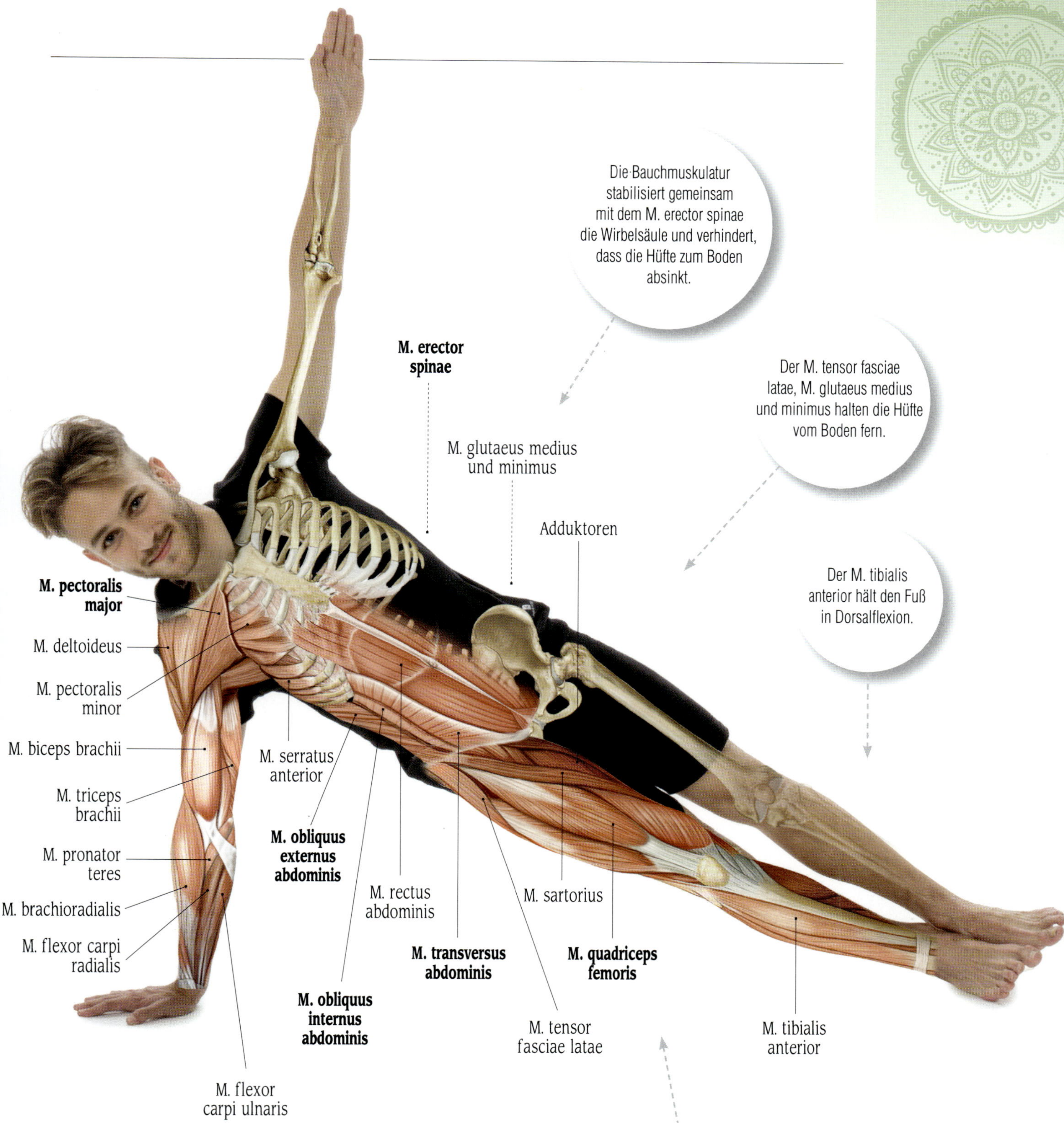

Vasishtasana fördert das mentale und emotionale Gleichgewicht und trägt dazu bei, unsere innere Kraft zu erhöhen. Sie vermittelt uns auch das Gefühl von Kontrolle des Geistes über den Körper. Mit ihr arbeiten wir am Manipura Chakra.

KRAFT ERFORDERNDE ASANAS

Chaturanga Dandasana

Chatu bedeutet „vier", *Anga* bedeutet „Glied" oder „Extremität" und *Danda* „Stock" oder „Stab". Diese Asana ist also die Stockposition auf vier Gliedern.

VORTEILE

- **Kräftigt** die Rücken- und Bauchmuskulatur.
- **Stärkt** die Arme, Handgelenke und Schultern.
- **Entwickelt** die Brustmuskulatur.
- **Stärkt** die Organe im Bauch.
- **Erhöht** die physische Widerstandsfähigkeit.

KONTRAINDIKATIONEN

- **Allgemeine Schwäche** oder Genesung von einer Krankheit.
- **Verletzungen** in den Handgelenken, Armen oder Schultern.

KLASSIFIZIERUNG
Kraft erfordernde Haltung, symmetrisch.

AUSFÜHRUNG
Wir nehmen Advasana ein und stellen die Handflächen unter die Schultern auf den Boden. Nun stellen wir die Füße auf und strecken die Arme komplett, bis wir ein Brett bilden. Wir beugen die Arme allmählich, bis der Körper parallel zum Boden ist. Dabei müssen die Ellbogen nah am Körper bleiben. Wenn wir die Haltung verstärken möchten, schieben wir den Körper sanft nach vorn, bis die Füße mit dem oberen Teil der Zehen auf dem Boden ruhen. Wir halten diese Position einige Sekunden lang. Der Körper ist dabei steif wie ein Stock. Wir lösen die Haltung auf, können sie aber ein paar Mal wiederholen.

VERWANDTE ASANAS
Chatuspadasana, oder die Vierfüßlerhaltung, ist eine verwandte Asana. Sie bildet den Ausgangspunkt von Chaturanga Dandasana. Bei dieser Asana darf das Becken weder nach unten „durchhängen" noch nach oben gestreckt werden. Die Handflächen werden kraftvoll gegen den Boden gedrückt.

VARIANTE
Eine Variante, bei der die Knie auf den Boden gestützt und die Ellbogen gebeugt werden.

Chaturanga Dandasana ist eine Asana, die unsere Energie steigert und uns innere Kraft verleiht. Sie fördert unser Selbstwertgefühl und stimuliert das Manipura und Anahata Chakra.

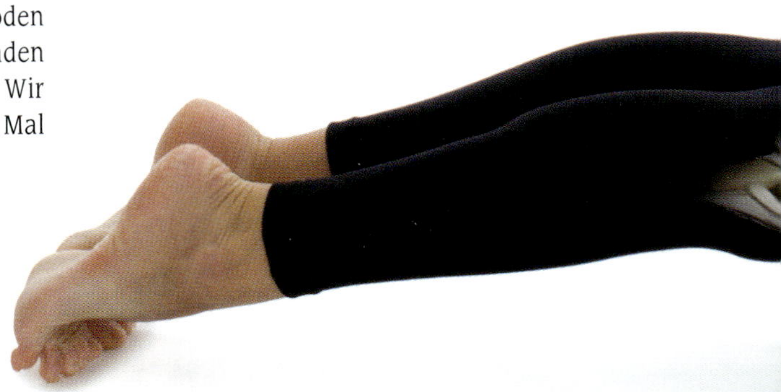

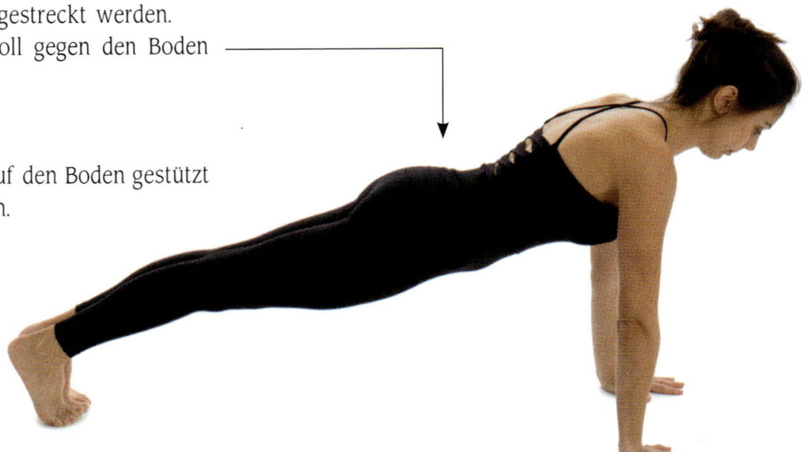

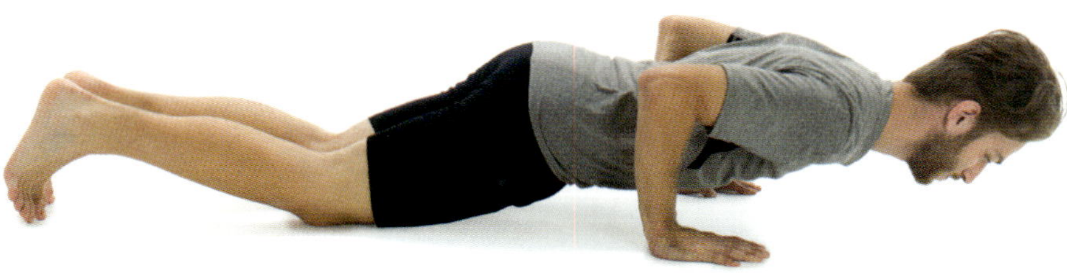

Der M. serratus anterior drückt die Schulterblätter an den Brustkorb.

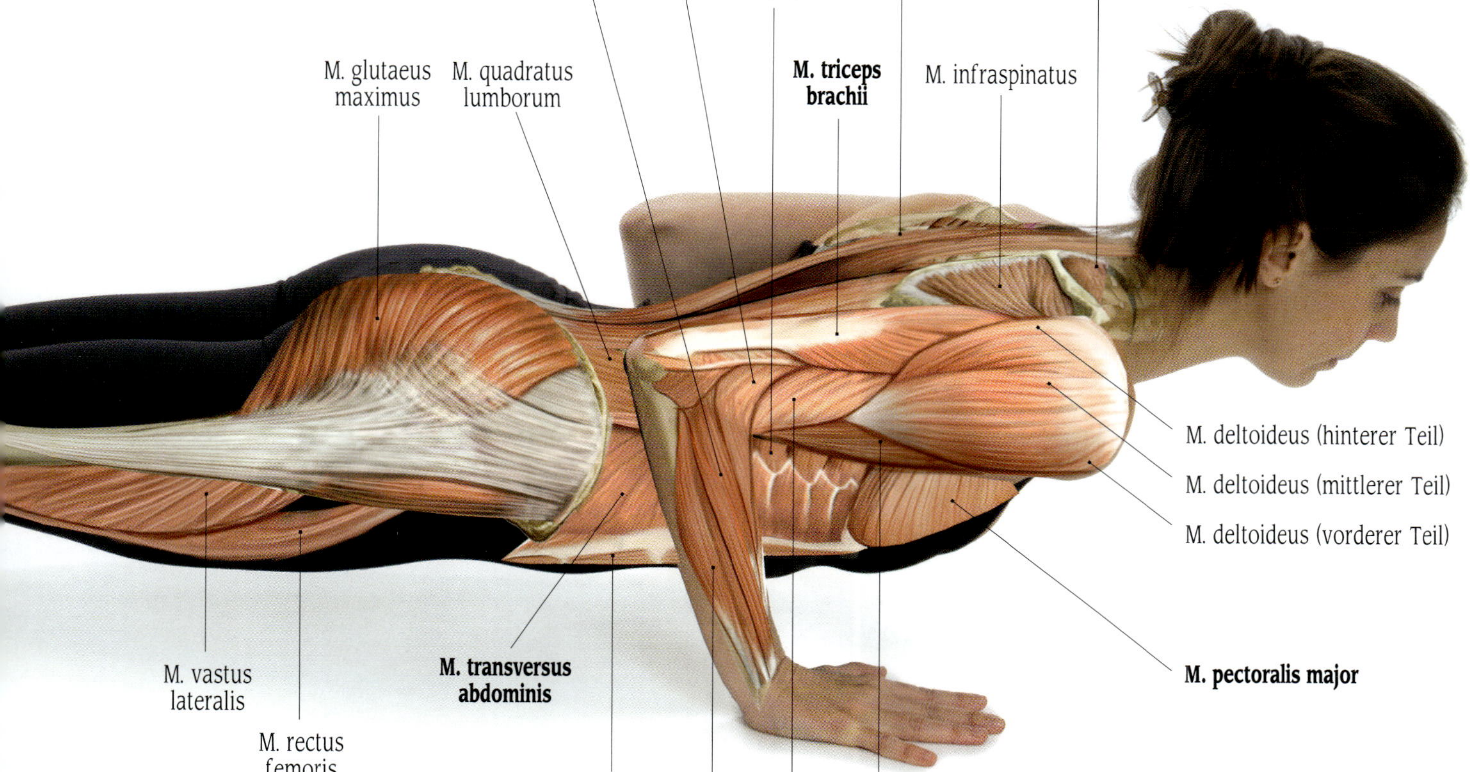

Die Quadrizepse halten die Knie gestreckt.

Die Arbeit der Muskulatur, die den Rumpf streckt, des M. quadratus lumborum und der Bauchmuskulatur stabilisiert die Wirbelsäule.

Der M. pectoralis major und minor sind aktiviert und tragen das Körpergewicht, während der M. triceps brachii und M. biceps brachii zusammen den Ellbogen stabilisieren.

GLEICHGEWICHT ERFORDERNDE ASANAS

Vrikasana

Vrika bedeutet „Baum“. Diese Asana ist daher die Baumhaltung. Sie verwurzelt uns fest in der Erde und hebt uns gleichzeitig zum Himmel. Sie erinnert an einen Baum, dessen Wurzeln den Boden durchdringen, während seine Äste nach oben wachsen.

VORTEILE

- **Kräftigt und stärkt** die Füße und die Beinmuskulatur.
- **Fördert** das Gleichgewicht und die Konzentration.
- **Erhöht** die physische Widerstandsfähigkeit.

KONTRAINDIKATIONEN

- **Mangelndes Gleichgewicht:** Üben Sie in der Nähe einer Wand oder Stuhllehne.
- **Gelenkprobleme** in den Füßen oder Beinen: Führen Sie die Asana vorsichtig aus.
- **Arthrose** in den Schultern: Heben Sie vorzugsweise nicht die Arme.

KLASSIFIZIERUNG

Gleichgewicht erfordernde Haltung, im Stand, asymmetrisch.

AUSFÜHRUNG

Den Ausgangspunkt bildet Tadasana. Wir werden uns des Gewichts unserer Füße auf dem Boden bewusst. Langsam verlagern wir das Gewicht auf den rechten Fuß, beugen das linke Knie, drehen das linke Bein im Hüftgelenk nach außen und bringen den Fuß in die Lotusposition. Wenn wir nicht flexibel genug sind, stellen wir ihn in der Nähe der Leiste auf die Innenseite des linken Oberschenkels. Die Zehen zeigen zum Boden. Wir richten den Blick auf einen fixen Punkt auf Augenhöhe, um das Gleichgewicht zu halten. Nun bringen wir die Hände zusammen und heben die Arme beim Einatmen über den Kopf. Wir halten diese Position so lange, wie sie bequem für uns ist, und lösen sie dann in umgekehrter Reihenfolge. Wir wiederholen sie auf der anderen Seite.

VARIANTEN

Bei der sanfteren Variante stellen wir den Fuß auf die Oberschenkelinnenseite. Dabei zeigen die Zehen zum Boden.

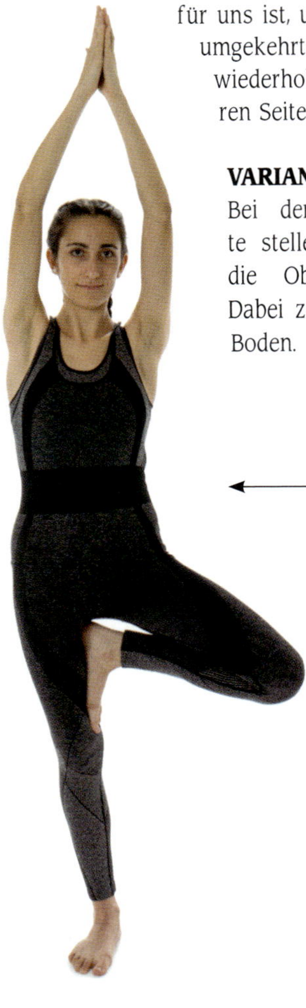

Diese andere Variante, bei der die Hände sich vor der Brust in der *Namasté*-Position befinden, gibt uns mehr Stabilität. Falls es uns schwerfällt, das Gleichgewicht zu halten, können wir den Fuß in die Nähe des Bodens stellen, sodass die Zehen auf den Boden gestützt sind, oder die Haltung in der Nähe einer festen Stütze (Wand, Stuhl etc.) ausführen.

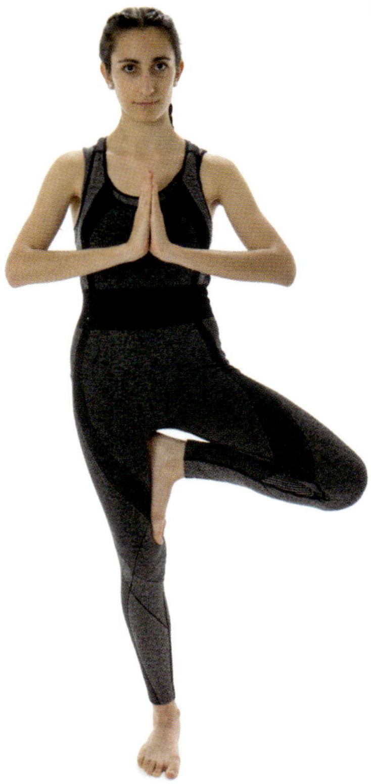

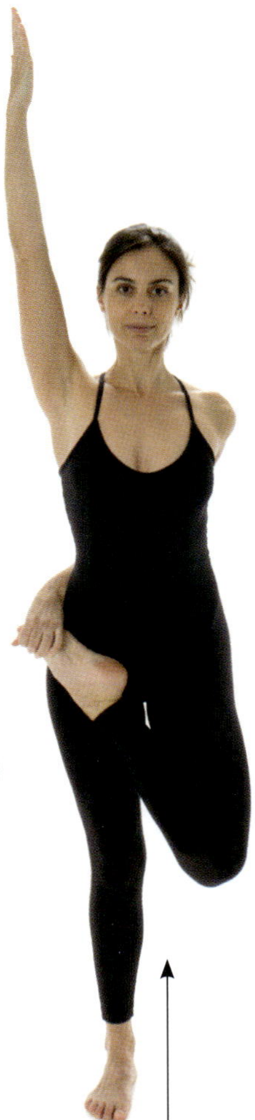

Bei einer Haltung für Fortgeschrittene legen wir den Fuß im Lotus auf die gegenüberliegende Hüfte. Wir führen den Arm hinter den Rücken und umfassen den Fuß mit der Hand. Der andere Arm bleibt nach oben gestreckt. Nehmen Sie die Haltung nicht ein, wenn Sie Meniskusprobleme haben.

Vrikasana fördert das innere Gleichgewicht und die Gelassenheit. Ihre Ausübung beruhigt uns auf der psychischen Ebene. Wir aktivieren dabei das Muladhara Chakra, und die Energie fließt zwischen den drei unteren Chakren (Muladhara, Svadhisthana und Manipura).

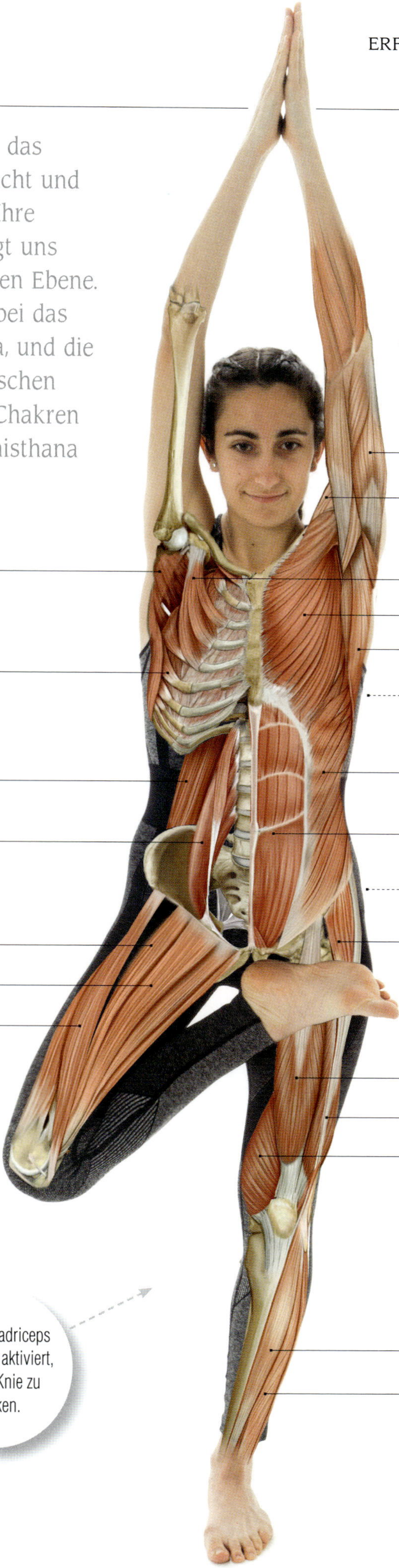

GLEICHGEWICHT ERFORDERNDE ASANAS

Garudasana

Garuda bedeutet „Adler" oder „König der Vögel". *Garuda* ist auch das Reittier mit goldenem Körper des Gottes Vishnu. Diese Asana bringt uns Gleichgewicht und verleiht uns gleichzeitig Urteilsvermögen und eine scharfe, klare Sehkraft wie die eines Adlers oder Falken, die auf einem Felsen sitzen.

VORTEILE

- Beseitigt Steifigkeit in den Schultern, Armen und Handgelenken und erhöht ihre Beweglichkeit.
- Kräftigt die Beinmuskulatur.
- Stärkt den Bauchbereich.

KONTRAINDIKATIONEN

- Schwäche in den Knien, Schultern oder Armen.
- Schwindel oder Gleichgewichtsprobleme.
- Herz-Kreislauf-Probleme: Führen Sie sie vorsichtig aus.
- Schwangerschaft.

KLASSIFIZIERUNG

Gleichgewicht erfordernde Haltung, im Stand, asymmetrisch.

AUSFÜHRUNG

Den Ausgangspunkt bildet Tadasana. Wir beugen das linke Knie und werden uns der Stütze der Fußsohlen auf dem Boden bewusst. Wir verlagern das Gewicht auf das rechte Bein und heben das linke an. Wir „wickeln" das linke Bein um das rechte, sodass der hintere Teil auf dem rechten Oberschenkel ruht. Der Fuß windet sich von hinten um das Bein und der Zeh berührt so den Innenknöchel des gegenüberliegenden Beins. Die Arme umfassen sich vor dem Körper. Der linke ist über dem rechten, der sich um ihn wickelt. Wir bringen die Hände zusammen. Um die Position zu lösen, können wir die Arme öffnen und sie nach hinten strecken, sodass sie die Flügel des Adlers simulieren. Wir wiederholen die Asana auf der anderen Seite.

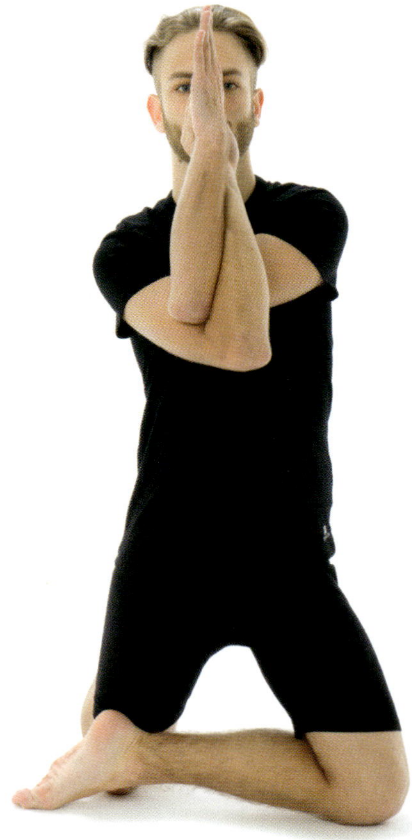

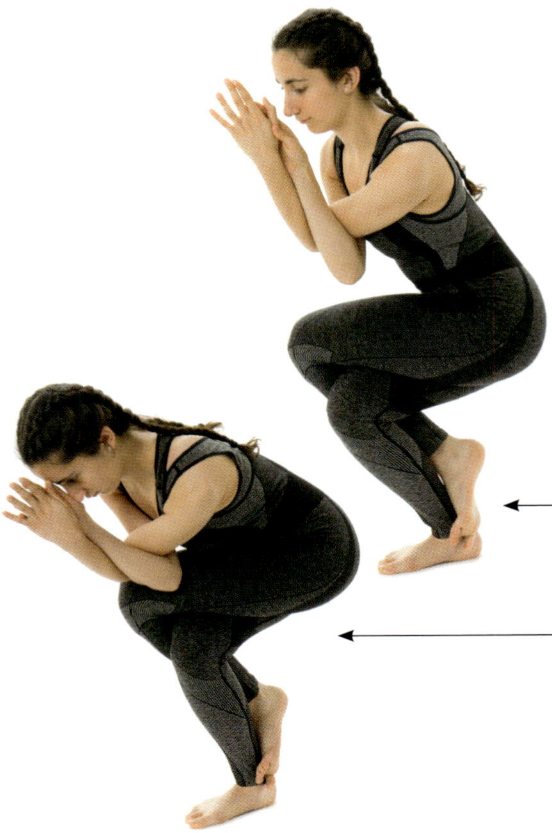

VARIANTEN

Variante der Beine, mit seitlicher Öffnung der Hüfte. Sie bringt uns mehr Stabilität und eine stärkere Verbindung zur Erde.

In dieser Haltung für Fortgeschrittene beugen wir die Hüfte und Knie, der Rumpf bleibt aufrecht. Wir nehmen sie vorsichtig ein.

Bei dieser weiteren Variante vertiefen wir die Asana. Mit gerader Wirbelsäule bringen wir die Ellbogen zu den Knien. Der Daumen befindet sich auf dem Ajna Chakra. Wir halten die Position nur kurz. Sie eignet sich nicht für Menschen mit Herz-Kreislauf-Problemen.

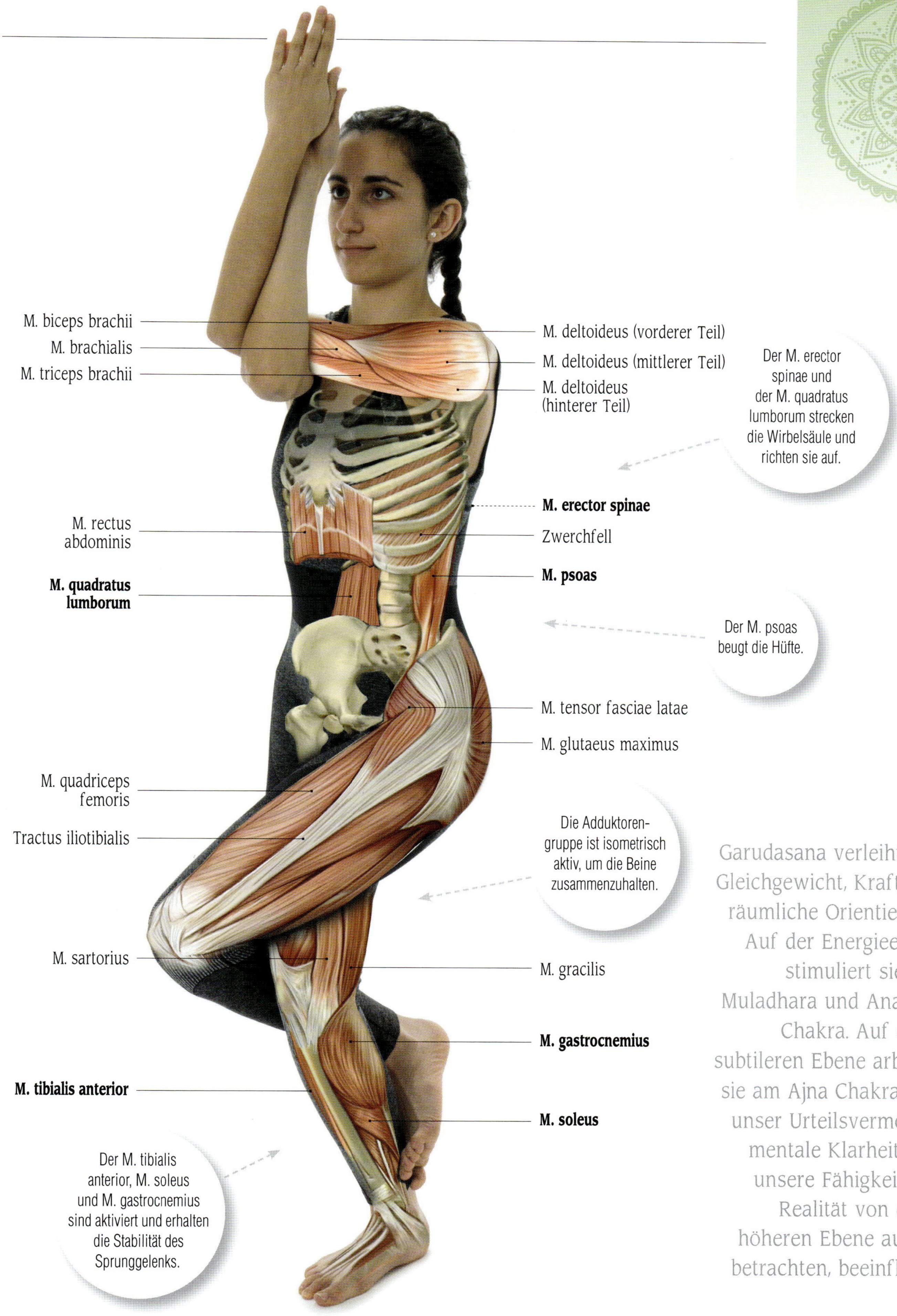

Garudasana verleiht uns Gleichgewicht, Kraft und räumliche Orientierung. Auf der Energieebene stimuliert sie das Muladhara und Anahata Chakra. Auf einer subtileren Ebene arbeitet sie am Ajna Chakra, das unser Urteilsvermögen, mentale Klarheit und unsere Fähigkeit, die Realität von einer höheren Ebene aus zu betrachten, beeinflusst.

ASANAS MIT SEITNEIGUNG UND TRIKONAS

Parighasana

Parigha bezieht sich auf den Querbalken, den man benutzt, um eine Tür zu verschließen. In dieser Haltung ähnelt der Körper einem Querriegel, der eine Tür verschließt. Diese Asana symbolisiert die Eigenschaft einer Tür, geöffnet oder verschlossen zu werden.

VORTEILE

- **Kräftigt** die Muskeln und Organe im Bauch.
- **Verleiht** der Wirbelsäule und dem Becken **Flexibilität.**
- **Dehnt und stärkt** die Beinmuskulatur.
- **Stärkt** die Rückenmarknerven.

KONTRAINDIKATIONEN

- **Knieprobleme:** Legen Sie eine gefaltete Decke auf den Boden.
- **Verletzungen** im Bereich der Lendenwirbelsäule.

KLASSIFIZIERUNG

Haltung mit Seitneigung, im Knien, asymmetrisch.

AUSFÜHRUNG

Wir knien uns auf den Boden. Wir strecken das rechte Bein zur Seite und stellen den Fuß auf den Boden. Das linke Bein bleibt senkrecht zum Boden. Wir atmen ein und strecken die Arme zur Seite. Der rechte Arm wird zum rechten Bein geführt, während der linke Arm gedreht und über den Kopf gestreckt wird, zunächst nach oben. Dann begleitet er die Seitneigung des Rumpfs.

Dabei beugen wir den Rumpf nicht nach vorn. Beine, Rumpf, Arme und Kopf müssen in derselben Ebene bleiben. Wir halten diese Position einige Sekunden lang und lösen sie dann auf. Auf der anderen Seite gehen wir genauso vor.

VARIANTE

Variante mit Seitneigung, bei der die dem gestreckten Bein gegenüberliegende Hand auf den Boden gestützt wird. Wir strecken den anderen Arm, sodass er der natürlichen Krümmung des Rumpfs folgt.

VERWANDTE ASANA

Nitambasana. Asana mit Seitneigung und geschlossenen Füßen. Dabei strecken wir die Arme so weit wie möglich nach oben, führen eine Retroversion des Beckens durch und beugen die Wirbelsäule zur Seite, sodass wir einen leichten Bogen beschreiben. Wir können sie zur Entlastung auch durchführen, indem wir einen Arm in die Seite stemmen.

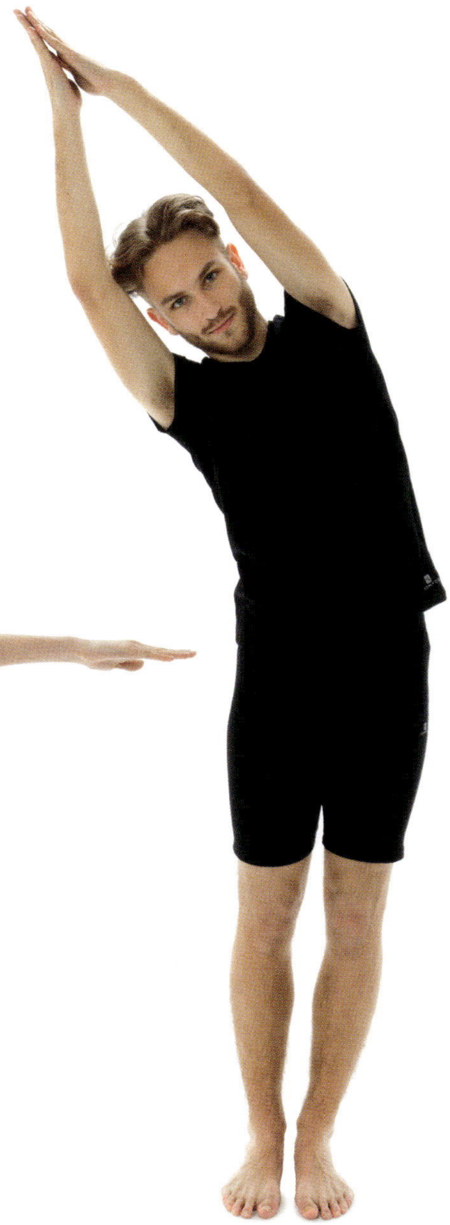

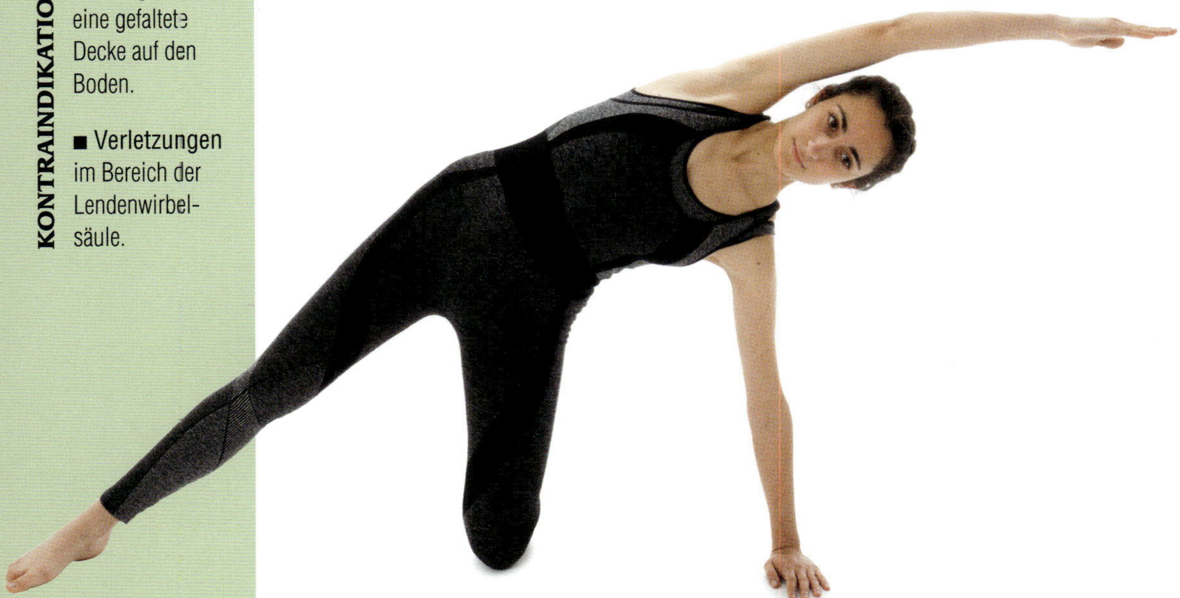

Parighasana symbolisiert Veränderung. Diese Haltung bringt uns Anpassungsfähigkeit und Flexibilität angesichts der Schwankungen des Lebens. Sie gleicht die energetische Aktivität der beiden Körperhälften aus. Es findet ein Energieaustausch zwischen dem Manipura Chakra und Anahata Chakra statt.

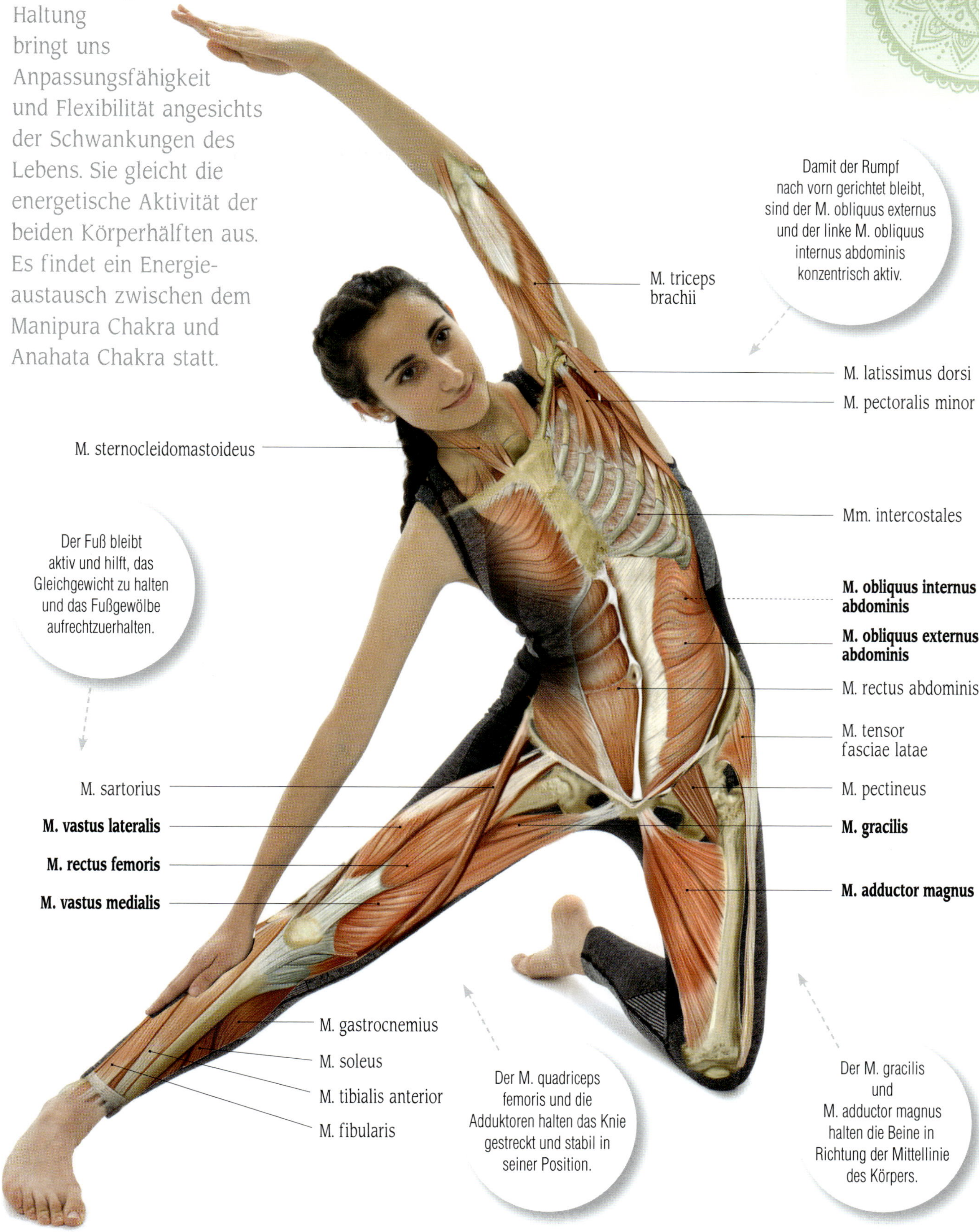

ASANAS MIT SEITNEIGUNG UND TRIKONAS

Utthita Trikonasana

Utthita bedeutet „gestreckt" und *Trikona* „Dreieck". Diese Asana ist also die Haltung des gestreckten Dreiecks und ruft Harmonie zwischen den drei Ebenen des menschlichen Wesens - der physischen, psychischen und spirituellen Ebene - hervor.

VORTEILE

- **Kräftigt** die Bauch-, Bein- und Beckenmuskulatur.
- **Erhöht** die Dehnung der Beinrückseite.
- **Mobilisiert** die Hüftgelenke.
- **Verleiht** der Wirbelsäule **Flexibilität** (eignet sich bei Skoliose).
- **Entwickelt** das Gleichgewicht.

KONTRAINDIKATIONEN

- **Akute Probleme** im Bereich der Lendenwirbelsäule, verschobene Wirbel oder Probleme im Bereich der Halswirbelsäule.
- **Entzündung** im Bauch, Leistenbruch.

KLASSIFIZIERUNG

Haltung mit Seitneigung, im Stand, asymmetrisch.

AUSFÜHRUNG

Wir beginnen im Stand in Tadasana. Wir stellen die Beine seitlich auseinander. Mit einer Einatmung heben wir die Arme auf Schulterhöhe. Die Handflächen zeigen dabei zum Boden. Wir drehen den linken Fuß ein bisschen nach innen und den rechten 90° nach rechts. Mit einer Ausatmung beugen wir den Rumpf und führen die rechte Hand zum rechten Knöchel. Wenn wir sehr flexibel sind, können wir die Hand auf den Boden stützen. Der linke Arm ist nach oben gestreckt und die Handfläche zeigt nach vorn. Wir drehen den Kopf und blicken zur linken Hand. In der Endposition befinden sich die Beine, der Rumpf, die Arme und der Kopf in derselben Ebene. Wir halten die Position einige Sekunden lang und lösen sie dann. Zunächst spannen wir die Unterschenkel-, Oberschenkel- und Hüftmuskulatur an und heben dann allmählich den Oberkörper an. Wir können die Haltung auch auflösen, indem wir das gestreckte Knie beugen. Wir wiederholen die Übung auf der anderen Seite.

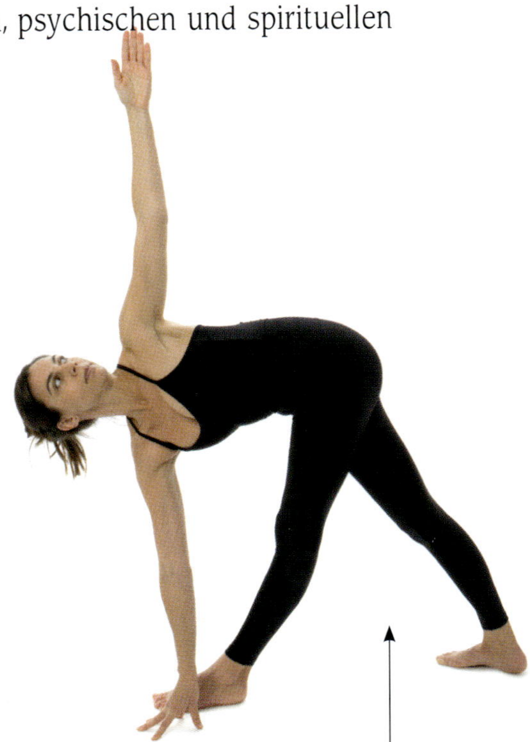

VERWANDTE ASANA

Parivritta Trikonasana bedeutet „nach hinten gedrehtes Dreieck". Es handelt sich um eine Asana mit Drehung, die mit Utthita verwandt ist. Sie bildet einen Gegensatz zu Utthita. Die Ausgangsposition ist dieselbe: Die Beine stehen auseinander, wir drehen die Füße und halten die Arme wie ein Kreuz, aber diesmal drehen wir den Körper und führen die rechte Hand zum linken Knöchel (oder Boden). Wir strecken den linken Arm nach oben und bringen ihn in eine Linie mit dem rechten. Wir drehen den Kopf leicht und richten den Blick zur Hand. Die Haltung erfordert Kraft und Flexibilität.

ANPASSUNGEN

Bei unzureichender Flexibilität können wir die Asana auch mit einem Hilfsmittel als Stütze beginnen. Bei Schwindel oder Verletzungen in der Halswirbelsäule ist es ratsam, den Blick nach vorn zu richten.

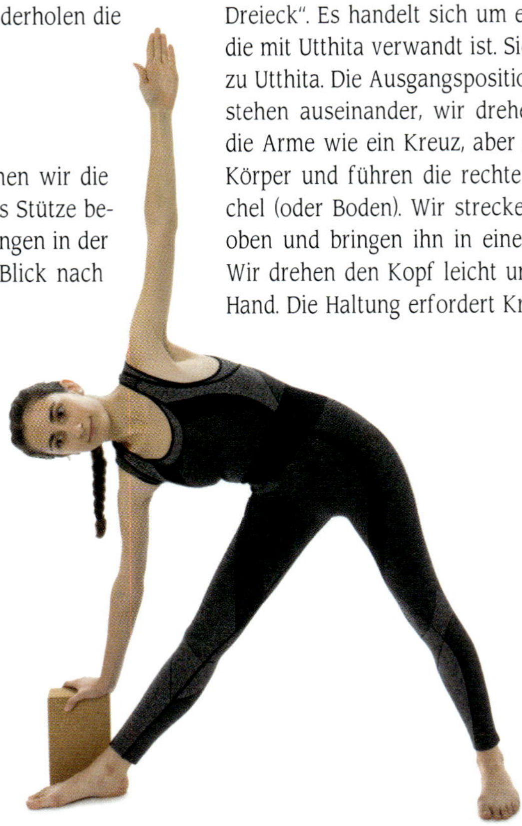

Utthita Trikonasana verleiht uns Gleichgewicht und erzeugt Harmonie zwischen den drei Ebenen des Seins: der physischen, repräsentiert durch die Hand, die den Boden berührt; der spirituellen, symbolisiert durch die Hand, die zum Himmel gehoben wird; und der psychischen, dargestellt durch die horizontale Linie des Rumpfs. Wir aktivieren das Anahata Chakra.

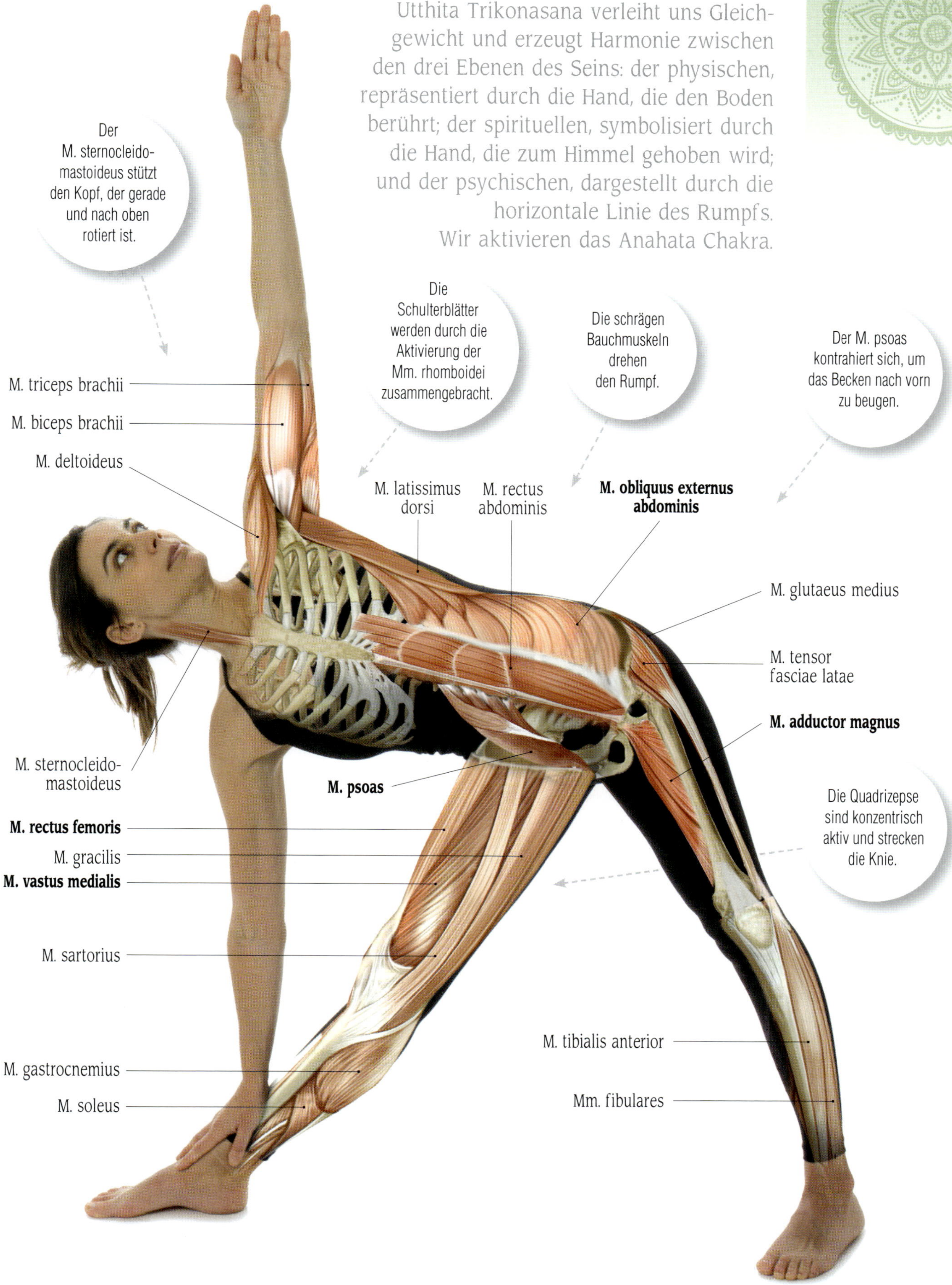

ASANAS MIT SEITNEIGUNG UND TRIKONAS

Utthita Parsva Konasana

Parsva bedeutet „Seite" und *Kona* bedeutet „Winkel". Der Name dieser Asana ist daher die gestreckte Haltung im seitlichen Winkel.

VORTEILE

- **Dehnt** die Seite intensiv.
- **Kräftigt und dehnt** die Fuß-, Waden-, Oberschenkel-, Hüft- und Rumpfmuskulatur.
- **Verleiht Kraft** und Widerstandsfähigkeit.
- **Stimuliert** die Organe in der Bauchhöhle

KONTRAINDIKATIONEN

- **Verletzungen im Rücken:** Führen Sie die angepasste Variante aus.
- **Kopfschmerzen.**

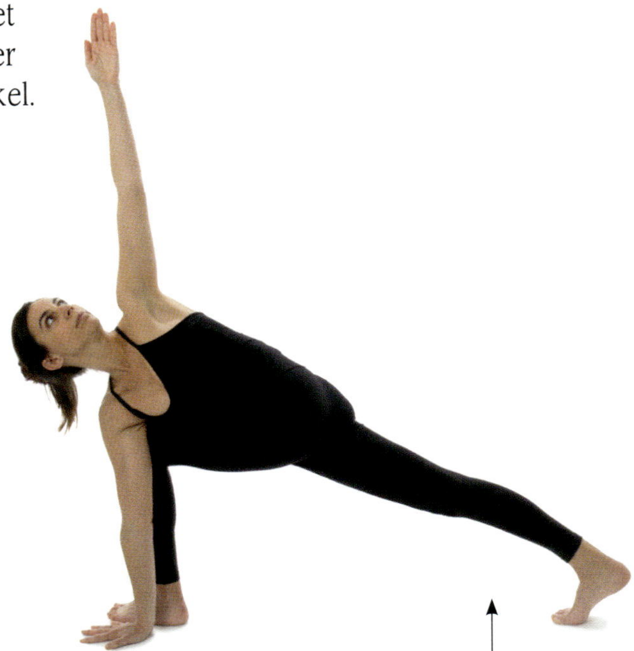

KLASSIFIZIERUNG

Haltung mit Seitneigung, im Stand, asymmetrisch.

AUSFÜHRUNG

Den Ausgangspunkt bildet Tadasana. Wir spreizen die Beine, drehen den rechten Fuß 90° nach außen und den linken Fuß 45° nach rechts. Nun strecken wir die Arme wie ein Kreuz zur Seite. Wir beugen das rechte Knie, sodass es einen rechten Winkel bildet und sich direkt über dem Knöchel befindet. Wir neigen den Rumpf, bis die rechte Hand neben dem rechten Fuß den Boden berührt, und strecken den linken Arm parallel zum Rumpf. Die linke Handfläche zeigt dabei nach unten. Wir drehen den Kopf sanft und richten den Blick nach oben. Um die Haltung aufzulösen, können wir beide Hände auf den Boden stellen und uns allmählich aufrichten. Wir wiederholen sie auf der anderen Seite.

ANPASSUNG

Wenn wir nicht mit der Hand auf den Boden kommen oder Rückenbeschwerden haben, stellen wir einen Korkklotz neben die Innenseite des rechten Fußes. Der Arm kann nach oben oder parallel zum Körper gestreckt werden.

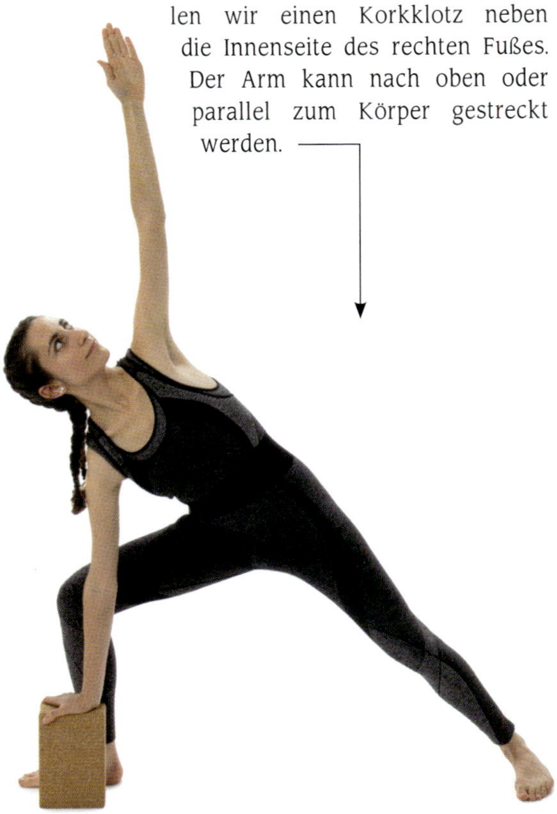

VERWANDTE ASANAS

Parivritta Parsva Konasana ist eine Haltung mit Drehung, die mit der vorherigen verwandt ist. Es ist die Haltung des gedrehten seitlichen Winkels. Sie ähnelt der vorherigen, aber wir drehen den Rumpf und heben den linken Arm über das linke Knie, und die rechte Handfläche wird neben dem linken Fuß auf den Boden gestützt. Diese Haltung ist deutlich intensiver als Utthita.

Diese Variante von Parivritta Parsva Konasana ist eine asymmetrische Asana mit Drehung im Knien. Dabei halten wir die Hände in *Namasté*.

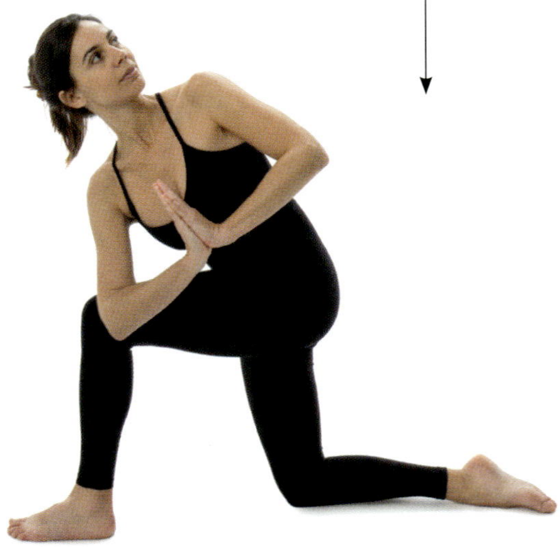

Utthita Parsva Konasana ermöglicht die Öffnung der Kanäle Ida und Pingala, was sich positiv auf den Energiefluss durch den zentralen Kanal Sushumna auswirkt. Auf der psychischen Ebene verleiht sie uns Stabilität und eine Verbindung mit unserer männlichen und weiblichen Seite, was ein Gleichgewicht zwischen den Energien der Gegensätze (Sonne/Mond, Erde/Himmel) erzeugt.

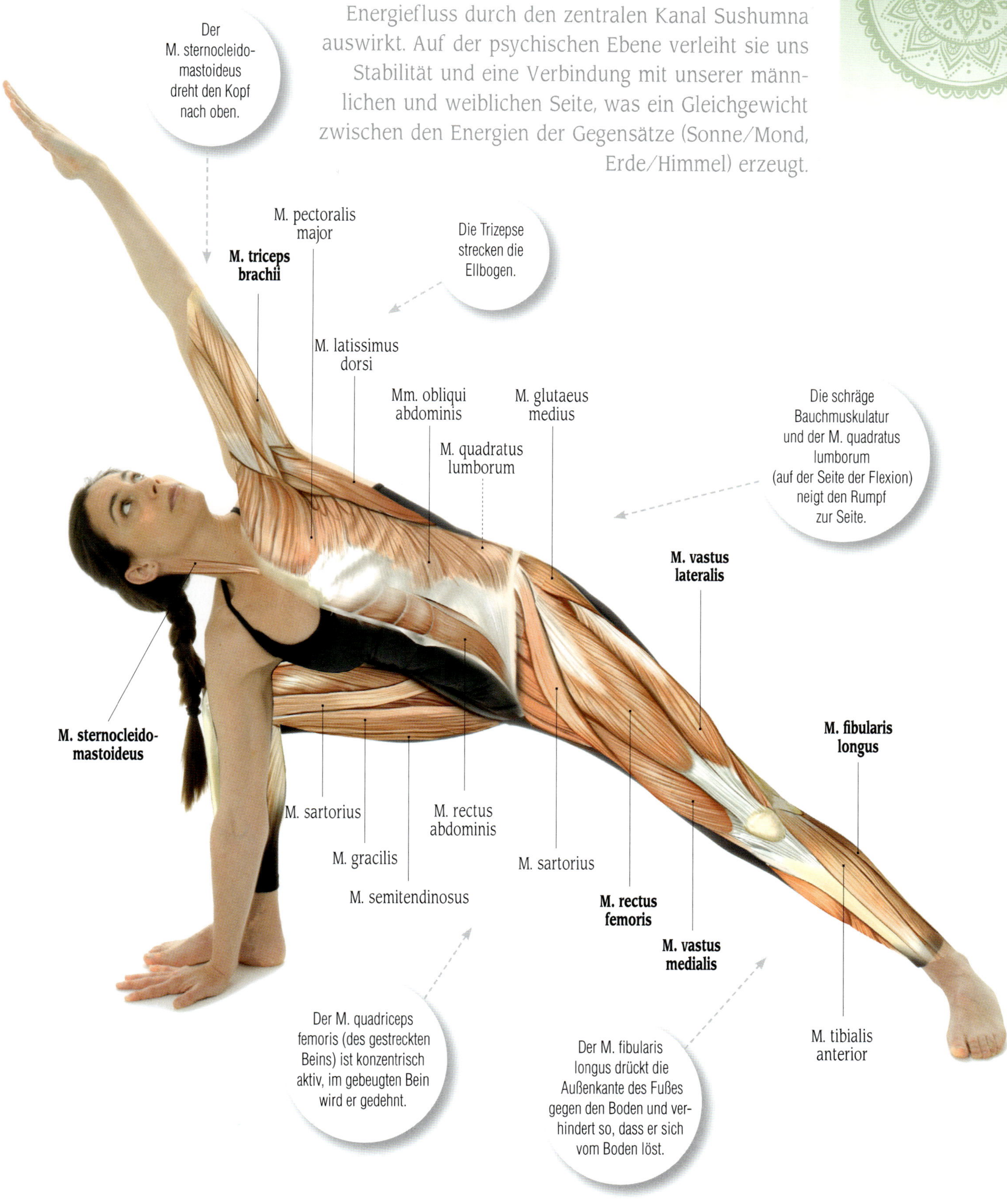
Der M. sternocleidomastoideus dreht den Kopf nach oben.
M. pectoralis major
M. triceps brachii
Die Trizepse strecken die Ellbogen.
M. latissimus dorsi
Mm. obliqui abdominis
M. glutaeus medius
M. quadratus lumborum
Die schräge Bauchmuskulatur und der M. quadratus lumborum (auf der Seite der Flexion) neigt den Rumpf zur Seite.
M. vastus lateralis
M. sternocleidomastoideus
M. fibularis longus
M. sartorius
M. rectus abdominis
M. gracilis
M. sartorius
M. semitendinosus
M. rectus femoris
M. vastus medialis
Der M. quadriceps femoris (des gestreckten Beins) ist konzentrisch aktiv, im gebeugten Bein wird er gedehnt.
Der M. fibularis longus drückt die Außenkante des Fußes gegen den Boden und verhindert so, dass er sich vom Boden löst.
M. tibialis anterior

ASANAS MIT STRECKUNG

Setu Bandhasana

Setu bedeutet „Brücke" und *Bandha* bedeutet „Verschluss", aber auch „Formierung". Die Haltung ahmt die Konstruktion einer Brücke nach.

VORTEILE

- Kräftigt die Muskulatur des Beckenbodens, Lendenbereichs und der Beine.
- Hält die Wirbelsäule flexibel.
- Bereitet auf die Ausübung von Pranayama und Bandhas vor.

KONTRAINDIKATIONEN

- Bluthochdruck.
- Grauer Star oder Augenprobleme.
- Migräne und Kopfschmerzen, Entzündungen im Kopf. Verletzungen der Halswirbelsäule.

KLASSIFIZIERUNG

Umkehrhaltung mit Streckung des Brustbereichs, symmetrisch.

AUSFÜHRUNG

Den Ausgangspunkt bildet Savasana. Wir legen die Arme neben den Körper. Die Handflächen zeigen dabei nach unten. Nun beugen wir die Knie, bis die Füße in der Nähe des Gesäßes und in einer Linie mit den Hüften parallel zueinander auf dem Boden stehen. Bei einer Einatmung kontrahieren wir die Muskulatur des Beckenbodens, heben das Steißbein, Kreuzbein und Wirbel für Wirbel die gesamte Lenden- und Brustwirbelsäule von unten nach oben vom Boden an. Wir legen die Hände auf Höhe des Beckens auf den Rücken. Wir bringen das Brustbein Richtung Kinn. Das Körpergewicht lastet auf den Füßen und Schultern. Wir halten diese Position und atmen dabei langsam. Um sie aufzulösen, legen wir den Rücken Wirbel für Wirbel wieder auf dem Boden ab.

GEGENHALTUNG

Apanasana.

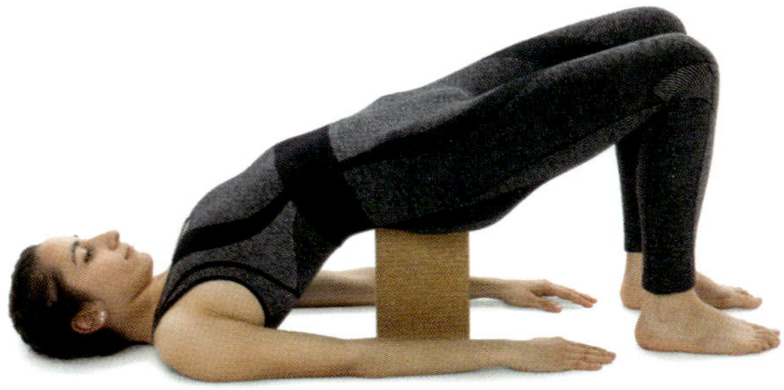

ANPASSUNGEN

Wir stellen einen Korkklotz unter den Rücken, um die Position ohne Überanstrengung des Rückens zu halten.

VERWANDTE ASANA

Urdhva Dhanurasana. In dieser Haltung wölbt sich der Körper wie ein Bogen nach oben. Die Ausgangsposition ist dieselbe wie bei den vorherigen Asanas. Wir stellen die Handflächen unter die Schultern und die Füße so nah wie möglich ans Gesäß. Beim Ausatmen heben wir den Rumpf langsam an und stützen kurz den Kopf auf den Boden. Bei der folgenden Ausatmung drücken wir Hände und Füße gegen den Boden und heben den Rumpf weiter an, wobei wir den Rücken wölben. Das Gewicht lastet auf den Handflächen und Füßen. Diese Haltung ist intensiv und sollte nicht bei Rückenproblemen, Hernien oder während der Schwangerschaft eingenommen werden.

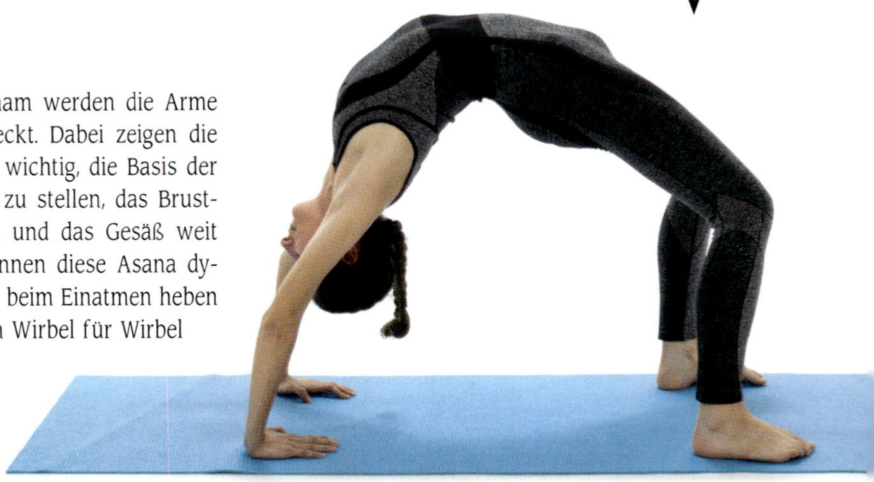

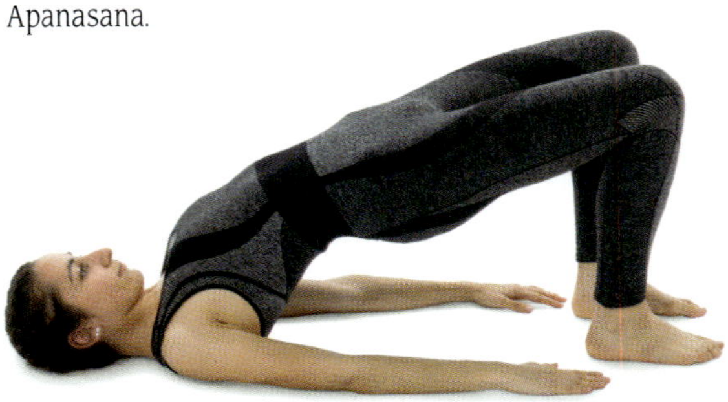

VARIANTE

Bei der Variante Dwi Pada Pitham werden die Arme entlang des Oberkörpers gestreckt. Dabei zeigen die Handflächen zum Boden. Es ist wichtig, die Basis der Großzehen fest auf den Boden zu stellen, das Brustbein Richtung Kinn zu bringen und das Gesäß weit vom Boden anzuheben. Wir können diese Asana dynamisch durchführen, das heißt, beim Einatmen heben wir das Becken und den Rücken Wirbel für Wirbel an, und beim Ausatmen senken wir die Wirbelsäule in umgekehrter Reihenfolge ab.

Bei Setu Bandhasana fließt die Energie vom Manipura zum Vishuddha Chakra. Zum einen wird das Anahata Chakra, zum anderen das Manipura und Muladhara Chakra stimuliert. Diese Asana setzt Emotionen frei und bringt uns mentale Kraft, Energie und das Gefühl von Ausgeglichenheit und innerem Frieden.

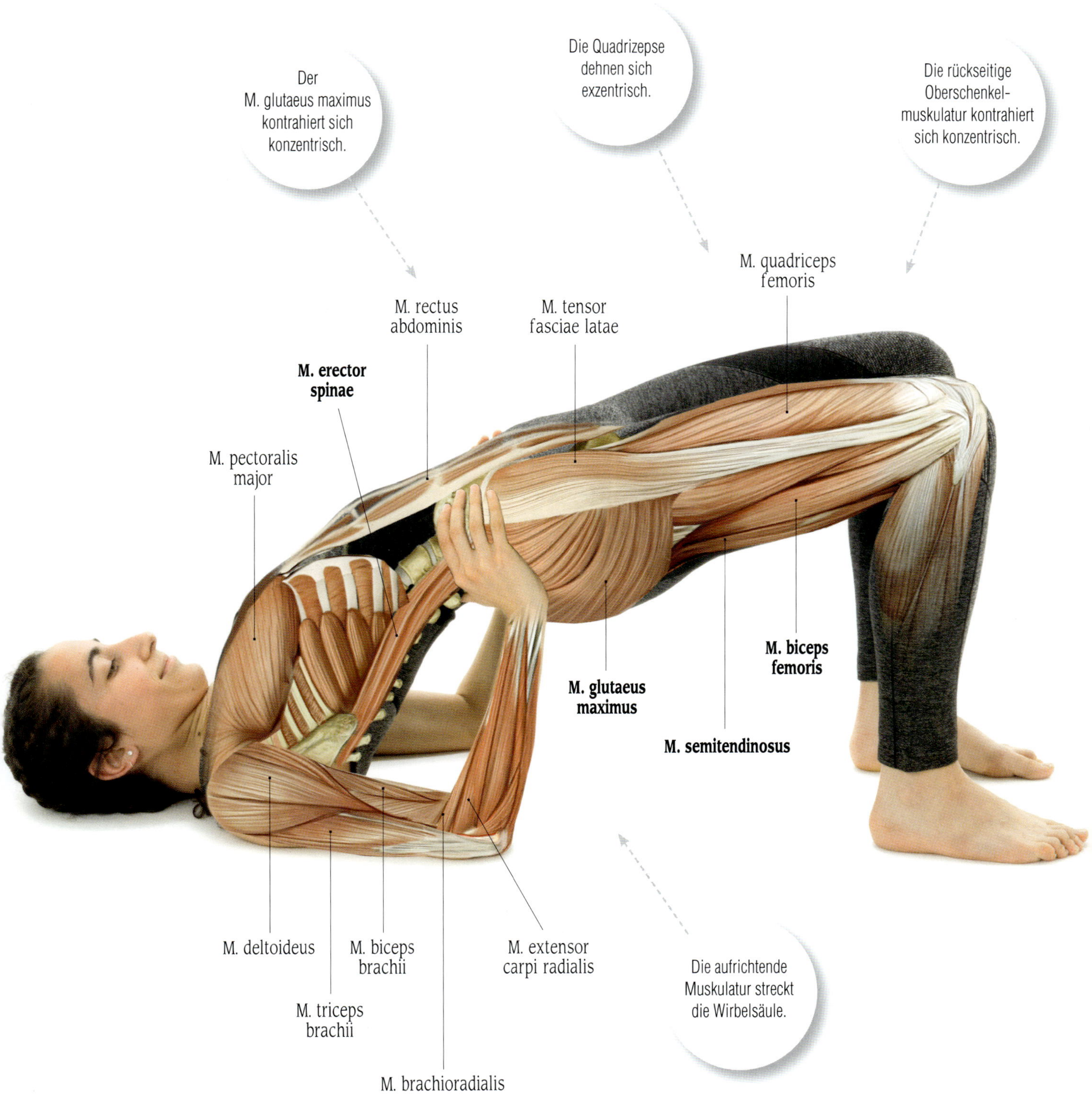

ASANAS MIT STRECKUNG

Purvottanasana

Purva bedeutet „Osten", *ut* bedeutet „intensiv" und *Tana* „Dehnung". Diese Haltung dehnt die gesamte Körpervorderseite und streckt sie. Sie wird auch als Sonnenhaltung bezeichnet, weil sie bei Sonnenaufgang in Richtung Sonne ausgeführt wird.

VORTEILE

- **Stärkt** die Hand- und Fußgelenke.
- **Kräftigt** die Rückenmuskulatur.
- **Erweitert** den Brustkorb und fördert die Atmung.
- **Regt** die Durchblutung an.

KONTRAINDIKATIONEN

- **Gelenkprobleme** in den Armen oder Handgelenken.
- **Allgemeine Schwäche.**
- **Verletzungen der Halswirbelsäule:** Lassen Sie den Kopf nicht nach hinten fallen.

KLASSIFIZIERUNG

Haltung mit Streckung des Brustbereichs, symmetrisch.

AUSFÜHRUNG

Den Ausgangspunkt bildet Dandasana. Wir beugen leicht die Knie und stellen die Fußsohlen auf den Boden. Mit einer Ausatmung drücken wir die Handflächen gegen den Boden und kontrahieren die Beckenmuskulatur. Auf diese Weise heben wir den Rumpf und das Becken an. Die Fußsohlen müssen den maximalen Bodenkontakt behalten. Die gesamte Körpervorderseite bildet ein Brett, und die Arme sind senkrecht zum Boden gestreckt. Wir können den Kopf in eine Linie mit dem Rumpf bringen. Wir halten diese Position. Um sie zu lösen, beugen wir mit einer Ausatmung die Ellbogen und Knie und setzen uns wieder auf den Boden.

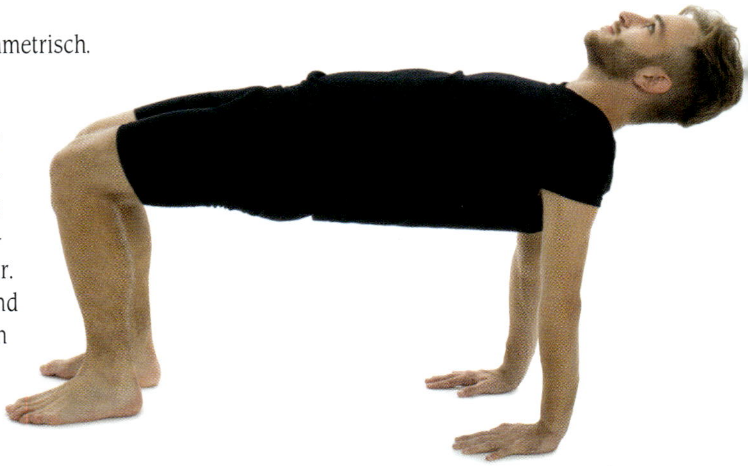

VERWANDTE ASANAS

Chatus Pada Pitham ist die Bretthaltung auf vier *(chatus)* Füßen *(pada)*. Hierbei ist wichtig, die Oberschenkel parallel auf Hüfthöhe zu halten, die Arme zu strecken und die Fußsohlen in Bodenkontakt zu bringen. Der Kopf kann in eine Linie mit dem Körper gebracht werden.

Bei dieser Variante sind die Fäuste geschlossen, aber der Daumen bleibt außen. Sie empfiehlt sich bei Problemen mit den Handgelenken oder kurzen Armen.

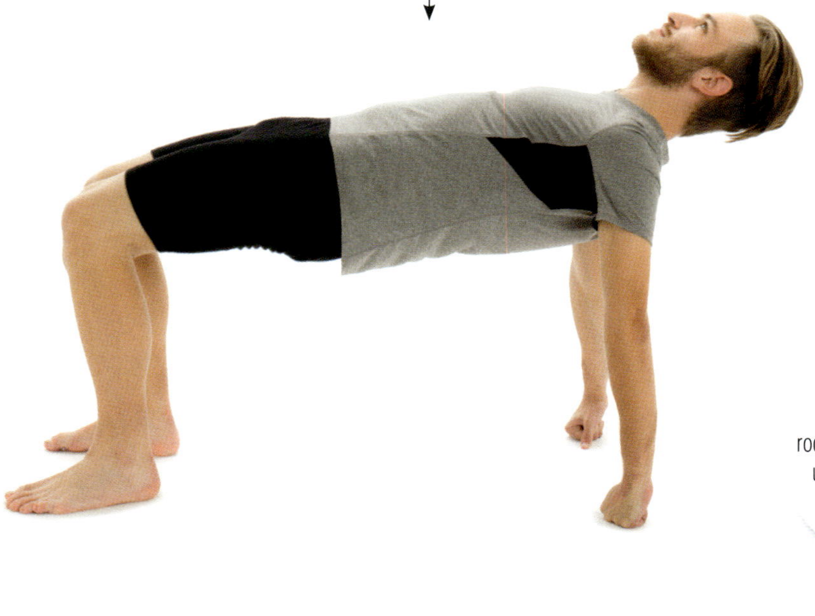

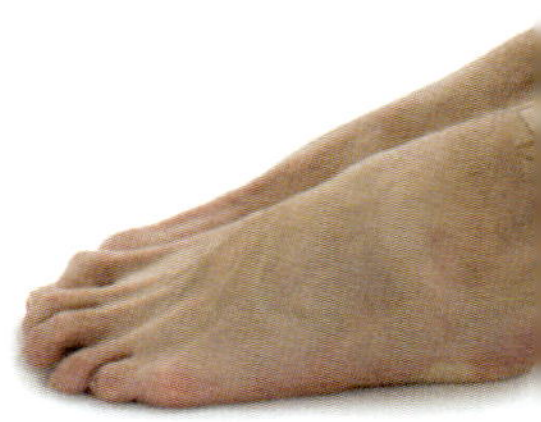

Die Großzehen werden mithilfe des M. gastrocnemius, des M. soleus und der Mm. fibulares gegen den Boden gedrückt.

Purvottanasana wirkt sich auf Anahata Chakra aus. Sie verleiht uns Energie und emotionales Gleichgewicht. Sie hat einen beruhigenden Effekt auf das Nervensystem.

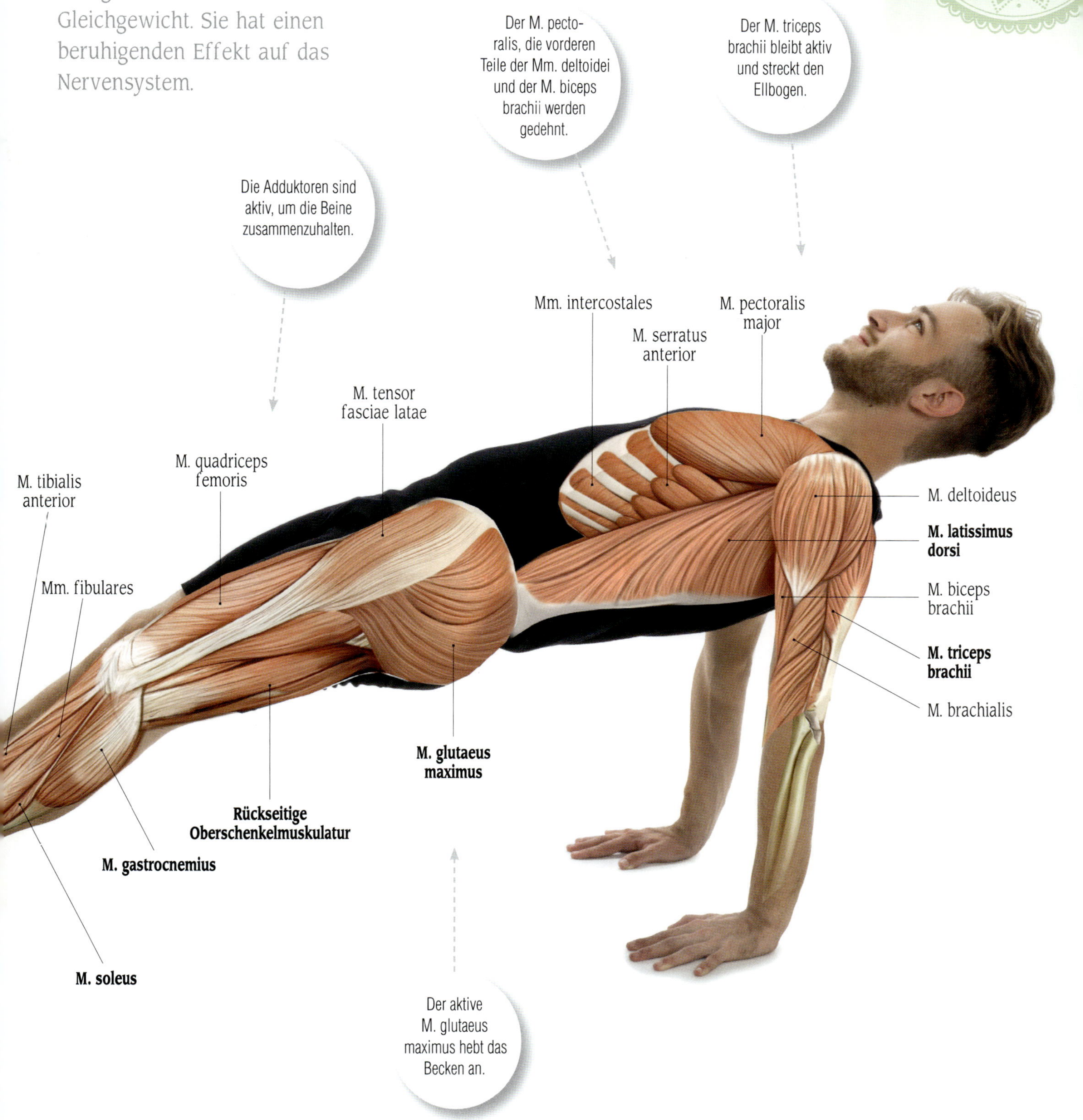

ASANAS MIT STRECKUNG

Bhujangasana

Bhujanga bedeutet „Schlange". Diese Asana wird als Kobrahaltung bezeichnet, da der Körper dabei an eine Schlange erinnert, die sich herausfordernd vom Boden erhebt. Sie symbolisiert die Kraft des Praktizierenden.

KLASSIFIZIERUNG

Streckung des Brustbereichs in der Bauchlage.

AUSFÜHRUNG

Den Ausgangspunkt bildet Advasana. Wir bringen die Beine zusammen und strecken die Füße. Wir stellen die Hände unter die Schultern. Mit einer Einatmung heben wir zunächst den Kopf und dann den Brustkorb. Dabei gehen wir Wirbel für Wirbel vor. Zu Beginn nutzen wir nur die Kraft des Rückens, später drücken wir die Handflächen gegen den Boden und drücken uns mit den Armen hoch. Das Gesäß und die Oberschenkel sind kontrahiert. Die Schultern sind nach hinten und unten gerichtet, sodass der Brustkorb breit wird. Das Schambein bleibt auf dem Boden, und die Streckung der Wirbelsäule muss gleichmäßig verteilt sein, damit keine ausgeprägte Lordose der Lendenwirbelsäule entsteht. Der Kopf bleibt in einer anatomischen Position, das heißt, wir ziehen ihn weder nach hinten noch ziehen wir ihn ein. Der Blick ist auf den Horizont gerichtet. Wir halten die Position und tragen das Körpergewicht mit den Armen. Mit einer Ausatmung lösen wir die Haltung langsam auf.

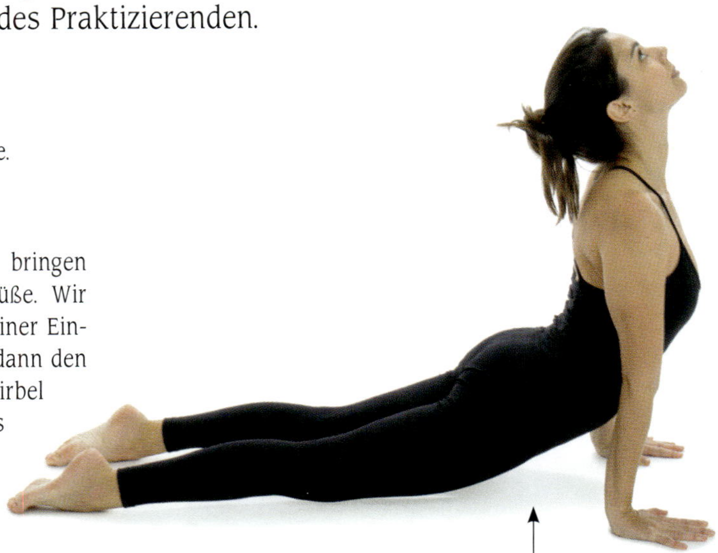

VERWANDTE ASANA

Urdhva Mukha Svanasana ist die Haltung des nach oben schauenden Hundes. Um sie einzunehmen, gehen wir von Advasana aus. Die Füße liegen auseinander und die Handflächen befinden sich auf beiden Seiten der Taille. Mit einer Einatmung heben wir den Kopf, Rumpf, das Becken und die Knie an. Das Gesäß ist dabei kontrahiert, sodass das gesamte Gewicht auf den Handflächen und Zehen lastet. Diese Haltung eignet sich für Fortgeschrittene.

GEGENHALTUNG

Pranatasana.

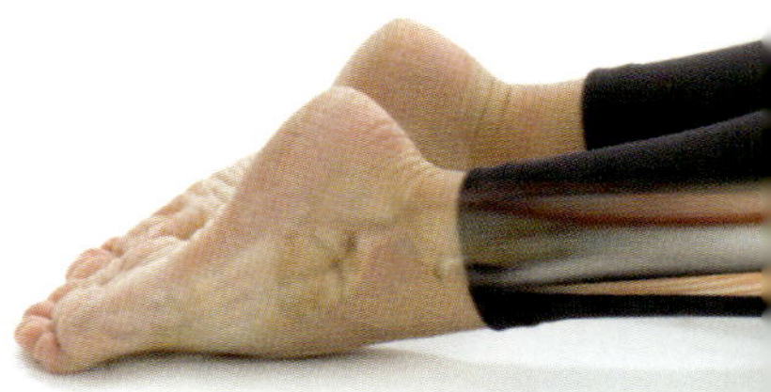

VARIANTE

Die Sphinx ist eine sanftere Variante, da hierbei die Ellbogen, Unterarme und Handflächen auf dem Boden ruhen. Der Blick ist auf den Horizont gerichtet.

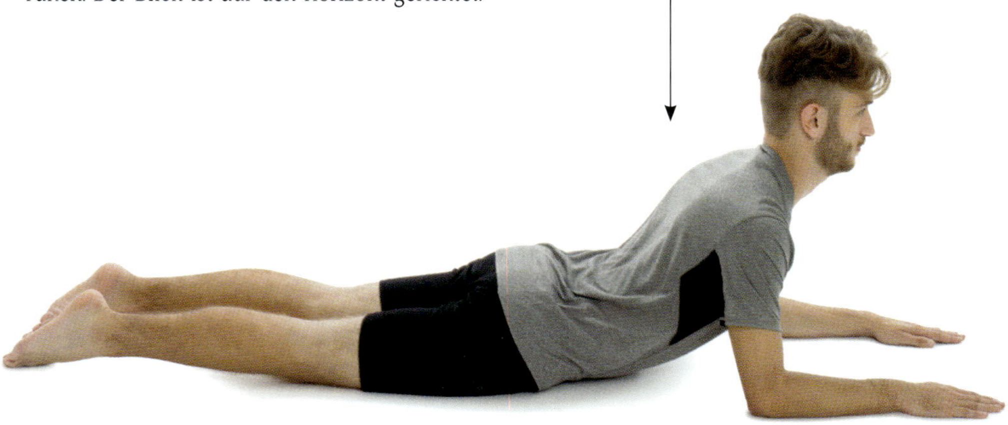

VORTEILE

- **Kräftigt** die Wirbelsäule und **macht** sie **flexibel**, stärkt die Rücken- und Beinmuskulatur.
- **Erweitert** den Brustkorb.
- **Stimuliert** die Verdauung und die Nierenfunktion.
- **Stärkt** das Nervensystem.

KONTRAINDIKATIONEN

- **Probleme mit der Lendenwirbelsäule** (Hernien, Ischialgie): Führen Sie sie vorsichtig aus.
- **Hernien oder Entzündungen** im Bauchbereich.
- **Angina pectoris.**

Bhujangasana hilft, die drei Ebenen des Menschen miteinander in Einklang zu bringen: die physische, die psychische und die spirituelle. Sie verleiht uns Selbstvertrauen, psychologische Offenheit, Vitalität und Kraft. Die Energie konzentriert sich zunächst im Manipura Chakra und steigt zu Vishuddha auf.

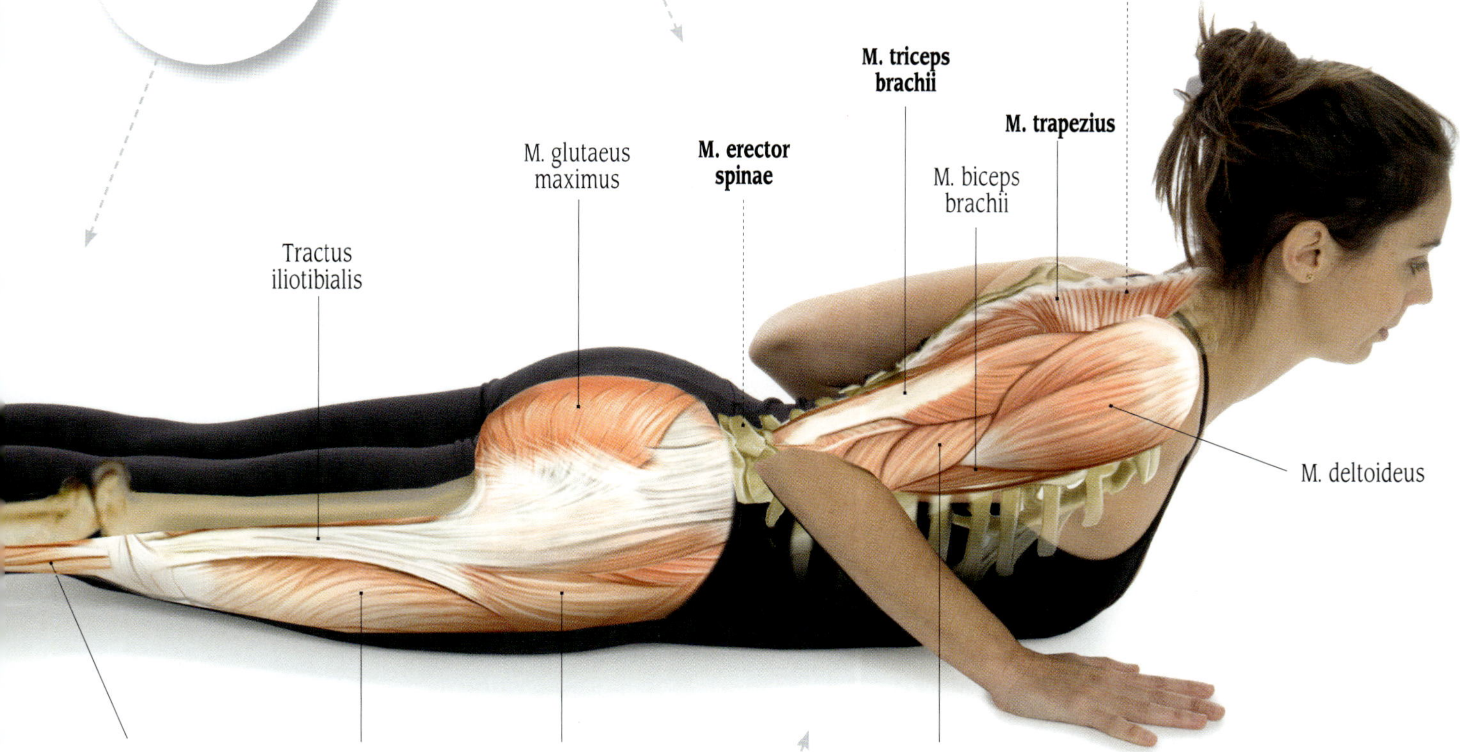

ASANAS MIT STRECKUNG

Matsyasana

Matsya bedeutet „Fisch". Diese Asana ist der Inkarnation des Gottes Vishnu als Fisch gewidmet. Sie erinnert an die Kontinuität und den Fortbestand des Lebens.

VORTEILE

- **Kräftigt** die Hals-, Schulter- und Rückenmuskulatur.
- **Erweitert** den Brustkorb und verbessert die Lungenventilation.
- **Starke Dehnung** der Bauchmuskulatur.

KONTRAINDIKATIONEN

- **Probleme mit der Halswirbelsäule.**
- **Verletzungen oder Probleme mit den Gelenken** der Knie, Schultern oder Hüfte: Führen Sie die Varianten durch.
- **Bluthochdruck oder Schilddrüsenüberfunktion:** Führen Sie sie vorsichtig aus und legen Sie ein Kissen unter den Kopf.
- **Geschwüre, Hernien, Schwindel.**

KLASSIFIZIERUNG

Haltung mit Streckung des Brustbereichs, in Rückenlage, symmetrisch.

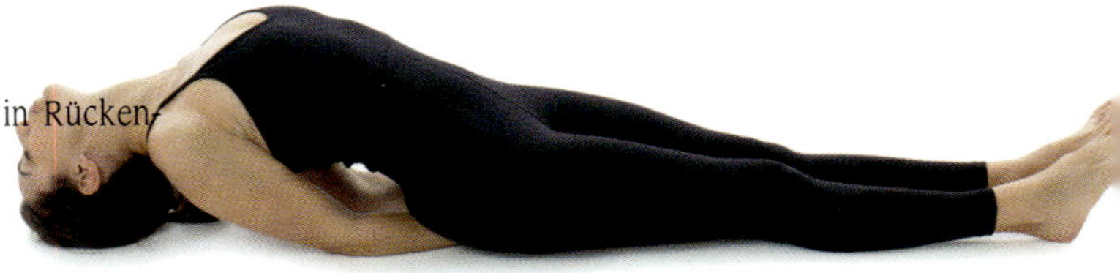

AUSFÜHRUNG

Wir beginnen im Sitzen mit Padmasana (wenn der Lotussitz sich als schwierig erweist, können die Beine gestreckt werden). Nun legen wir uns hin, stützen uns auf die Unterarme, wölben den Rücken und heben Brustkorb und Hals an. Der obere Teil des Kopfs ruht auf dem Boden. Nun umfassen wir mit den Händen den jeweils gegenüberliegenden Fuß. Mit jeder Einatmung versuchen wir, den Brustkorb ein bisschen mehr zu erweitern. Um die Haltung aufzulösen, stützen wir uns auf die Ellbogen, senken vorsichtig den Kopf zum Boden und legen uns langsam wieder auf den Rücken. Wir kehren in die Ausgangsposition zurück und lösen den Lotussitz.

VARIANTE

Mit gestreckten Beinen stützen wir das Körpergewicht mit den Ellbogen und dem Gesäß.

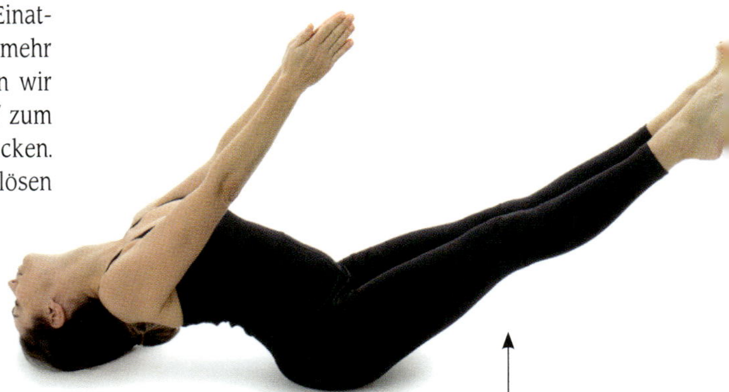

VERWANDTE ASANA

Uttana Padasana. Bei dieser Haltung für Fortgeschrittene werden die Arme und Beine angehoben. Wir beginnen mit Matsyasana, halten die Wirbelsäule gewölbt und strecken die Beine und Arme nach oben. Die Handflächen sind zusammen, und die Arme und Beine bilden jeweils einen 45°-Winkel mit dem Boden.

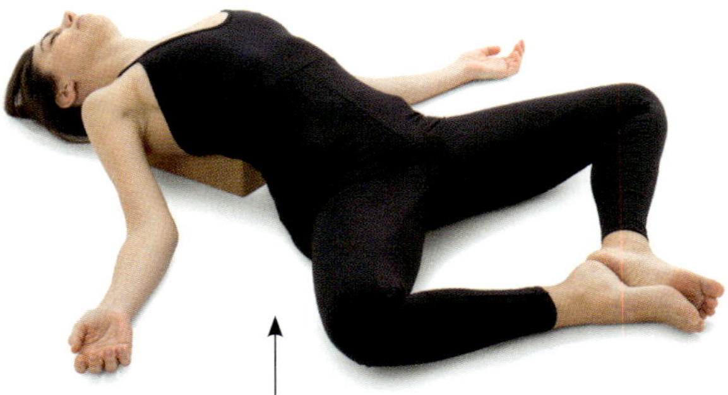

ANPASSUNGEN

Wir benutzen eine gefaltete Decke oder einen Korkklotz. Diese Varianten eignen sich für Personen mit Rückenproblemen. Wir lassen die Arme entspannt zur Seite fallen. Die Handflächen zeigen dabei nach oben. Die Beine können gebeugt und zur Seite fallen gelassen werden, wobei die Fußsohlen zusammen sind (Baddha Konasana), oder sie gestreckt werden.

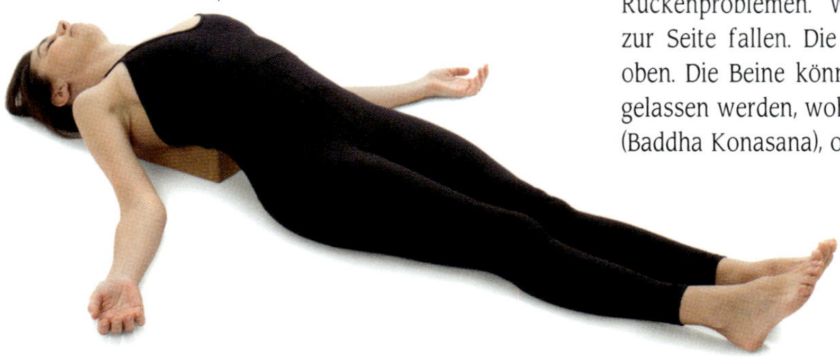

Matsyasana vermittelt uns ein Gefühl von Erholung und Ruhe und gleichzeitig von Offenheit gegenüber dem Universum. Sie stimuliert das Anahata Chakra und aktiviert das Vishuddha Chakra.

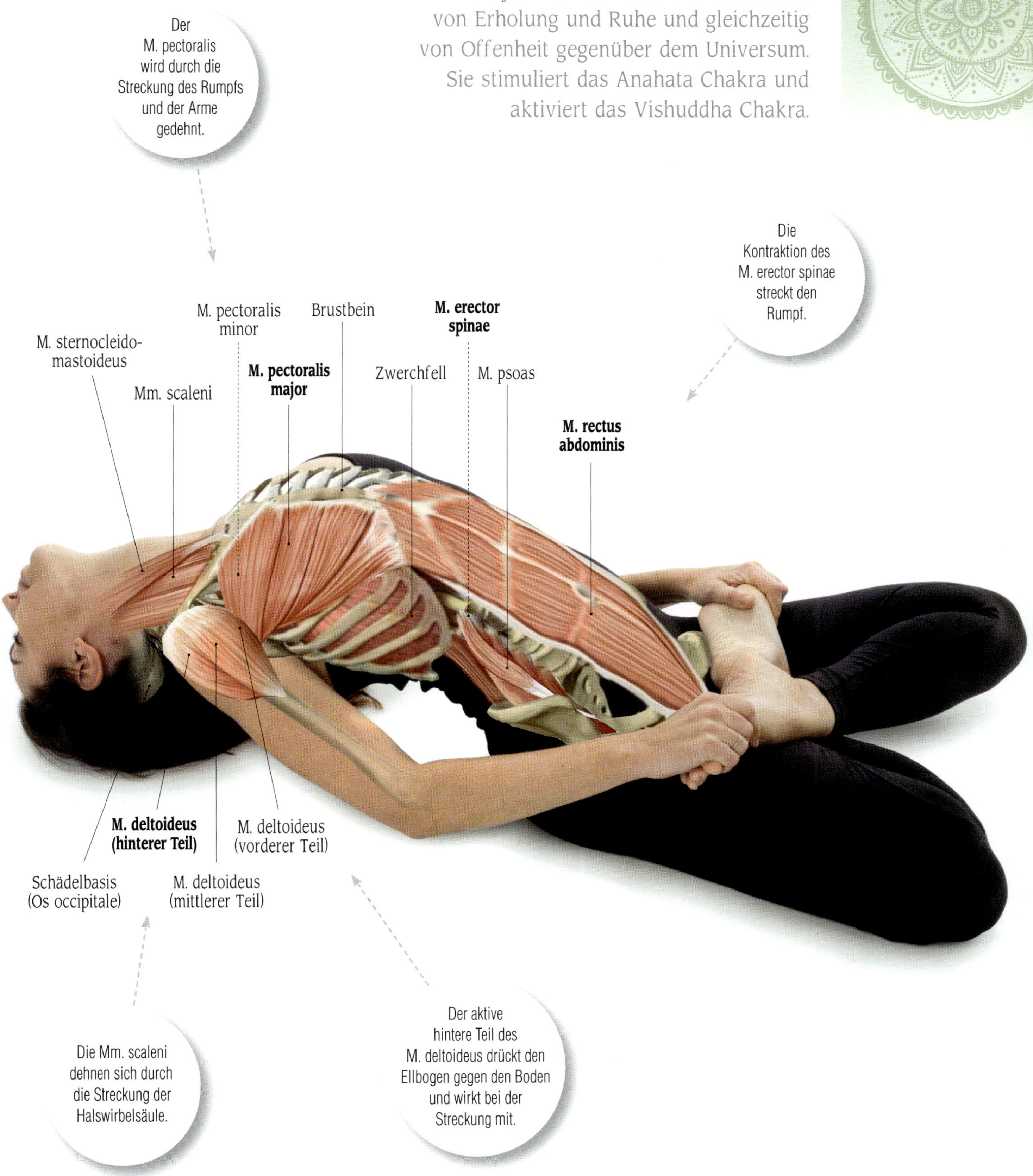

ASANAS MIT BEUGUNG NACH VORN

Parsvottanasana

Parsva bedeutet „seitlich", *ut* „intensiv" und *tan* „strecken". Bei dieser Asana dehnen wir die gesamte Seite und Rückseite des Körpers intensiv. Die Hände in der umgekehrten Gebetshaltung *(Namasté)* tragen dazu bei, dass sich der Brustkorb und die Schultern öffnen.

VORTEILE

- Intensive Dehnung der hinteren Muskulatur des Rückens, des Gesäßes und der Beinrückseiten.
- Kräftigt die Bein- und Fußmuskeln sowie die Muskulatur, die für das Aufrichten zuständig ist.

KONTRAINDIKATIONEN

- Verletzungen oder Probleme mit dem Rücken (Ischialgie, Bandscheibenvorfälle etc.).
- Blutdruckprobleme.

KLASSIFIZIERUNG

Halb umgekehrte Haltung mit Beugung des Rumpfs, im Stand, symmetrisch.

AUSFÜHRUNG

Den Ausgangspunkt bildet Tadasana. Wir stellen die Beine etwa 1 m auseinander, drehen den Rumpf und den rechten Fuß etwa 90° und den linken Fuß etwa 75°. Wir legen die Handflächen auf dem Rücken zwischen den Schulterblättern gegeneinander und öffnen die Ellbogen nach außen (Mudra des umgekehrten Namaskara). Wir atmen ein und „wachsen" nach oben, wobei wir die Muskeln des Beckenbodens kontrahieren. Mit einer Ausatmung neigen wir den geraden Rücken zum gestreckten Bein. Wir halten diese Position. Um sie aufzulösen, beugen wir die Knie leicht und richten den Rumpf mit geradem Rücken auf.

ANPASSUNGEN

Wenn wir die Handflächen nicht hinter dem Rücken zusammenbringen können, umfassen wir die Ellbogen mit der jeweils gegenüberliegenden Hand.

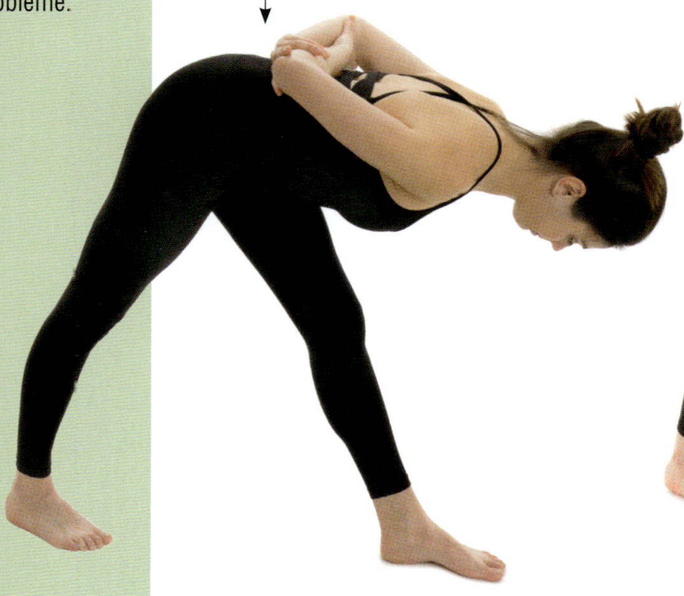

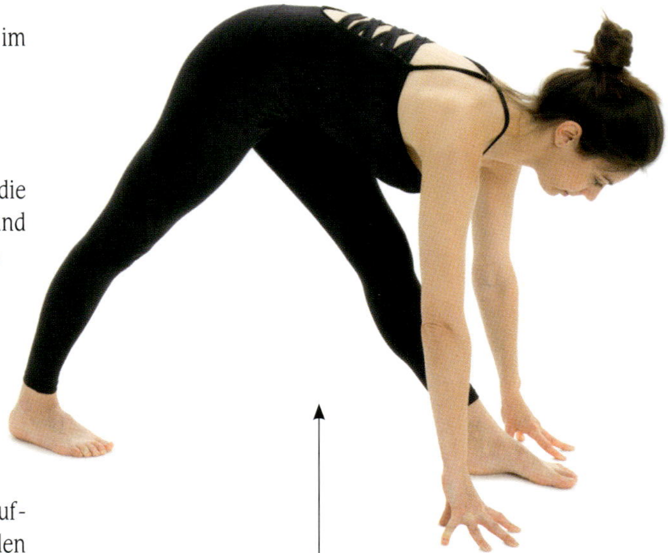

VARIANTE

Parshva Uttanasana. Wir beugen das vordere Bein leicht und strecken die Arme zum Boden.

ANPASSUNG

Bei Rückenbeschwerden oder Schwäche im Rücken und mangelnder Flexibilität in der Beinmuskulatur können wir uns auf Korkklötzen oder einem Stuhl abstützen.

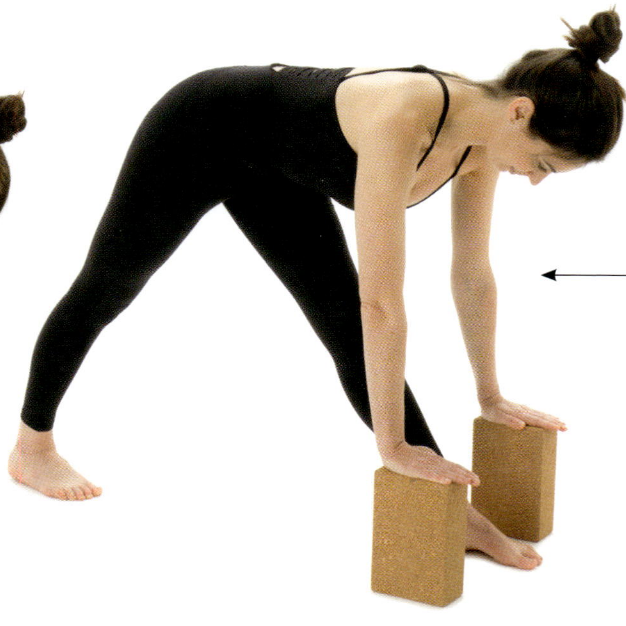

Parsvottanasana vermittelt Gleichgewicht und Widerstandsfähigkeit und bringt dem Praktizierenden Selbstvertrauen angesichts von Ungewissheit. Außerdem fördert sie die Selbstbeobachtung. Die Energie zirkuliert vom Svadhisthana in Richtung Ajna Chakra.

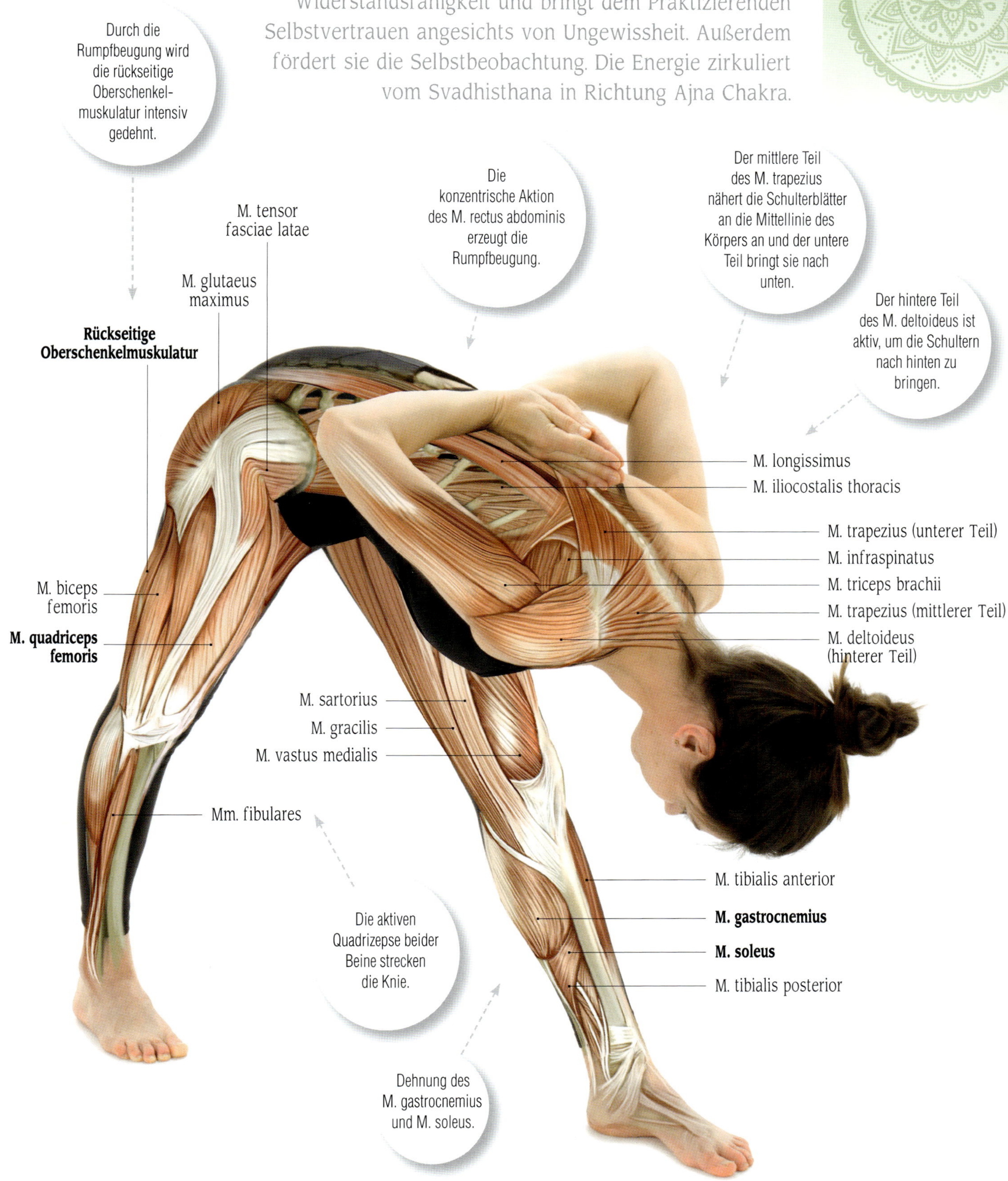

Durch die Rumpfbeugung wird die rückseitige Oberschenkelmuskulatur intensiv gedehnt.
Die konzentrische Aktion des M. rectus abdominis erzeugt die Rumpfbeugung.
Der mittlere Teil des M. trapezius nähert die Schulterblätter an die Mittellinie des Körpers an und der untere Teil bringt sie nach unten.
Der hintere Teil des M. deltoideus ist aktiv, um die Schultern nach hinten zu bringen.
M. tensor fasciae latae
M. glutaeus maximus
Rückseitige Oberschenkelmuskulatur
M. longissimus
M. iliocostalis thoracis
M. trapezius (unterer Teil)
M. infraspinatus
M. triceps brachii
M. trapezius (mittlerer Teil)
M. deltoideus (hinterer Teil)
M. biceps femoris
M. quadriceps femoris
M. sartorius
M. gracilis
M. vastus medialis
Mm. fibulares
M. tibialis anterior
M. gastrocnemius
M. soleus
M. tibialis posterior
Die aktiven Quadrizepse beider Beine strecken die Knie.
Dehnung des M. gastrocnemius und M. soleus.

ASANAS MIT BEUGUNG NACH VORN

Paschimottanasana

Paschima bedeutet „Westen", die Rückseite des Körpers, *ut* bedeutet „intensiv" und *tan* „dehnen". Diese Asana dehnt intensiv die Rückseite des gesamten Körpers. Sie wird auch als „Zangenhaltung" bezeichnet.

VORTEILE

- Dehnt und kräftigt die Muskulatur des Rückens und der Beinrückseiten.
- Stimuliert die Bauchorgane und wirkt sich sehr positiv auf den Verdauungsprozess aus.
- Senkt die Herzfrequenz und entspannt das Nervensystem.

KONTRAINDIKATIONEN

- Akute oder degenerative Erkrankungen der Wirbelsäule (Arthritis, Lumbago, Bandscheibenvorfall, Ischialgie etc.).
- Entzündungen im Bauchbereich.
- Fortgeschrittene Schwangerschaft.

KLASSIFIZIERUNG

Haltung mit Beugung nach vorn, im Sitzen, symmetrisch.

AUSFÜHRUNG

Wir setzen uns mit gebeugten Beinen hin. Wir versuchen, die Gesäßhälften nach außen zu bringen, sodass wir auf den Sitzbeinen sitzen. Wir strecken den Rücken. Wir umfassen die Zehen mit den Daumen, Zeigefingern und Mittelfingern beider Hände. Wir heben den Brustkorb an und bringen die Schultern nach hinten und unten. Nun lassen wir die Beine allmählich nach vorn gleiten. Bauch und Oberschenkel berühren sich. Wir lassen die Beine so weit nach vorn gleiten, bis wir spüren, dass Bauch und Oberschenkel sich nicht mehr berühren, und halten diese Position. Schließlich können wir die Haltung entspannen, indem wir Kopf und Rumpf auf die Beine fallen lassen. Um sie aufzulösen, beugen wir die Beine erneut und richten uns langsam auf.

ANPASSUNGEN

Bei Steifigkeit im Rücken oder Spannung in der rückseitigen Oberschenkelmuskulatur können wir uns auf eine Decke oder ein Kissen setzen, um das Einnehmen der Haltung zu erleichtern und das Becken nach vorn rotieren zu lassen. Wir lassen zu, dass der Rumpf sich durch die Schwerkraft absenkt. Außerdem können wir uns mit einem Gurt behelfen, um den Rücken zu dehnen und strecken.

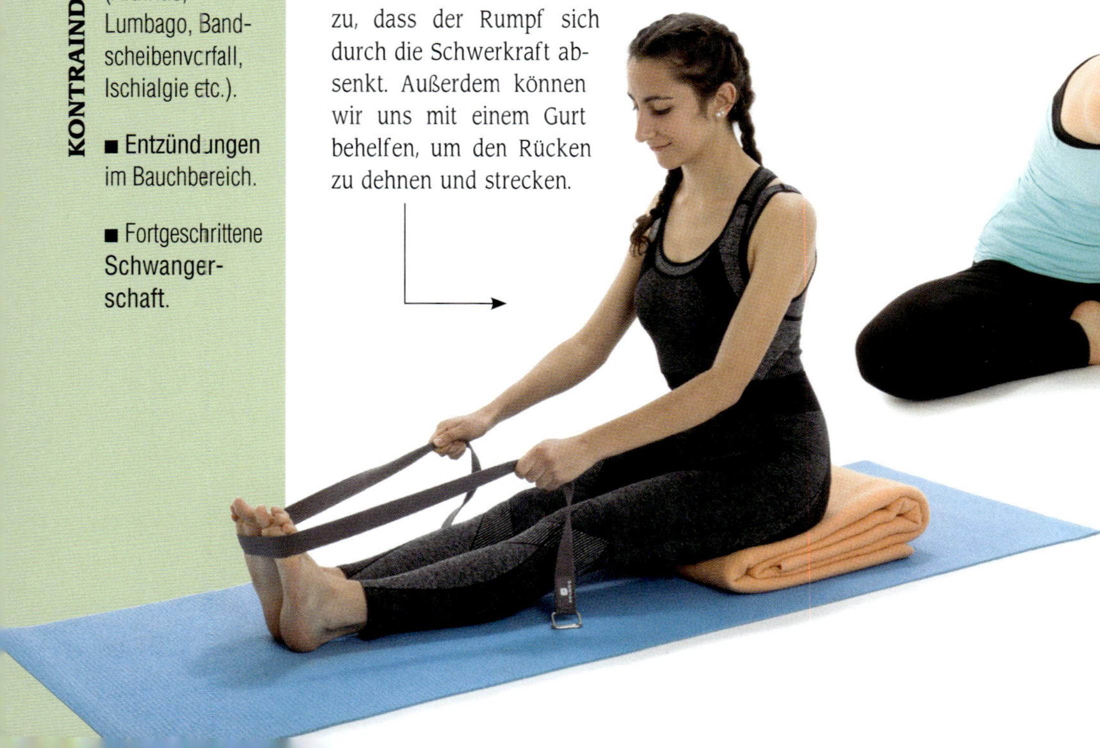

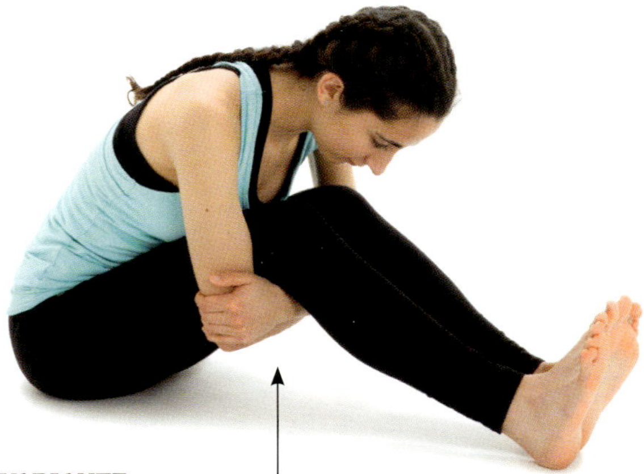

VARIANTE

Wir können die Beine mit den Armen umarmen, ohne den Bauch von den Oberschenkeln zu lösen, und uns allmählich an die Haltung herantasten.

VERWANDTE ASANA

Janu Sirsasana. Wir sitzen in Dandasana, bringen die rechte Ferse vor den Damm und stellen die Fußsohle gegen den linken Oberschenkel. Mit einer Einatmung heben wir die Arme, und die Hände umfassen den linken Fuß. Mit jeder Ausatmung gehen wir tiefer in die Haltung. Anschließend gehen wir auf der anderen Seite genauso vor.

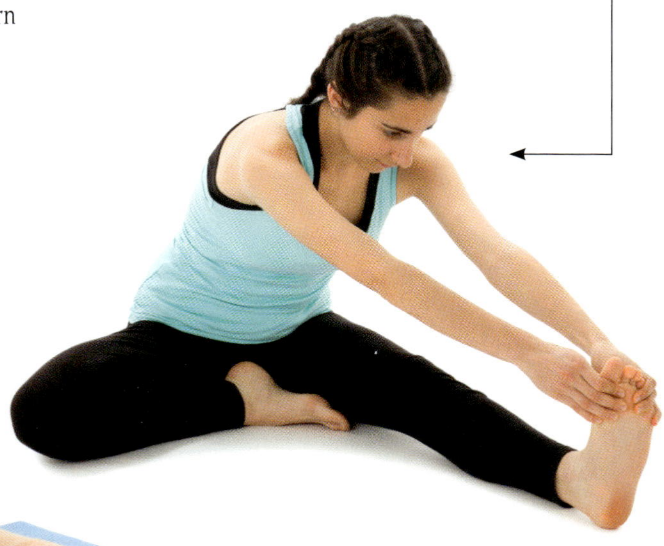

Paschimottanasana stimuliert das Svadhisthana und Manipura Chakra und den Fluss von Prana in der Nadi Sushumna. Sie bringt die Energie des Körpers in Einklang. Sie vermittelt Zustände der Verinnerlichung und mentalen Ruhe.

Der M. infraspinatus und M. teres minor rotieren die Schultern leicht nach außen.

Die Schulterblätter nähern sich durch die Aktion des mittleren und unteren Teils des M. trapezius der Mittellinie des Körpers an.

Die Adduktorengruppe hält die Beine zusammen.

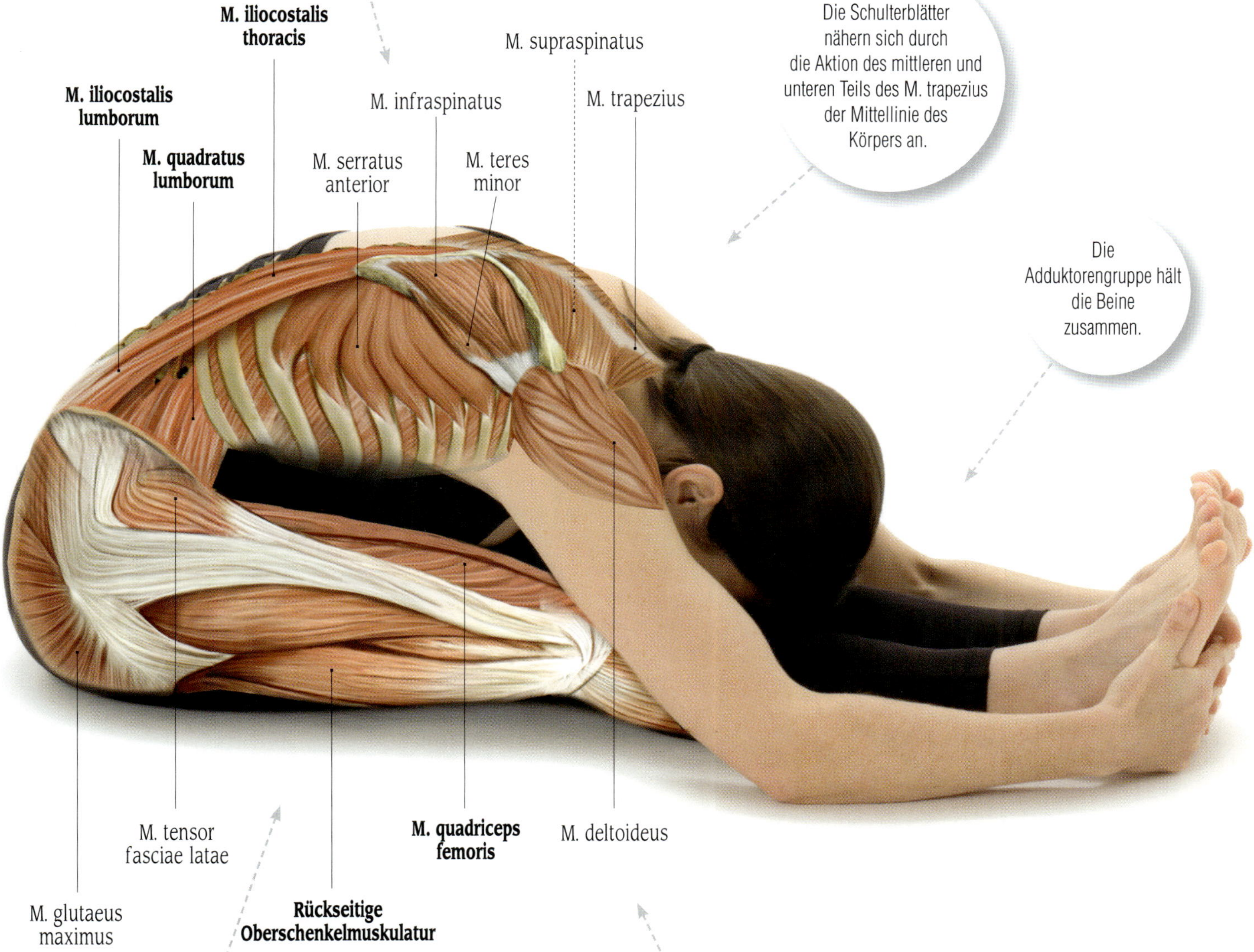

Dehnung der gesamten hinteren Kette: rückseitige Oberschenkelmuskulatur, M. soleus, M. gastrocnemius, M. glutaeus maximus und M. erector spinae.

Die Quadrizepse werden aktiviert, um die Knie zu strecken, und durch die reziproke Hemmung entspannt sich die rückseitige Oberschenkelmuskulatur.

ASANAS MIT BEUGUNG NACH VORN

Balasana

Sie wird auch als Pranatasana bezeichnet. Balasana ist die Haltung des Kindes, da der Körper sich in der Fötusstellung zusammenfaltet.

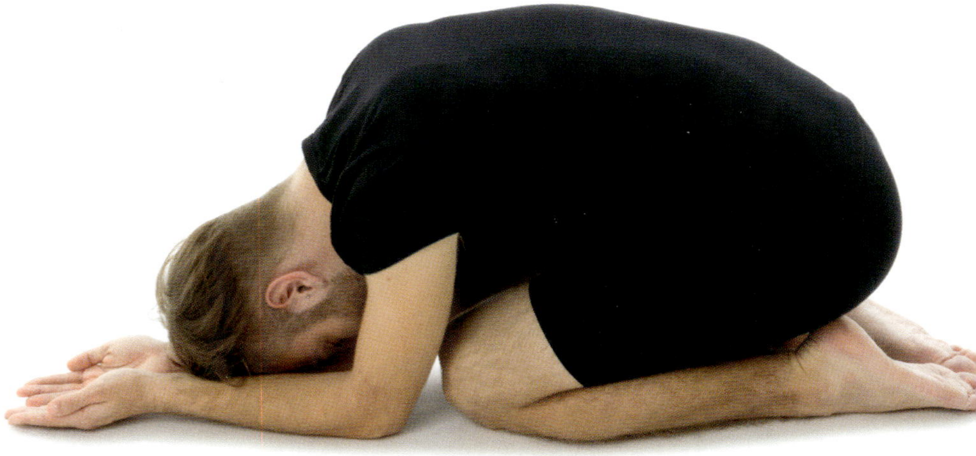

KLASSIFIZIERUNG
Haltung mit Beugung nach vorn, im Fersensitz, symmetrisch.

AUSFÜHRUNG
Wir setzen uns auf die Fersen. Die Beine sind dabei zusammen. Wir stellen die Hände auf den Boden und lassen den Bauch auf die Oberschenkel fallen. Dann legen wir die Stirn auf dem Boden ab. Wir legen die Arme auf beide Seiten des Rumpfs und drehen die Handflächen nach oben. Wir entspannen die Schultern und den gesamten Rücken, schließen die Augen und beobachten unsere Atmung. Um die Haltung aufzulösen, stellen wir die Hände neben den Knien auf den Boden und drücken uns mit den Armen langsam nach oben.

ANPASSUNGEN
Wir legen die Unterarme so nah wie möglich nebeneinander und stützen den Kopf darauf. Die Handflächen zeigen dabei nach oben.

Wenn wir es nicht schaffen, den Kopf zum Boden zu bringen, legen wir ihn auf einen Korkklotz oder auf unsere beiden Fäuste.

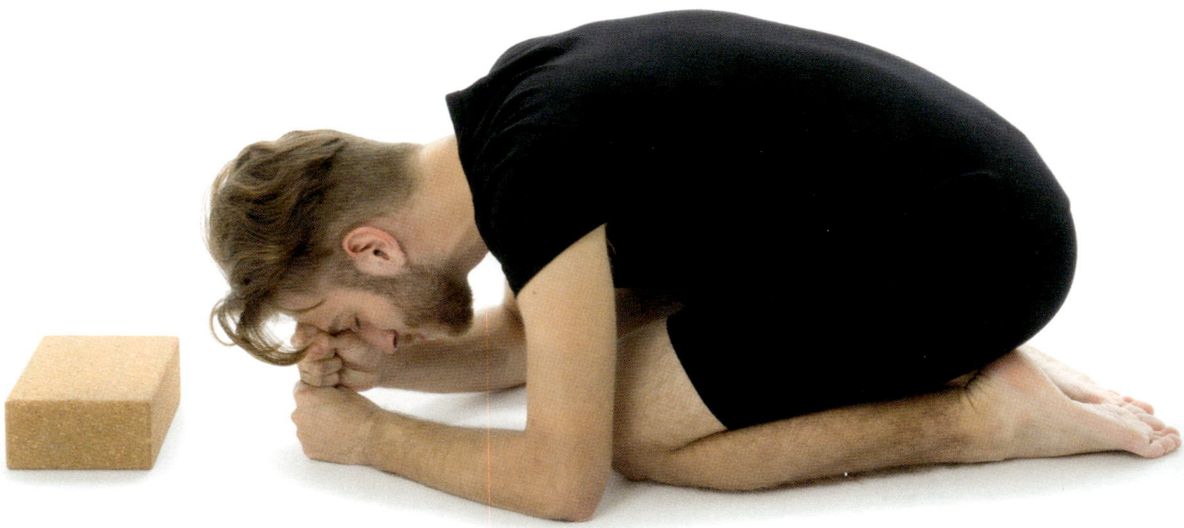

VORTEILE

- **Dehnt und entspannt** den hinteren Teil des Rückens.
- **Regt** die Verdauung an.
- **Fördert** die Durchblutung der Organe des Kopfs.
- **Entspannt** das Nervensystem.

KONTRAINDIKATIONEN

- **Entzündung** im Bauchbereich.
- **Erhöhter Blutdruck,** Kopfschmerzen oder Erkältung: Legen Sie den Kopf höher.
- **Schwangerschaft:** Führen Sie sie mit leicht gespreizten Beinen durch.

In Balasana wird das Vishuddha Chakra aktiviert, was Energie zu den oberen Chakren fließen lässt und den Geist beruhigt. Außerdem ist es eine Haltung der Selbstbeobachtung und Zurücknahme der Sinne, was einen Zustand des inneren Friedens erzeugt.

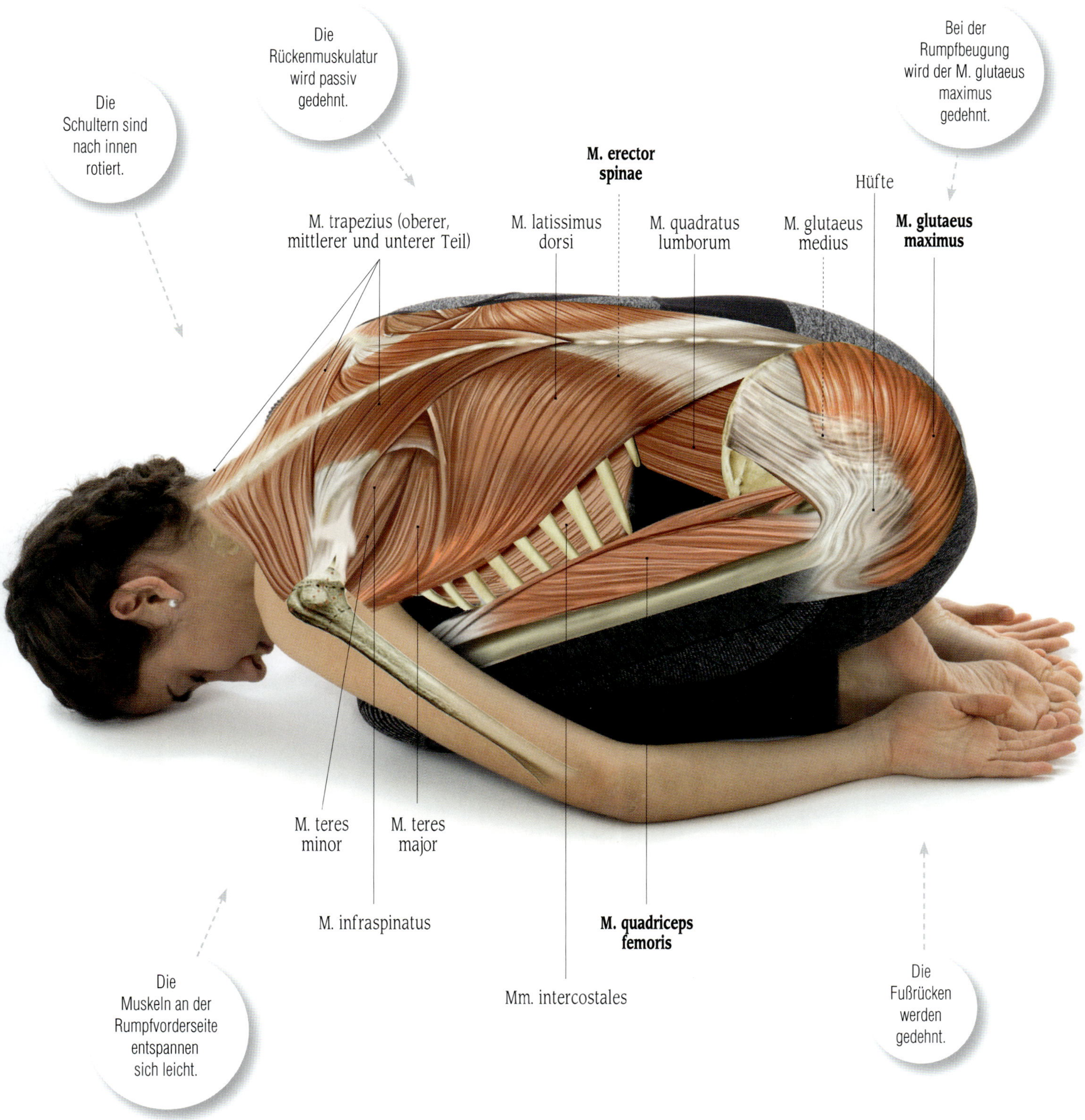

ASANAS MIT BEUGUNG NACH VORN

Kurmasana

Kurma bedeutet „Schildkröte". Diese Asana ist Kurma gewidmet, der Inkarnation von Vishnu als Schildkröte. Die Haltung ermöglicht es uns, uns in unser Inneres zurückzuziehen.

VORTEILE

- **Dehnt und kräftigt** die Rückenmuskulatur.
- **Macht** die Wirbelsäule **flexibler**.
- **Stimuliert** die Organe im Bauch.
- **Beruhigt** das Nervensystem.

KONTRAINDIKATIONEN

- **Erkrankungen** der Bauchorgane.
- **Verletzungen** an der Wirbelsäule (Ischialgie, Bandscheibenvorfall etc.).
- **Probleme in den Schultergelenken:** Führen Sie die Varianten aus.
- Fortgeschrittene **Schwangerschaft.**

KLASSIFIZIERUNG

Haltung mit Beugung nach vorn, im Sitzen, symmetrisch.

AUSFÜHRUNG

Den Ausgangspunkt bildet Dandasana. Wir spreizen die Beine, beugen die Knie und bringen die Füße näher zum Rumpf. Mit einer Hand auf jedem Knie strecken wir die Wirbelsäule und heben den Brustkorb an. Nun neigen wir den Rumpf nach vorn und legen die Hände und Arme jeweils unter die Knie auf derselben Seite. Wenn unsere Schultern, Wirbelsäule und Hüfte flexibel genug sind, können wir die Arme zum Boden strecken. Die Handflächen zeigen dabei nach unten. Wir neigen den Rumpf allmählich weiter nach vorn und stützen erst die Stirn, dann das Kinn und schließlich die Brust auf den Boden. Dadurch werden die Beine gedehnt. Bei jeder Ausatmung intensivieren wir die Haltung.

ANPASSUNGEN

Diese Haltung kann als Vorbereitung auf die Asana dienen. Wir spreizen die Beine und beugen die Knie. Nun führen wir die Arme unter die Beine und umfassen die Fersen mit der Hand auf derselben Seite.

Wir können diese Anpassung mit oder ohne Korkklotz durchführen. Wir bringen die Fußsohlen zusammen und lassen den Rumpf nach vorn fallen. Wir führen die Hände und Unterarme unter die Beine und umfassen mit den Händen die Füße oder den Klotz. Wir bleiben entspannt in dieser Haltung.

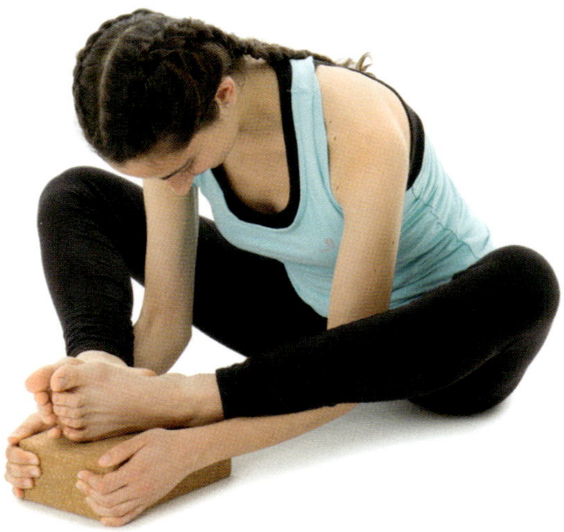

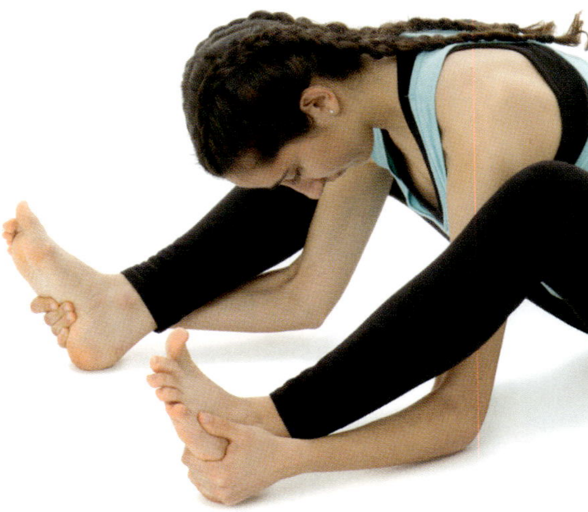

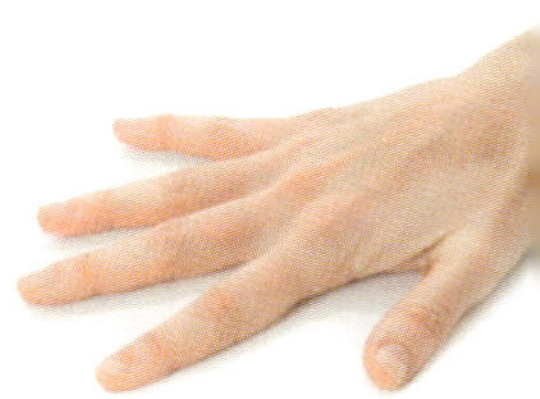

Kurmasana erlaubt es uns, unsere Sinne von der Außenwelt zurückzunehmen, und befreit uns von den äußeren Sorgen und Freuden. Auf diese Weise finden wir unseren inneren Raum. Diese Asana stimuliert das Svadhisthana, Manipura und Anahata Chakra.

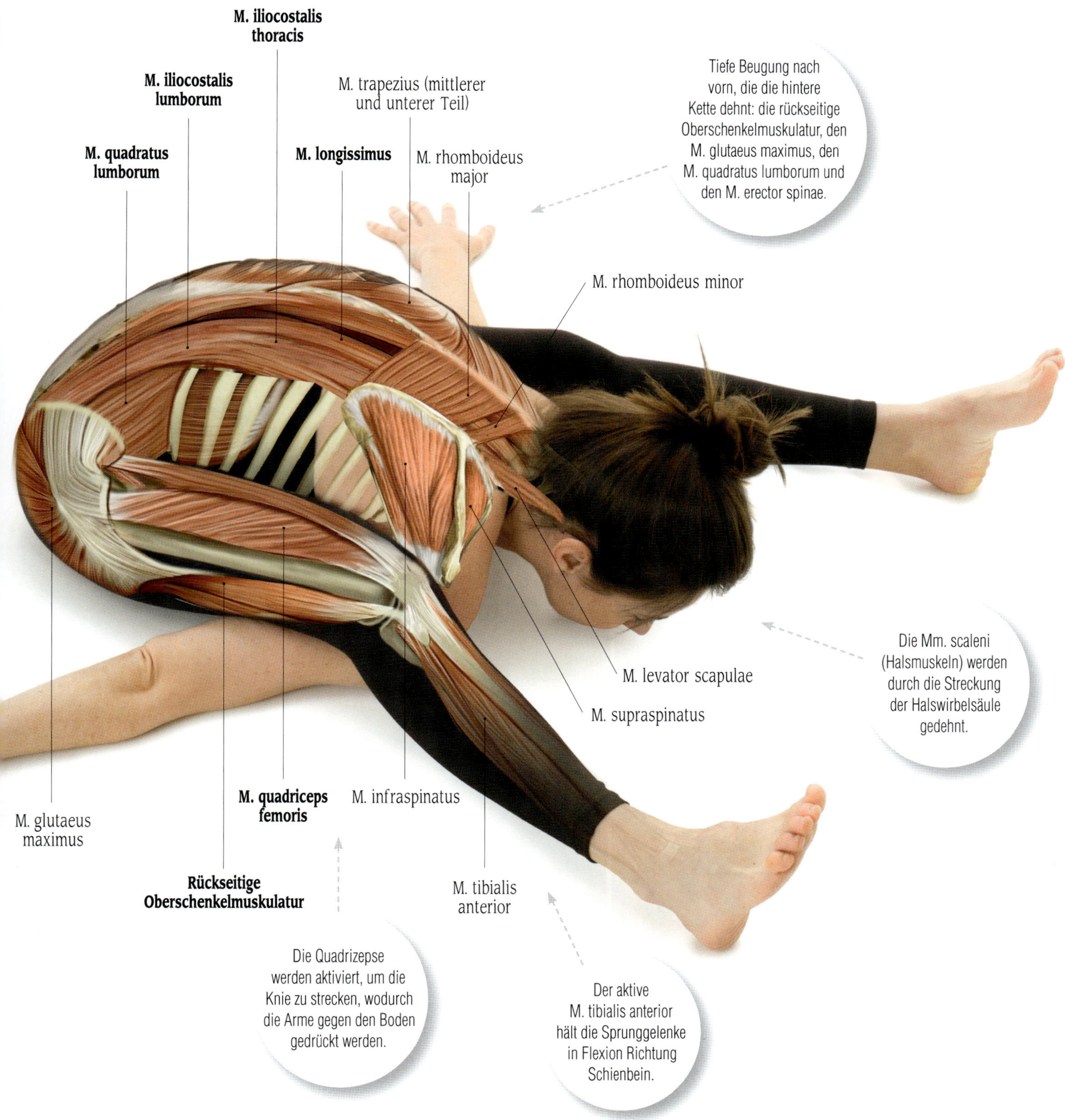

ASANAS MIT DREHUNG

Ardha Matsyendrasana

Diese Haltung ist Matsyendranath, „dem Herrn der Fische", gewidmet, dem legendären Begründer von Hatha Yoga, der als Fisch Shiva ausspionierte, während dieser seiner Frau Parvati Yoga beibrachte. Diese Asana ist eine Haltung mit halber Rückendrehung.

KLASSIFIZIERUNG
Haltung mit Drehung, im Sitzen, asymmetrisch.

AUSFÜHRUNG
Wir beginnen in Dandasana. Wir beugen das linke Knie und bringen die Ferse zur rechten Gesäßhälfte, sodass Unterschenkel, Oberschenkel und Fuß auf dem Boden ruhen. Wir beugen das rechte Knie und stellen die Fußsohle auf den Boden. Der Außenknöchel des rechten Beins berührt das linke Knie. Nun umfassen wir mit beiden Händen das rechte Knie und richten die Wirbelsäule so stark wie möglich vertikal auf. Wir drehen den Rumpf nach rechts und legen den linken Ellbogen gegen die Außenseite des rechten Oberschenkels. Wir nutzen den linken Arm auf dem rechten Bein als Hebel. Wir atmen ein und werden uns der Drehung von unten nach oben bewusst. Der Kopf ist nach rechts gedreht. Wir führen die rechte Hand hinter den Rücken, während wir die linke unter das rechte Bein führen. Wir umfassen die Hände auf dem Rücken und führen mit der rechten Hand Jnana Mudra durch. Der Rücken muss senkrecht zum Boden und entspannt sein, die Schultern sind auf gleicher Höhe und die Sitzbeine berühren den Boden. Um die Haltung aufzulösen, führen wir die Bewegung in umgekehrter Reihenfolge durch. Auf der anderen Seite gehen wir gleich vor.

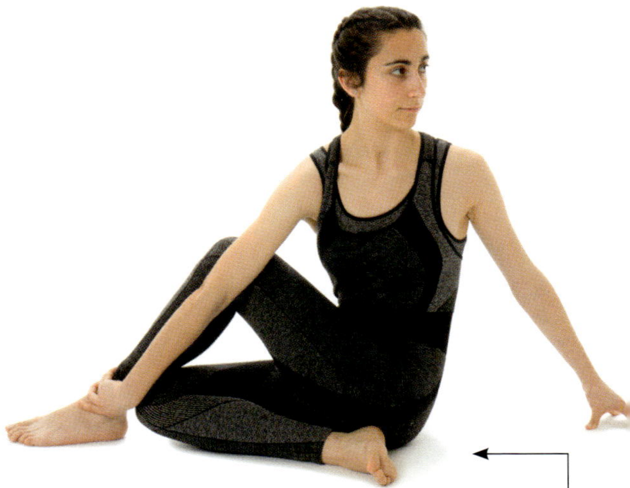

Wenn wir den rechten Arm am linken Bein vorbeiführen, können wir ihn auf dem linken Bein als Hebel einsetzen. Die Hand umfasst den linken Knöchel.

Wir beugen beide Beine und legen sie in dieselbe Richtung. Wir strecken die Wirbelsäule und drehen sie in die andere Richtung. Die Hand umfasst das Knie. Diese Variante erleichtert auf natürliche Weise das Aufrichten der Wirbelsäule.

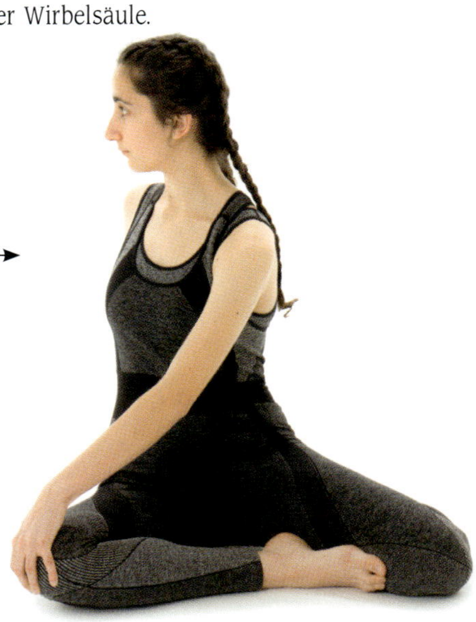

VARIANTEN
Bei der sanfteren Variante wird die rechte Hand hinter dem Rücken auf den Boden gestützt, während der linke Unterarm auf dem rechten Oberschenkel abgestützt wird.

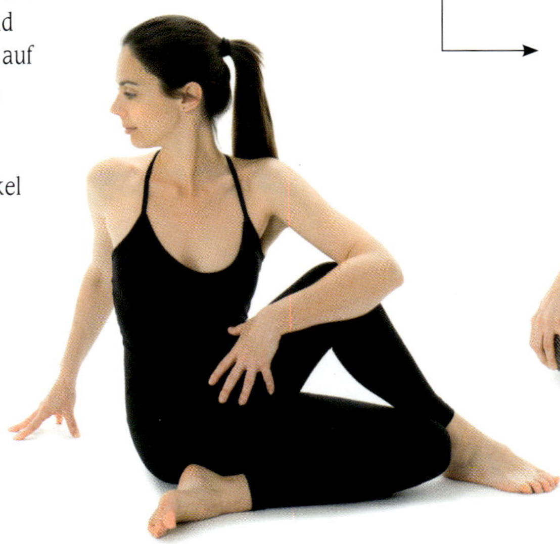

VORTEILE

- Macht die Rücken- und Hüftmuskulatur flexibler. Kräftigt die Schultergelenke.
- Massiert und stärkt die Verdauungsorgane und verbessert ihre Funktion.
- Lindert Rückenschmerzen. Empfehlenswert bei Lumbago und Skoliose.
- Stimuliert und stärkt das Nervensystem.

KONTRAINDIKATIONEN

- Bandscheibenvorfall.
- Peptisches Geschwür, Leistenbruch.
- Knieprobleme: Führen Sie die angepassten Varianten durch.

Ardha Matsyendrasana ermöglicht den Energiefluss auf beiden Seiten der Wirbelsäule und gleicht die Nadis Ida und Pingala aus. Außerdem bringt sie die polaren Kräfte der Elemente Wasser/Feuer ins Gleichgewicht, die von *matsya* (Fisch/Wasser) und *indra* (Feuer) symbolisiert werden. Sie stimuliert das Manipura, Vishuddha und Ajna Chakra.

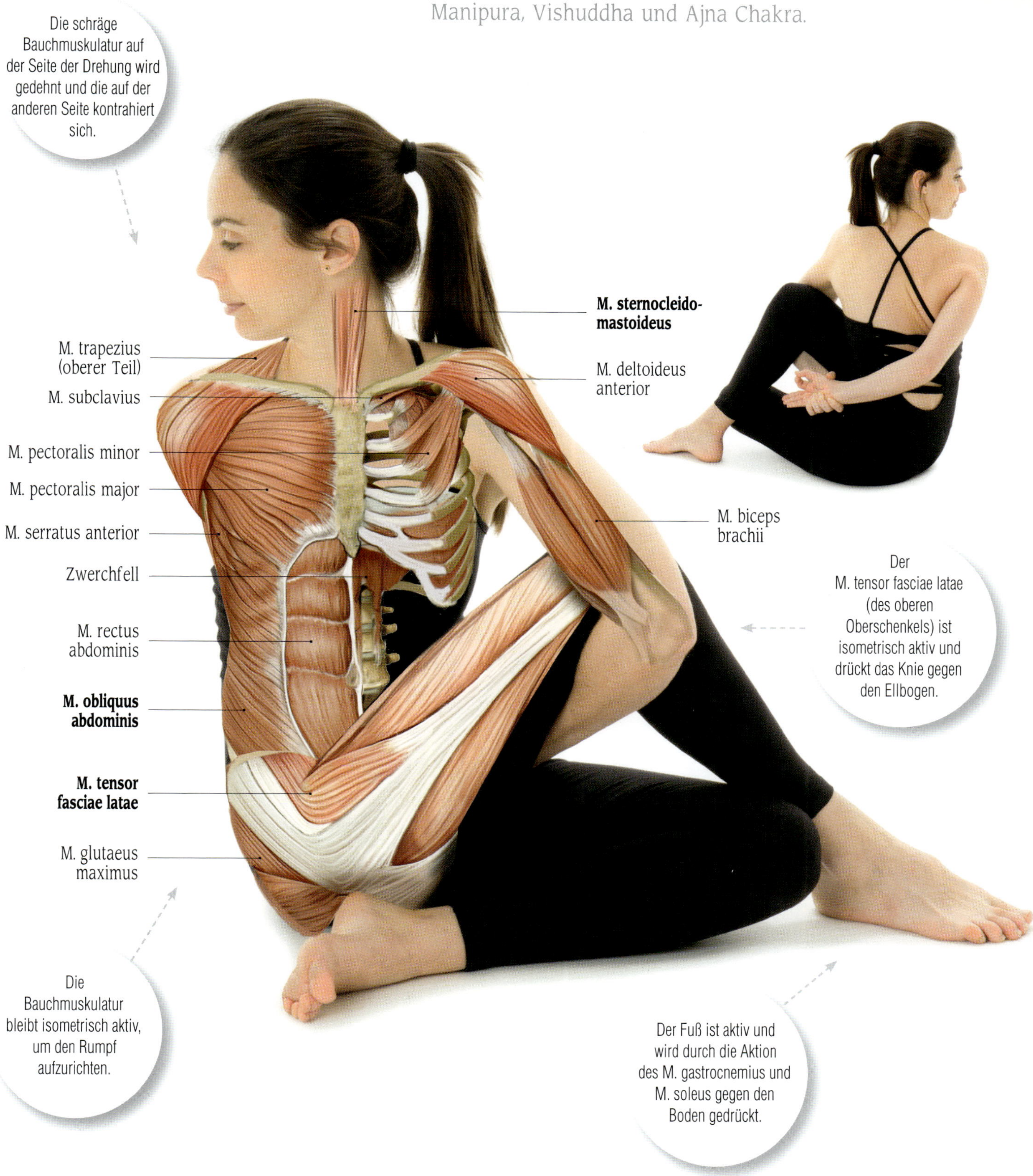

ASANAS MIT DREHUNG

Jathara Parivartanasana

Jathara bedeutet „Magen", „Bauch", und *parivartana* bedeutet „drehen". In dieser Haltung wird die Wirbelsäule spiralförmig gedreht.

VORTEILE

- Kompensiert Fehlstellungen der Wirbelsäule.
- Verleiht dem Brustkorb Beweglichkeit, was sich auf die Atemkapazität auswirkt.
- Stimuliert die Verdauungsprozesse.
- Entspannt das Nervensystem.

KONTRAINDIKATIONEN

- Starke Schmerzen im Rücken, akute Ischialgie oder Bandscheibenvorfälle.

KLASSIFIZIERUNG

Haltung mit Drehung, in Rückenlage, asymmetrisch.

AUSFÜHRUNG

Die Ausgangsposition bildet Savasana. Wir strecken die Arme wie ein Kreuz zur Seite, sodass sie eine Linie mit den Schultern bilden und die Handflächen nach oben zeigen (bei einigen Yogaschulen zeigen sie nach unten). Die Beine sind gebeugt und die Füße stehen auf dem Boden. Nun heben wir das Becken leicht und lassen es nach links kippen. Wir heben beide Beine zusammen und senkrecht gestreckt an und senken sie langsam diagonal zur rechten Körperseite ab. Die Füße bewegen sich Richtung Hand. Bauch und Brust bewegen sich zur entgegengesetzten Seite, und die Schulterblätter und Schultern halten Bodenkontakt. Wir halten diese Position eine Weile und führen dabei eine Bauchatmung durch. Um die Haltung aufzulösen, beugen wir die Beine leicht und bringen sie wieder in die Vertikale. Wir wiederholen die Asana auf der anderen Seite.

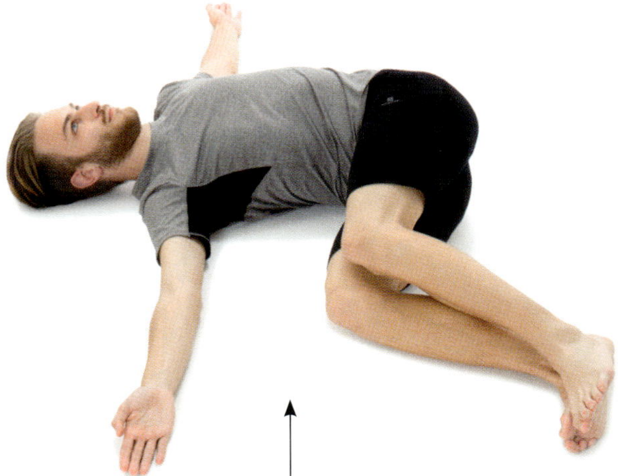

VARIANTEN

Drehung mit gebeugten Beinen. Bei dieser Haltung können wir die Knie nah zur Brust oder weiter von ihr weg bringen, was sich unterschiedlich auf die Hüftgelenke, die Lendenwirbelsäule und die Brustwirbelsäule auswirkt. Sind sie näher an der Brust, wird die Drehung in der Brustwirbelsäule erzeugt, was Spannungen in der Hüfte und der Lendenwirbelsäule auflöst.

Wir schlagen ein Bein über das andere und drehen langsam den unteren Teil des Körpers, sodass beide Knie sich dem Boden nähern. In dieser Haltung können wir uns entspannen.

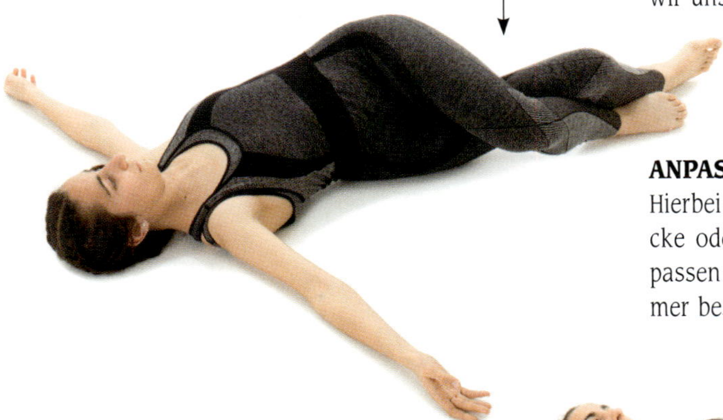

ANPASSUNG

Hierbei bleibt ein Bein gestreckt. Wir können eine Decke oder ein Kissen benutzen, um die Haltung anzupassen und dafür zu sorgen, dass der Körper sie immer besser einnehmen kann.

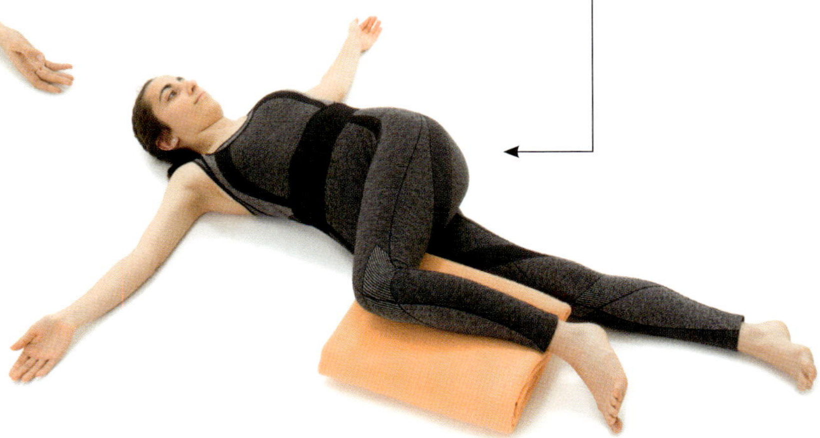

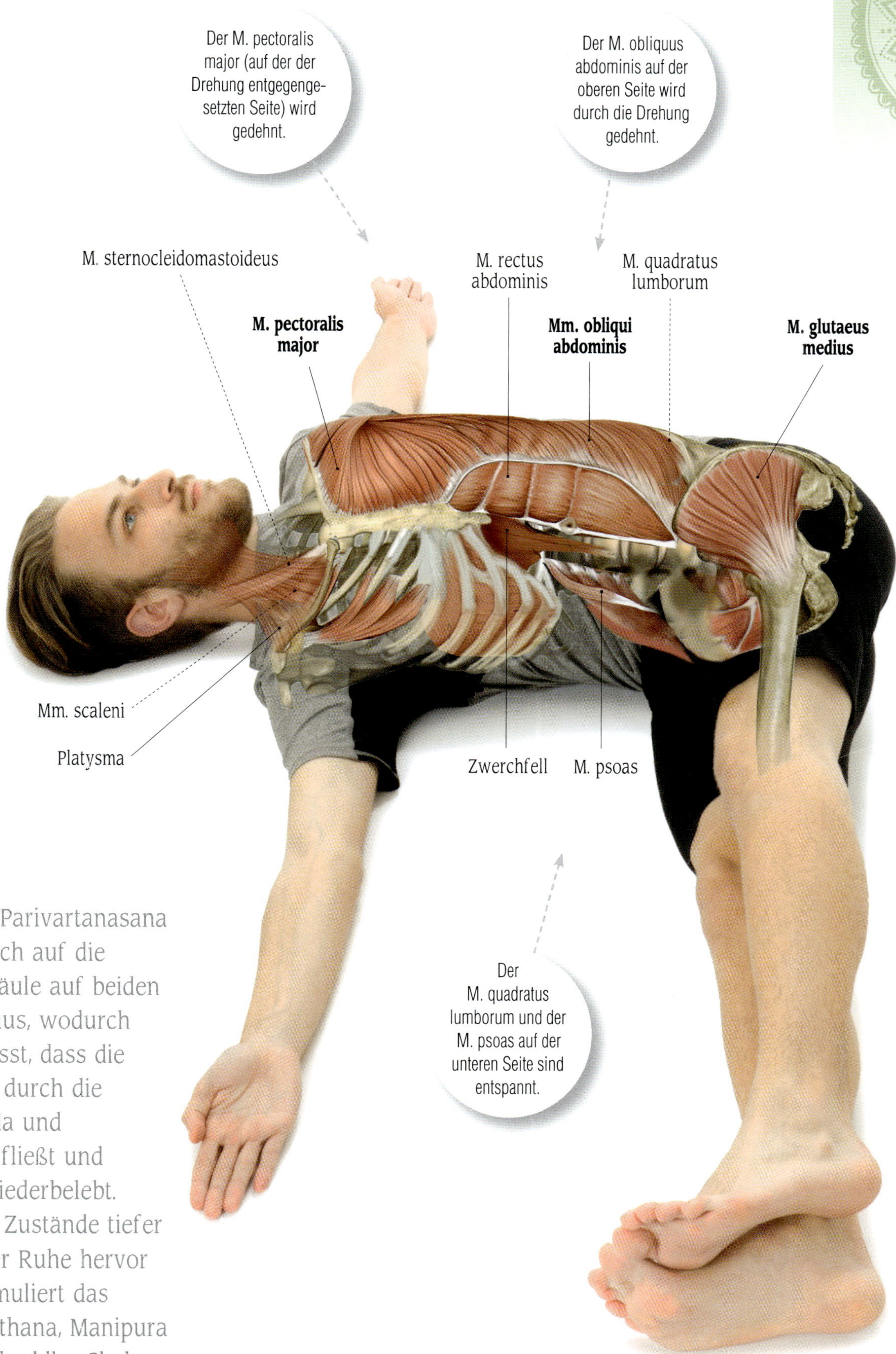

Jathara Parivartanasana wirkt sich auf die Wirbelsäule auf beiden Seiten aus, wodurch sie zulässt, dass die Energie durch die Nadis Ida und Pingala fließt und diese wiederbelebt. Sie ruft Zustände tiefer mentaler Ruhe hervor und stimuliert das Svadhisthana, Manipura und Vishuddha Chakra.

HALBE UMKEHRHALTUNGEN UND UMKEHRHALTUNGEN

Prasarita Padottanasana

Prasarita bedeutet „erweitern", „ausstrecken", und *Pada* bedeutet „Fuß" oder „Bein". In dieser Haltung werden die Beine gedehnt und gekräftigt, und die Füße, Hände und der Kopf verbinden sich mit dem Boden.

VORTEILE

- **Intensive Dehnung** der gesamten Körperrückseite.
- **Empfehlenswert** bei Verkürzung der Muskulatur der Körperrückseite, Hyperlordose und Hyperkyphose.
- **Erhöht** die Durchblutung des Kopfs, fördert die Konzentration und intensive mentale Arbeit. Bekämpft Stress und Depression.
- **Fördert** den venösen Rückstrom und normalisiert die Durchblutung der Muskulatur und inneren Organe.

KONTRAINDIKATIONEN

- **Bandscheibenvorfall,** Ischialgie. Beugen Sie bei Bandscheibenproblemen in der Lendenwirbelsäule die Beine leicht.
- **Bluthochdruck.**
- **Grauer Star** oder erhöhter Augeninnendruck.

KLASSIFIZIERUNG

Halbe Umkehrhaltung mit Rumpfbeugung, im Stand, symmetrisch.

AUSFÜHRUNG

Wir beginnen in Tadasana, spreizen die Beine weit auseinander und spannen sie an. Mit einer Ausatmung stemmen wir die Hände in die Hüften und neigen uns mit geradem Rücken nach vorn. Die Beugung des Rumpfs geschieht aus dem Hüftgelenk heraus. Anschließend stellen wir die Handflächen schulterbreit auseinander zwischen die Füße auf den Boden. Die Hände sind gespreizt und die Mittelfinger zeigen nach vorn. Wenn die Flexibilität ausreicht, beugen wir die Ellbogen und legen den Scheitel auf den Boden. Die Füße, Hände und der Kopf müssen eine Linie bilden. Wir halten die Position einige Atemzüge lang und lösen sie dann.

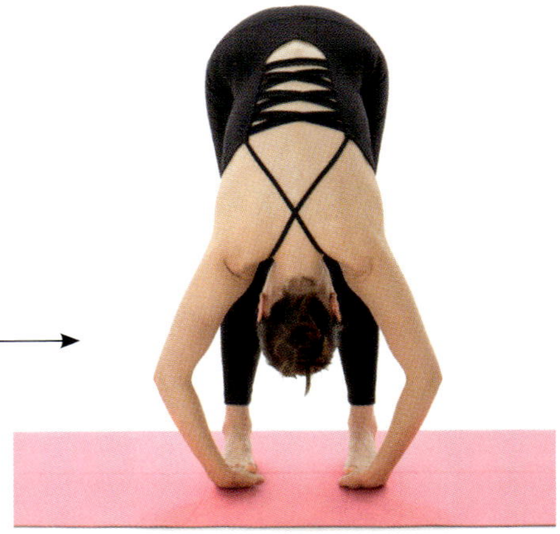

VERWANDTE ASANA

Padahastasana. Dies ist eine andere Beugung im Stand. Die Ausgangsposition bildet Tadasana. Wir heben die Arme nach oben und strecken den Rumpf. Mit einer Ausatmung beugen wir ihn nach vorn. Wir legen die Hände unter die Fußsohlen. Diese Asana fördert die Entspannung des Nackens und der Halswirbelsäule.

VARIANTE

Wir beugen den Körper nach vorn und halten uns mit den Mittel- und Zeigefingern beider Hände an den Großzehen fest.

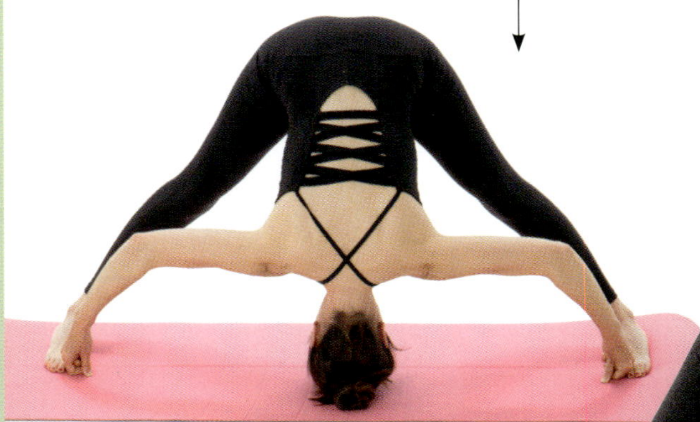

ANPASSUNGEN

Bei Verkürzung der rückseitigen Oberschenkelmuskulatur oder Verspannungen im Rücken können wir Korkklötze benutzen. So können wir uns an die Haltung herantasten.

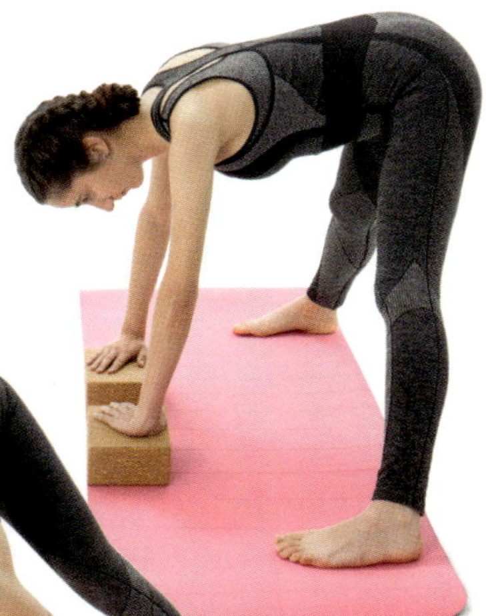

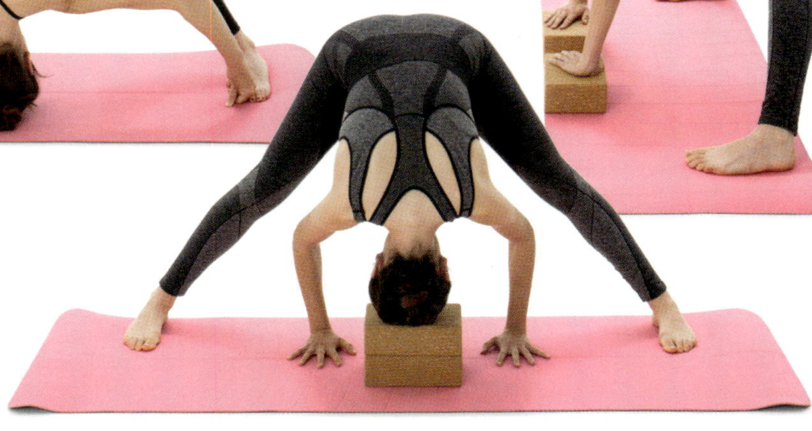

Prasarita Padottanasana ermöglicht es uns, die Nähe der Erde mit unserem Oberkörper wahrzunehmen. Sie verleiht uns mentale Klarheit und emotionales Gleichgewicht. Diese Asana stimuliert das Sahasrara Chakra.

Der M. erector spinae, die rückseitige Oberschenkelmuskulatur, der M. glutaeus maximus, der M. soleus und der M. gastrocnemius werden exzentrisch gedehnt.

Die aktiven Quadrizepse strecken die Knie.

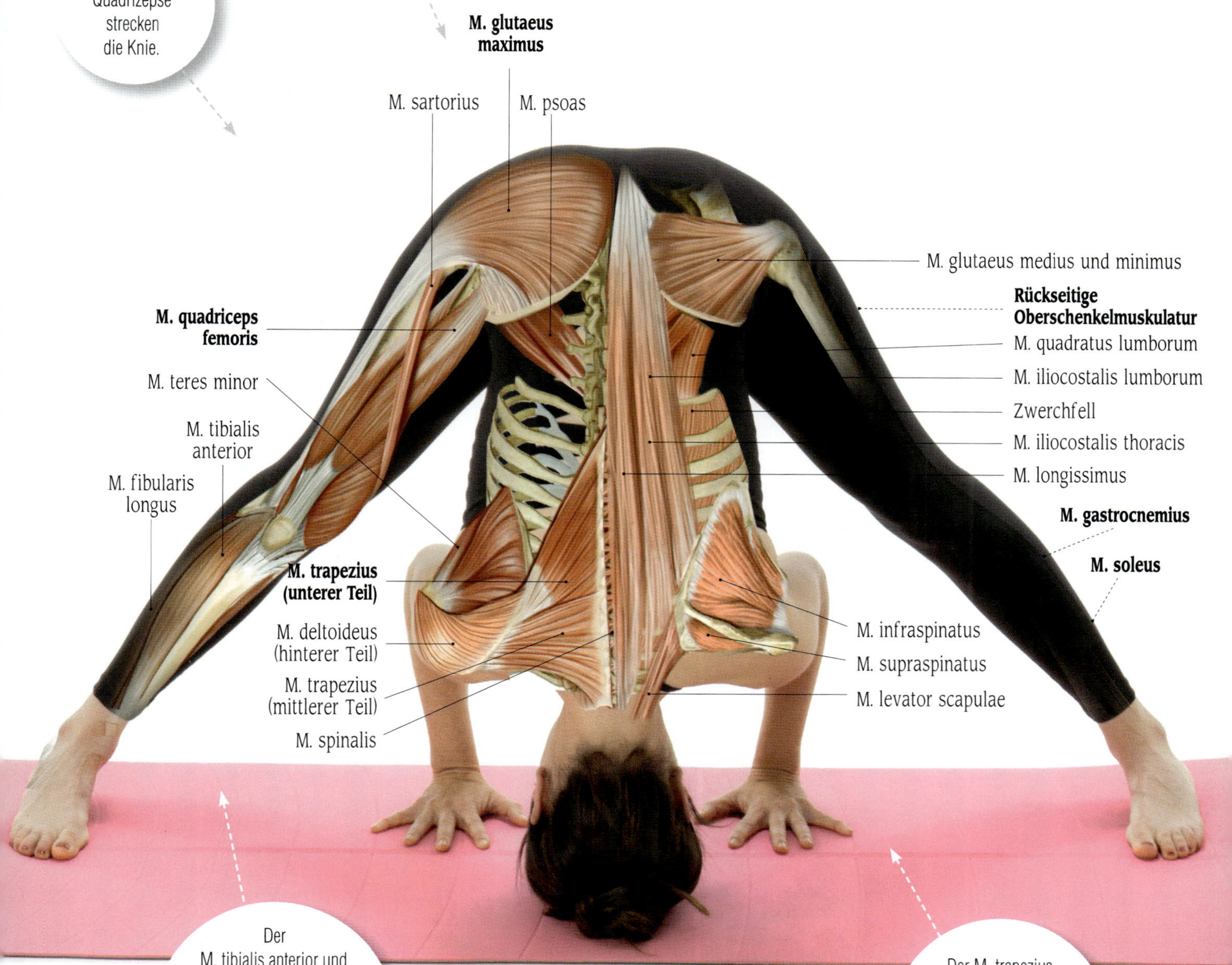

Der M. tibialis anterior und posterior erhalten das Fußgewölbe. Außerdem wird der M. fibularis longus exzentrisch gedehnt, was die Außenkante des Fußes gegen den Boden drückt.

Der M. trapezius wird konzentrisch aktiviert, um die Schulterblätter von den Schultern zu entfernen, was Raum für den Hals lässt.

HALBE UMKEHRHALTUNGEN UND UMKEHRHALTUNGEN

Sasangasana

Sasaka ist Sanskrit und bedeutet „Kaninchen“. Diese Haltung erinnert an die gerundete Wirbelsäule eines Kaninchens oder Hasen.

VORTEILE

- Dehnt die Wirbelsäule und den Nackenbereich.
- Erhöht die Durchblutung des Kopfs, wodurch Gehirn, Gesicht und Hals mit mehr Sauerstoff versorgt werden.
- Lindert mentale Erschöpfung.
- Stimuliert das Immunsystem und das endokrine System.

KONTRAINDIKATIONEN

- Bluthochdruck.
- Erhöhter Augeninnendruck.
- Entzündungen im Kopf.

KLASSIFIZIERUNG

Halbe Umkehrhaltung mit Rumpfbeugung, im Knien, symmetrisch.

AUSFÜHRUNG

Die Ausgangsposition bildet Vajrasana, der Fersensitz. Wir beugen den Rumpf nach vorn, bis der Bauch auf den Oberschenkeln ruht, und legen die Stirn auf den Boden. Die Arme führen wir an beiden Seiten des Körpers nach hinten und umfassen mit jeder Hand die Ferse auf derselben Seite. Mit einer Einatmung heben wir das Becken und lassen gleichzeitig den Kopf zum Körper gleiten. Das Kinn bringen wir Richtung Brust, bis der Scheitel auf dem Boden ruht. Das Körpergewicht lastet auf Händen und Fersen. Es ist wichtig, stark an den Fersen zu ziehen. Wir halten die Asana einige Atemzüge lang. Um die Haltung aufzulösen, bringen wir das Becken wieder zu den Fersen und lassen den Kopf nach vorn gleiten. Wir können kurz in Balasana bleiben.

GEGENHALTUNG

Entspannung in Balasana.

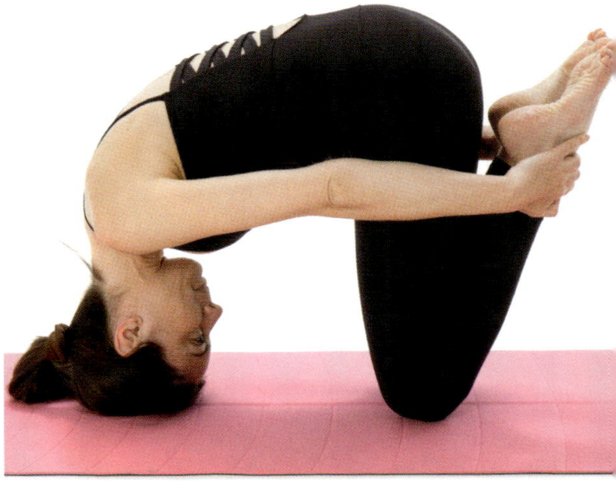

VARIANTE

Dies ist eine intensive Variante. Wir halten die Fußgelenke mit beiden Händen fest. Das Körpergewicht lastet auf den Knien und dem Scheitel.

ANPASSUNG

Mit beiden Händen auf dem Boden. Wir stellen die Hände zu beiden Seiten des Körpers vor uns auf. Mit einer Einatmung heben wir das Becken langsam an und lassen den Kopf gleiten, bis der Scheitel auf dem Boden ruht. Die Hände und Arme üben einen leichten Druck nach unten aus, damit nicht das gesamte Gewicht nur auf dem Kopf lastet.

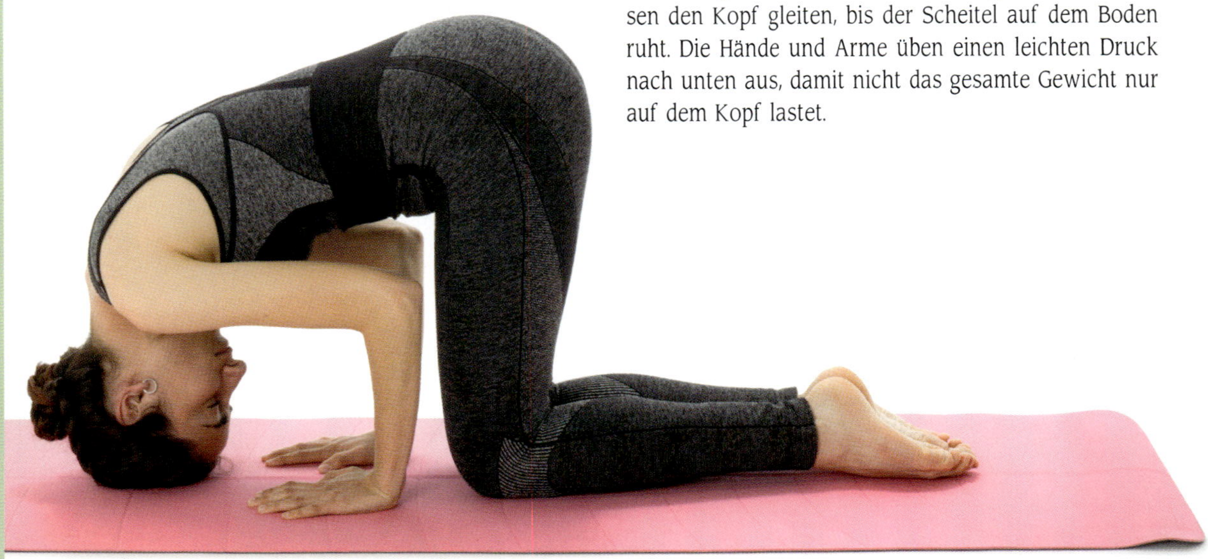

Sasangasana stimuliert das Sahasrara Chakra. Sie ermöglicht uns Zustände mentaler Ruhe und Entspannung. Sie eignet sich zur Linderung psychischer Probleme.

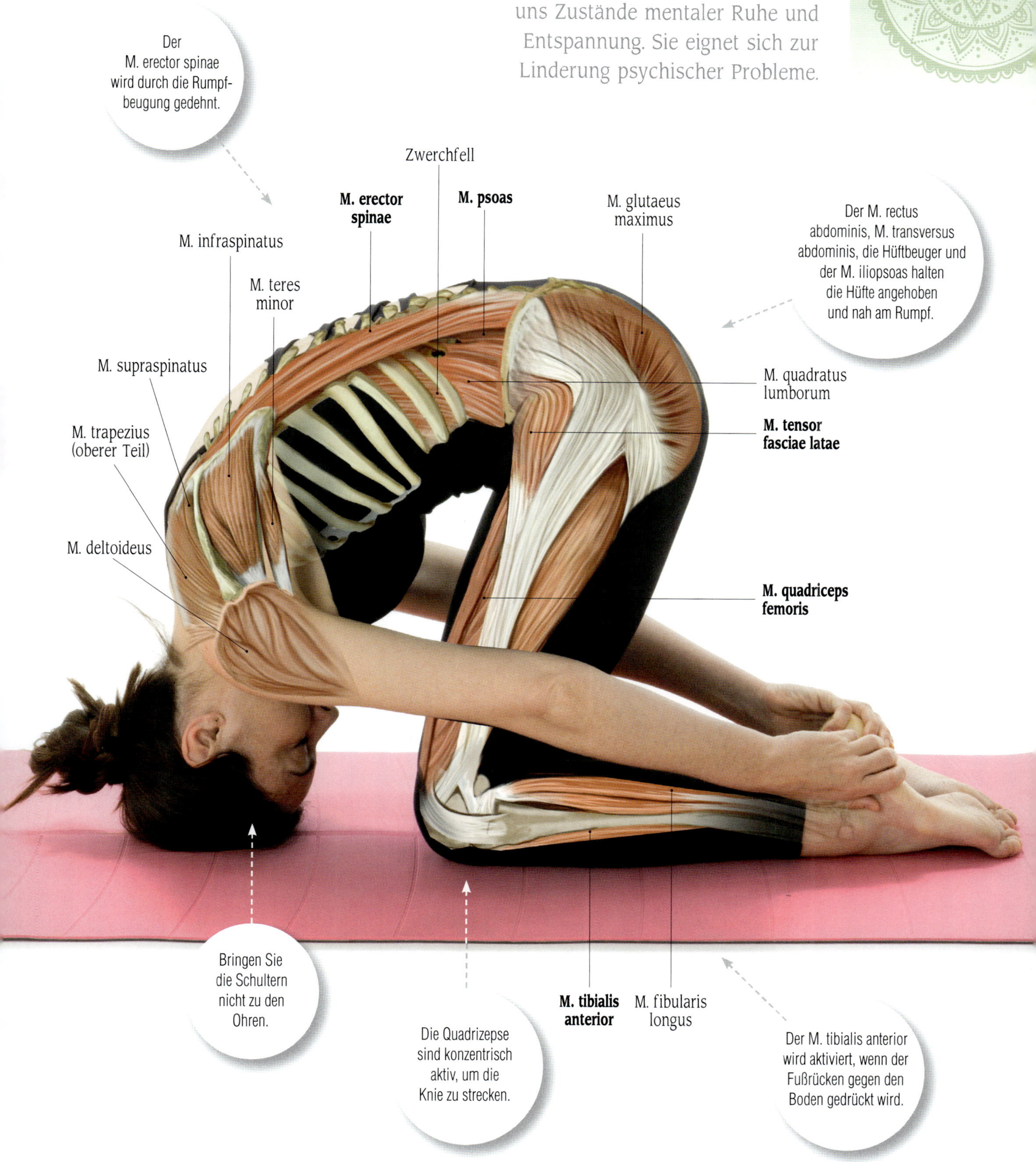

HALBE UMKEHRHALTUNGEN UND UMKEHRHALTUNGEN

Salamba Sarvangasana

Salamba bedeutet „mit Unterstützung“, *sarva* bedeutet „ganz“ oder „komplett“ und *Anga* „Glied“, „Extremität“. Diese Asana ist die Haltung auf den Schultern mit Unterstützung der Arme. Oft wird sie als Kerzenhaltung bezeichnet.

VORTEILE

- Verbessert die Durchblutung und den venösen Rückstrom in den Beinen und im Becken und lindert so Krampfadern und Hämorrhoiden.
- Stimuliert den Verdauungsapparat.
- Lindert Symptome von Bronchitis und Asthma.
- Beruhigt den Geist.

KONTRAINDIKATIONEN

- Verschobene Bandscheiben.
- Entzündung der Schilddrüse.
- Probleme mit Leber, Milz oder Herz.
- Entzündungen oder Beschwerden im Kopf (Mittelohrentzündung, Angina, grüner Star etc.).
- Schwindel.

KLASSIFIZIERUNG

Umkehrhaltung, symmetrisch.

AUSFÜHRUNG

Wir beginnen in Savasana, wobei die Hände zum Boden zeigen. Wir beugen die Knie und bringen die Oberschenkel zum Bauch. Mit einer Ausatmung heben wir das Becken an, beugen die Ellbogen und stützen die Hände in die Hüften. Wir heben den Rumpf, bis das Brustbein das Kinn berührt. Mit einer weiteren Ausatmung heben wir die Beine nach oben. Die Füße zeigen ebenfalls nach oben. Wir legen die Hände mitten auf den Rücken. Die Hände drücken fest dagegen. Die Beine und der Rumpf bilden eine gerade Linie, die senkrecht zum Boden ist. Nur der Hinterkopf, der Nacken, die Schultern und die Oberarme haben Bodenkontakt. Dabei führen wir eine Bauchatmung durch. Wir können bis zu 10 Minuten in dieser Haltung bleiben. Um sie zu lösen, beugen wir die Beine wieder und senken den Rücken langsam auf den Boden ab.

GEGENHALTUNG

Matsyasana.

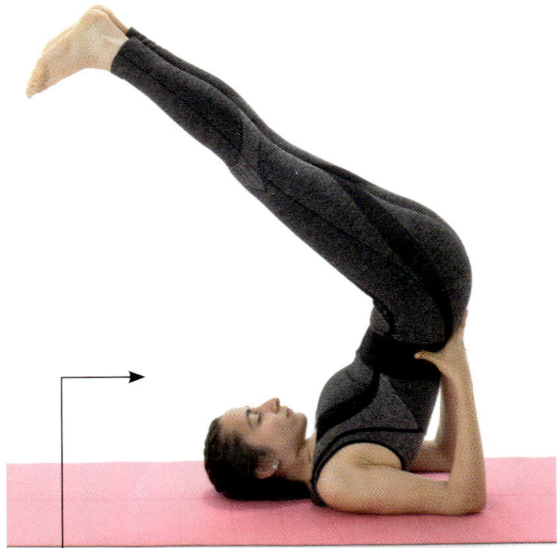

VERWANDTE ASANA

Viparita Karani Mudra. In dieser Asana stützt sich der Körper auf die Schulterblätter. Die Arme tragen das Gewicht der Hüften und das Kinn stellt keine Sperre dar. Es handelt sich um eine reinigende und beruhigende Mudra.

VARIANTEN

Variante, bei der die Fußsohlen zusammen sind.
Variante in der Lotushaltung.

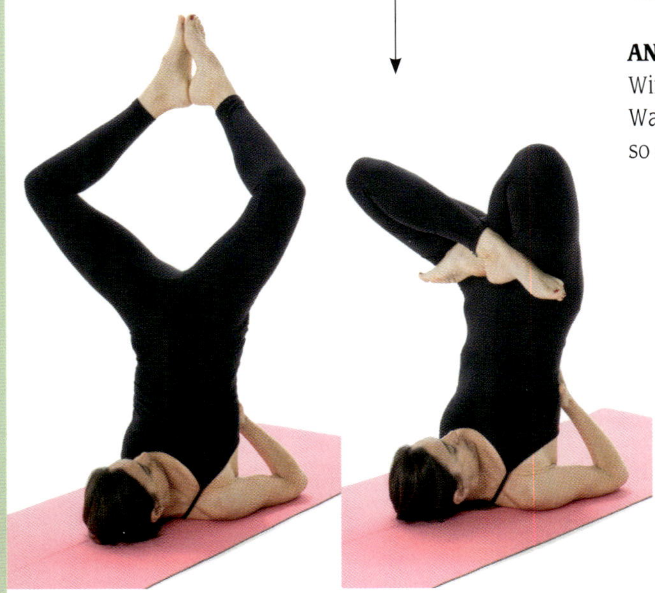

ANPASSUNG

Wir stellen die Füße auf einer Wand ab und tasten uns so an die Haltung heran.

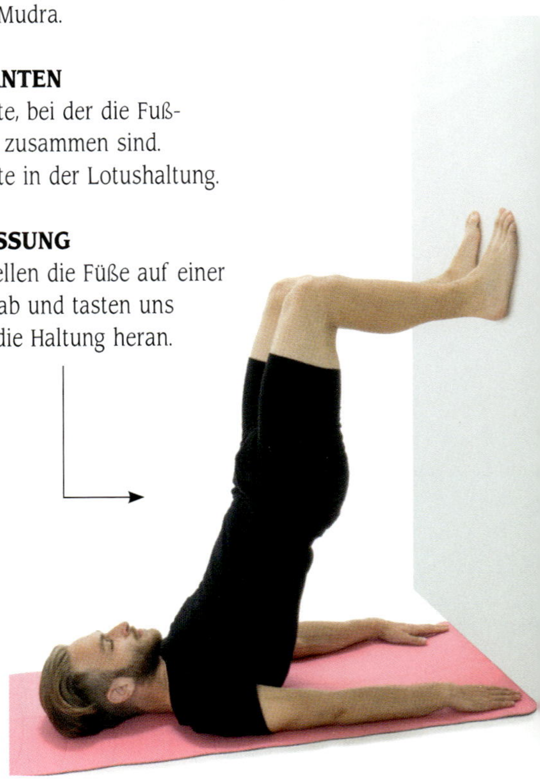

Salamba Sarvangasana eignet sich, um die Aktivität von Ida und Pingala in Einklang zu bringen und so das Nervensystem zu beruhigen. Da sie eine Konzentration von Energie an der Basis des Halses bewirkt, stimuliert sie die Aktivität des Vishuddha Chakra.

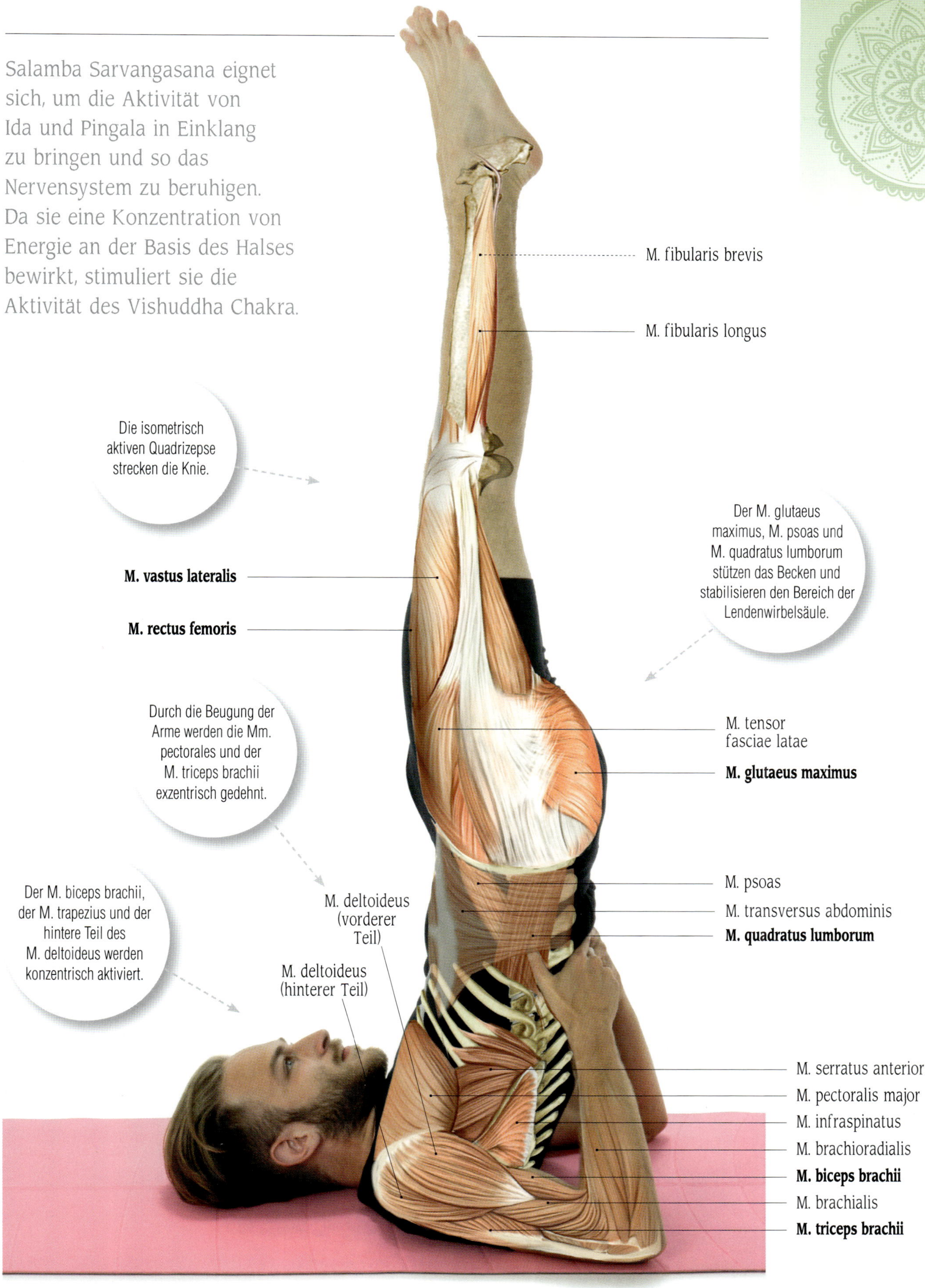
M. fibularis brevis
M. fibularis longus
Die isometrisch aktiven Quadrizepse strecken die Knie.
Der M. glutaeus maximus, M. psoas und M. quadratus lumborum stützen das Becken und stabilisieren den Bereich der Lendenwirbelsäule.
M. vastus lateralis
M. rectus femoris
Durch die Beugung der Arme werden die Mm. pectorales und der M. triceps brachii exzentrisch gedehnt.
M. tensor fasciae latae
M. glutaeus maximus
M. psoas
M. transversus abdominis
M. quadratus lumborum
Der M. biceps brachii, der M. trapezius und der hintere Teil des M. deltoideus werden konzentrisch aktiviert.
M. deltoideus (vorderer Teil)
M. deltoideus (hinterer Teil)
M. serratus anterior
M. pectoralis major
M. infraspinatus
M. brachioradialis
M. biceps brachii
M. brachialis
M. triceps brachii

HALBE UMKEHRHALTUNGEN UND UMKEHRHALTUNGEN

Halasana

Hala bedeutet „Pflug". Diese Asana ist daher die Pflughaltung. Gewöhnlich wird sie nach oder kombiniert mit Sarvangasana durchgeführt. Da das Herz und die Beine sich über dem Kopf befinden, handelt es sich um eine Umkehrhaltung.

KLASSIFIZIERUNG

Umkehrhaltung mit Rumpfbeugung, symmetrisch.

AUSFÜHRUNG

Wir beginnen in Savasana. Die Arme liegen gestreckt neben dem Körper und die Handflächen zeigen nach unten. Die Halswirbelsäule ist gestreckt und das Kinn ist zurückgezogen. Wir atmen ein und heben die Beine, bis sie einen rechten Winkel mit der Wirbelsäule bilden. Mit einer Ausatmung drücken wir die Hände gegen den Boden und heben das Becken. Wir bringen die Beine Richtung Rumpf und berühren mit den Zehenspitzen den Boden hinter dem Kopf. Der Rumpf ist senkrecht zum Boden und die Füße bilden einen rechten Winkel mit den Beinen. Nun führen wir die Hände zusammen und verschränken die Finger. Wir halten die Position 10-20 Sekunden lang. Um sie aufzulösen, strecken wir die Arme wieder und senken den Rücken Wirbel für Wirbel ab. Dabei führen wir die Beine nah am Gesicht vorbei.

Wenn wir die Haltung von Sarvangasana ausgehend einnehmen, senken wir die Beine langsam zusammen und gestreckt ab, bis die Füße hinter dem Kopf den Boden berühren.

GEGENHALTUNG

Matsyasana. Balasana.

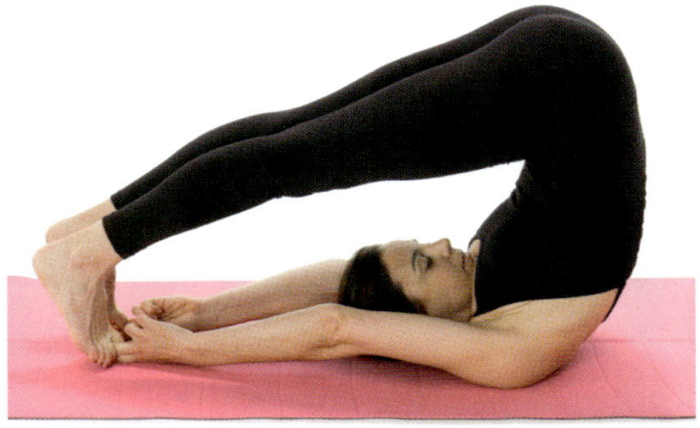

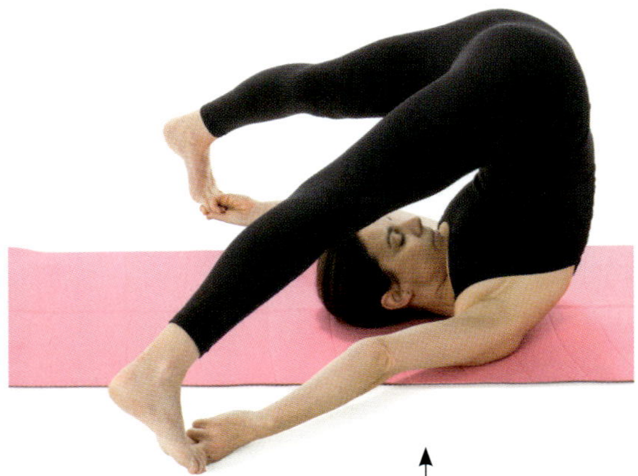

VARIANTEN

Wir lassen die Beine geschlossen und berühren mit den Händen den Fuß auf der jeweils gleichen Seite. Die Zeige- und Mittelfinger halten die Großzehe des entsprechenden Fußes fest. Wir spreizen die Beine und halten mit Zeige- und Mittelfinger die Großzehe fest.

ANPASSUNG

Bei Verspannungen in der Halswirbelsäule und um uns an die Haltung heranzutasten, können wir die Beine auf einem Hocker ablegen.

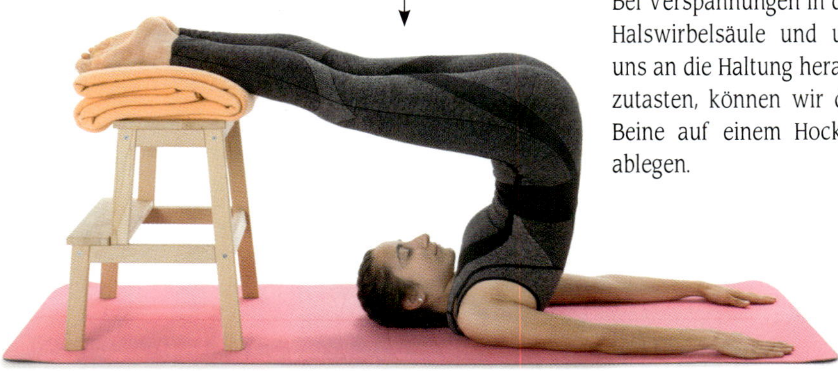

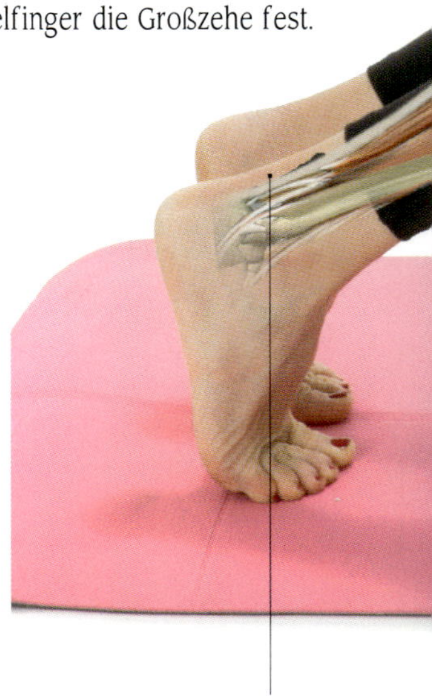

VORTEILE

- Stimuliert die Schilddrüse.
- Erhöht die Flexibilität der Wirbelsäule.
- Massiert die Organe im Bauch und regt so die Verdauung an.
- Stimuliert die Aktivität des Gehirns und baut Stress ab.

KONTRAINDIKATIONEN

Diese Asana kann viel Spannung in der Halswirbelsäule aufbauen. Es empfiehlt sich, sie unter Anleitung eines Yogalehrers auszuführen oder die angepasste Variante durchzuführen.

- Schmerzen im Rücken und Hals.
- Bluthochdruck.
- Probleme mit der Halswirbelsäule, Bandscheibenvorfall, Ischialgie.
- Zwerchfellbruch.
- Fortgeschrittene Schwangerschaft.

Bei Halasana wird das Vishuddha Chakra stimuliert. Diese Asana beruhigt den Geist, bewirkt Zustände der Verinnerlichung und bereitet auf die Meditation vor.

Die konzentrische Aktion der Quadrizepse streckt die Knie.

Die Aktion des M. rectus abdominis bringt das Becken Richtung Rumpf.

Der M. triceps brachii kontrahiert sich konzentrisch und drückt die Arme gegen den Boden. Das erzeugt eine Dehnung des vorderen Teils des M. deltoideus.

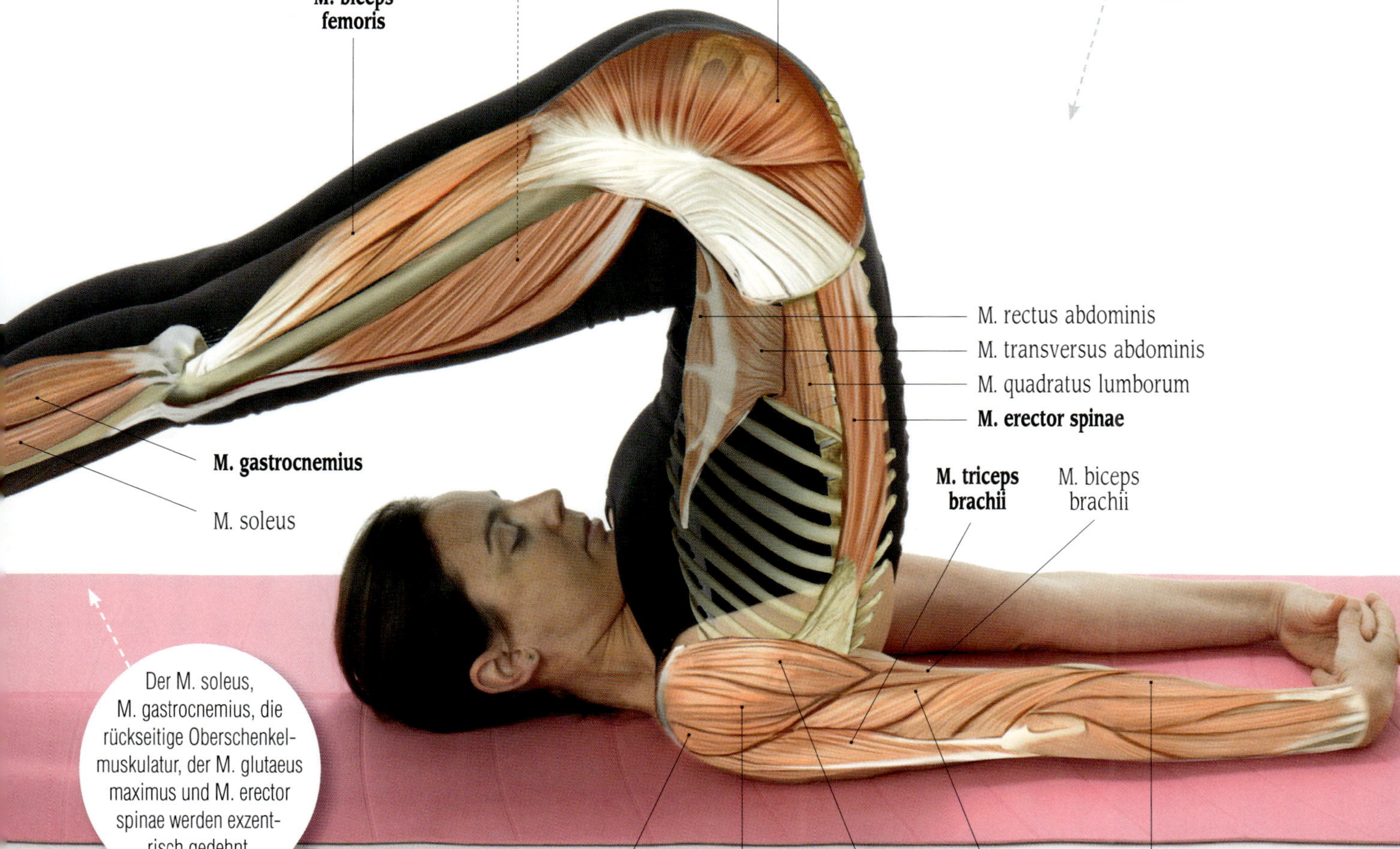

Der M. soleus, M. gastrocnemius, die rückseitige Oberschenkelmuskulatur, der M. glutaeus maximus und M. erector spinae werden exzentrisch gedehnt.

HALBE UMKEHRHALTUNGEN UND UMKEHRHALTUNGEN

Salamba Sirsasana

Salamba bedeutet „mit Unterstützung", und *Sirsa* bedeutet „Kopf". Diese Asana ist der vertikale Kopfstand mit Unterstützung und eine der wichtigsten Asanas im Hatha Yoga.

VORTEILE

- **Verbessert** den venösen Rückstrom in den Beinen sowie die Lymphdrainage.
- **Reguliert** die Aktivität des Kreislaufsystems.
- **Verjüngt** den gesamten Organismus.

KONTRAINDIKATIONEN

- Hoher oder niedriger **Blutdruck**, Herzprobleme.
- **Arterio-sklerose.**
- **Kopfschmerzen**, Migräne, erhöhter Augeninnendruck, grauer Star oder Netzhautablösung.
- **Wirbelsäulenfehlstellungen** oder Verletzung im Bereich der Halswirbelsäule.
- Fortgeschrittene **Schwangerschaft.**

KLASSIFIZIERUNG

Umkehrhaltung mit Unterstützung der Arme, symmetrisch. Gleichgewicht erfordernde Haltung.

AUSFÜHRUNG

Wir knien uns hin und stützen die Unterarme auf den Boden. Die Ellbogen sind etwa kniebreit auseinander und die Unterarme bilden ein Dreieck. Wir verschränken die Finger, sodass sie eine Schale bilden. Sie müssen fest und geschlossen bleiben. Nun stützen wir den Scheitel auf den Boden, sodass der Hinterkopf die Handflächen berührt. Wir beugen die Zehen und heben die Hüfte an. Wir strecken die Beine und verlagern das Gewicht auf Unterarme und Kopf. Wir gehen mit den Füßen Richtung Kopf, drücken uns sanft ab, heben die Beine und Füße vom Boden und bringen die gebeugten Beine zur Brust. Das Körpergewicht lastet hauptsächlich auf den Armen und ein bisschen auf dem Kopf. Jetzt heben wir langsam die Beine in die Senkrechte. Wir bleiben etwa 20-30 Atemzüge in dieser Haltung und lösen sie dann in umgekehrter Reihenfolge langsam auf. Um uns an die Haltung heranzutasten, können wir sie an zwei im Winkel zueinanderstehenden Wänden üben.

GEGENHALTUNG

Balasana. Tadasana.

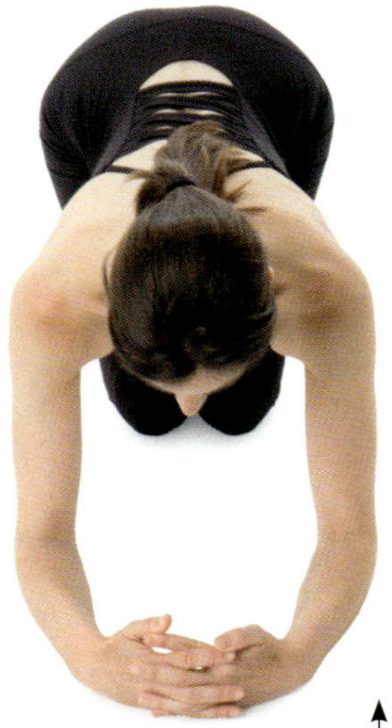

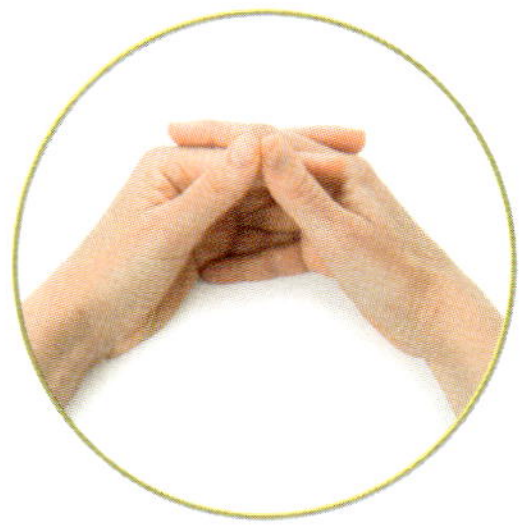

SCHRITT FÜR SCHRITT

Anfangsposition von Unterarmen und Händen.

Wir stellen den Kopf auf den Boden und richten die Hände so aus, dass sie ihn gut stützen. Wir verlagern das Gewicht auf Arme und Kopf. Die Unterarme drücken gegen den Boden. Nun heben wir erst ein Bein, dann das andere.

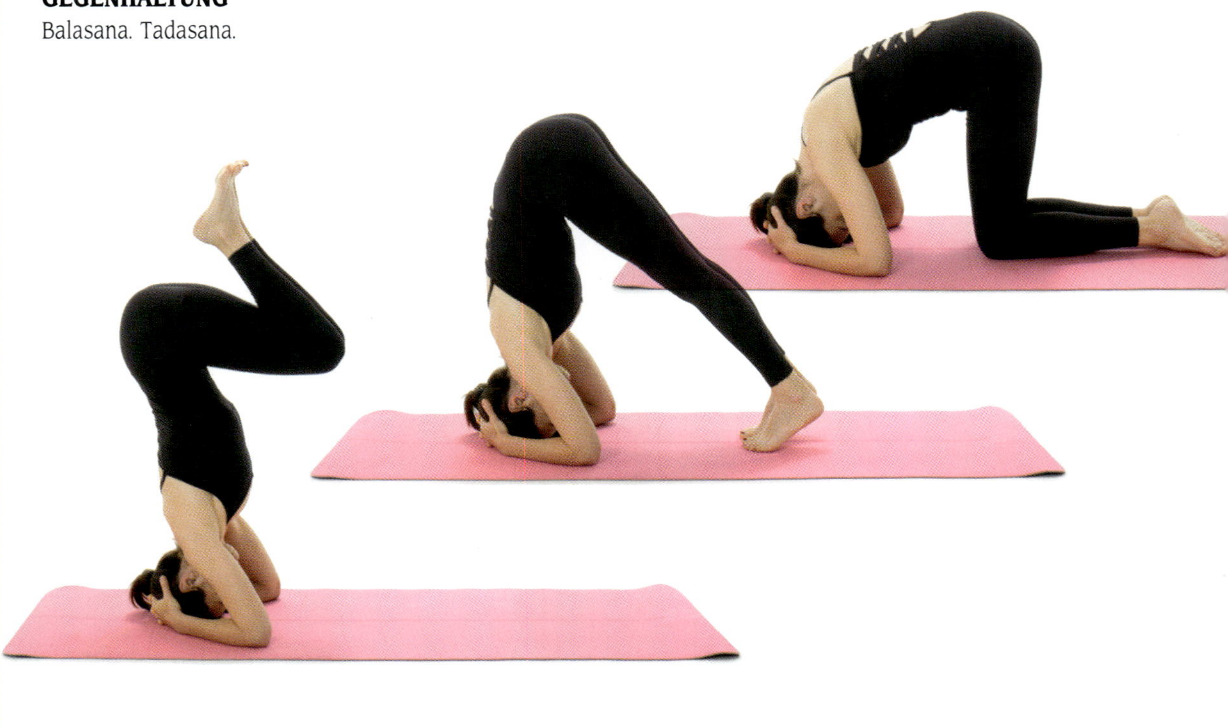

Sirsasana verleiht mentale Ruhe und stärkt das Selbstwertgefühl und Selbstvertrauen. Sie reguliert die Nadis Ida und Pingala und bringt sie ins Gleichgewicht. Sie stimuliert das Sahasrara Chakra.

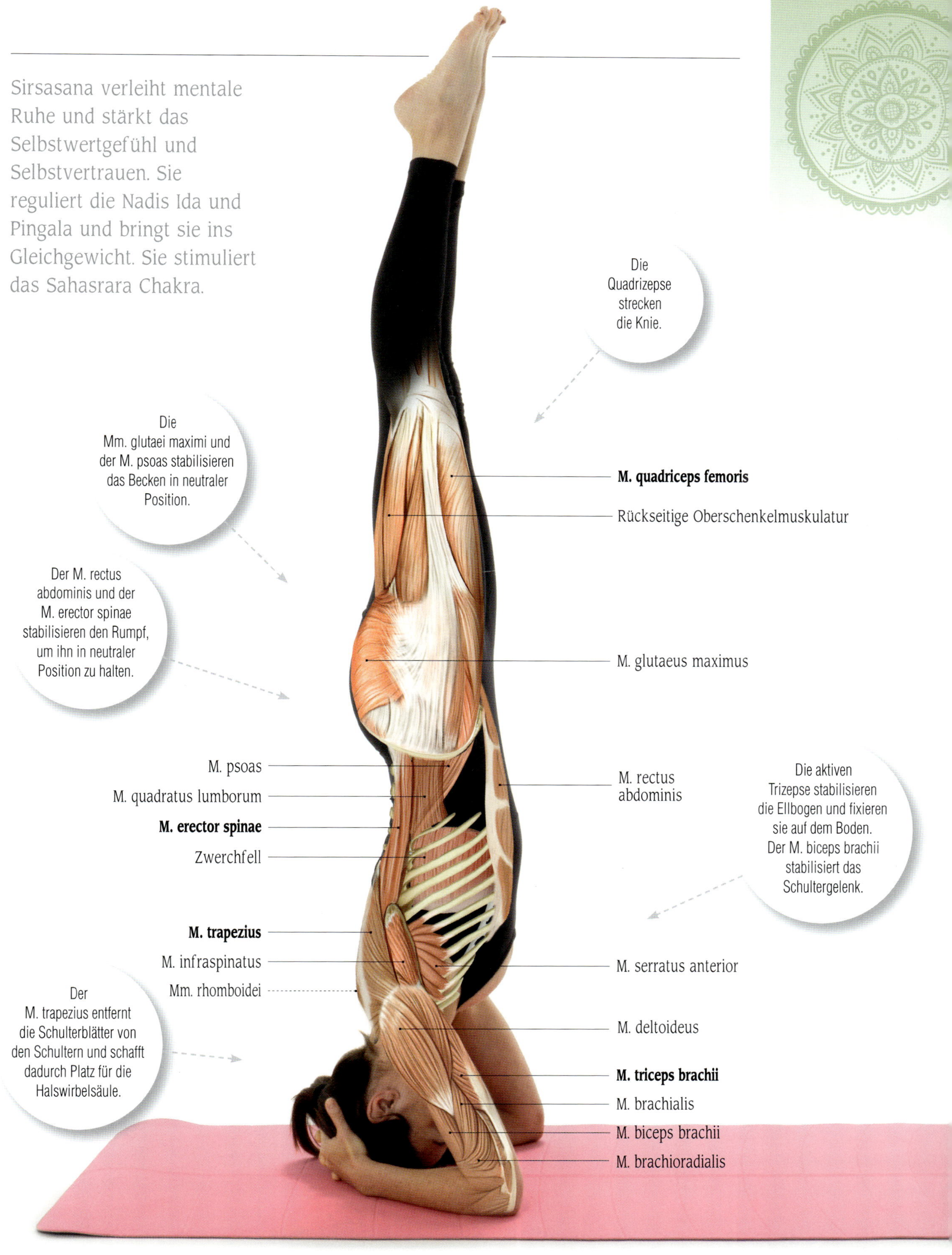
Die Quadrizepse strecken die Knie.
Die Mm. glutaei maximi und der M. psoas stabilisieren das Becken in neutraler Position.
Der M. rectus abdominis und der M. erector spinae stabilisieren den Rumpf, um ihn in neutraler Position zu halten.
Der M. trapezius entfernt die Schulterblätter von den Schultern und schafft dadurch Platz für die Halswirbelsäule.
Die aktiven Trizepse stabilisieren die Ellbogen und fixieren sie auf dem Boden. Der M. biceps brachii stabilisiert das Schultergelenk.
M. quadriceps femoris
Rückseitige Oberschenkelmuskulatur
M. glutaeus maximus
M. psoas
M. quadratus lumborum
M. erector spinae
Zwerchfell
M. rectus abdominis
M. trapezius
M. infraspinatus
Mm. rhomboidei
M. serratus anterior
M. deltoideus
M. triceps brachii
M. brachialis
M. biceps brachii
M. brachioradialis

Surya Namaskar, der Sonnengruß

Der Sonnengruß ist eine dynamische Abfolge von 12 Haltungen, die wiederholt werden und bei denen man jede Bewegung mit der Atmung synchronisiert. Diese Übungsreihe kann für sich allein oder vor einer Yogasitzung ausgeführt werden.

VORTEILE

- **Beeinflusst** den gesamten Organismus, stärkt und kräftigt die gesamte Muskulatur. Mobilisiert die Gelenke, was dem Rücken Flexibilität verleiht.
- **Stärkt** das Verdauungssystem und massiert alle inneren Organe, die an der Verdauung beteiligt sind. Verhindert Verstopfung und Verdauungsstörungen.
- **Stimuliert und stärkt** das Nervensystem und reguliert die Funktionen des sympathischen und parasympathischen Nervensystems. Seine kontinuierliche Ausführung bringt Gelassenheit.
- **Erhöht** die Herzaktivität und sorgt für eine gute Durchblutung des gesamten Körpers.
- **Versorgt** den gesamten Körper mit **Sauerstoff und entgiftet** durch die Synchronisierung der Bewegung mit der Atmung.

Laut der Tradition wird Surya Namaskar bei Tagesanbruch durchgeführt, wenn die Sonne gerade aufgeht. Die Übung wird mehrfach wiederholt und kann bis zu 12-mal hintereinander durchgeführt werden. Die innere Einstellung ist durch Gebet und Dankbarkeit für das Sonnenlicht gekennzeichnet. Der Sonnengruß kann auch zu Beginn einer Reihe von Asanas ausgeführt werden, da er die Muskeln und Gelenke optimal aufwärmt und vorbereitet.

Es gibt viele verschiedene Varianten, die sich in der Abfolge und Geschwindigkeit unterscheiden. Wir haben eine der traditionellsten ausgewählt, die leicht auszuführen und zu erlernen ist.

AUSFÜHRUNG

Um den Sonnengruß zu lernen, muss man sich nur die ersten Bewegungen einprägen, da sie sich später in umgekehrter Reihenfolge wiederholen.

1. Pranamasana Gebetshaltung

Den Ausgangspunkt bildet Tadasana. Die Füße stehen direkt nebeneinander oder leicht auseinander. Wir verteilen das Körpergewicht gleichmäßig zwischen der Ferse und dem vorderen Teil des Fußes und belasten beide Füße gleich. Die Beine sind fest und das Becken befindet sich in neutraler Position, weder in Retroversion noch in Anteversion. Wir strecken den Rücken aufrecht nach oben. Wir strecken auch die Halswirbelsäule. Mit einer Einatmung bringen wir die Hände zusammen, dehnen den Brustkorb aus und machen die Grußgeste *(Namasté)* mit den Händen, wobei die Daumen das Brustbein berühren. Wir atmen tief aus.

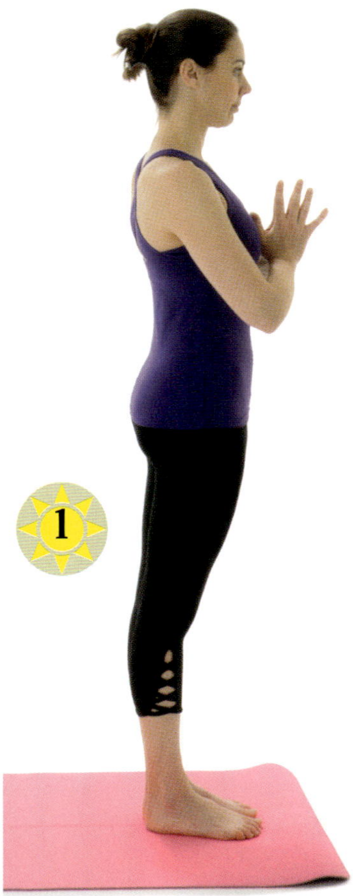

1

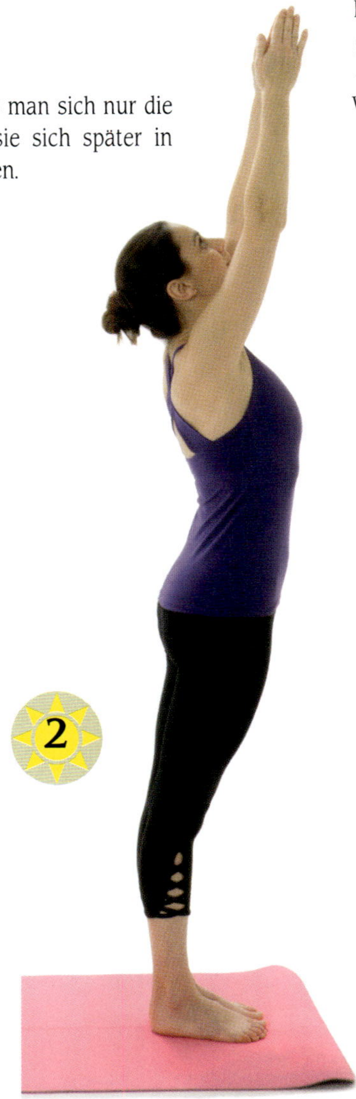

2

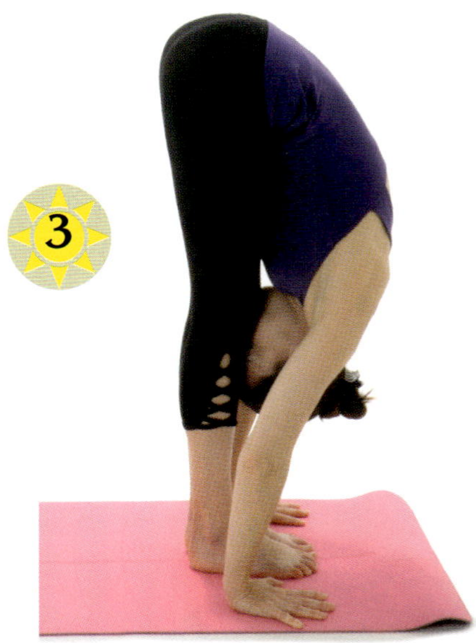

3

2. Hasta Uttanasana.
Haltung mit den Armen nach oben

Beim Einatmen heben wir die Arme nach vorn und oben. Der Kopf begleitet die Bewegung. Das Brustbein führt ebenfalls eine Bewegung nach oben durch. Gleichzeitig neigen wir die Wirbelsäule leicht nach hinten. Das Gesäß und die Oberschenkel bleiben aktiv.

3. Padahastasana.
Haltung mit Beugung nach vorn

Mit einer Ausatmung senken wir die Arme und beugen den Rumpf nach vorn. Der Rücken wird gerade abgesenkt und die Handflächen berühren zu beiden Seiten der Füße den Boden. Hände und Füße stehen auf einer Linie und Finger und Zehen zeigen nach vorn. Wenn die Flexibilität nicht ausreicht, können wir die Knie beugen. Rumpf und Kopf nähern sich den Oberschenkeln. Der Kopf ist entspannt.

4. Ashwa Sanchalanasana.
Reiterhaltung

Wir atmen ein, während wir das linke Knie beugen. Es darf nicht vor das Fußgelenk geschoben werden. Das rechte Bein strecken wir nach hinten, und das rechte Knie und die Zehen des rechten Fußes stützen wir auf den Boden. Die Hände und der linke Fuß stehen ebenfalls auf dem Boden. Der Blick ist nach vorn gerichtet. In einigen Yogaschulen wird der Kopf leicht nach hinten geneigt.

5. Chaturanga Dandasana.
Bretthaltung

Mit einer Ausatmung bringen wir das linke Bein nach hinten neben das andere, sodass die Beine parallel sind. Das Becken darf nicht nach unten fallen. Der Körper bildet vom Kopf bis zu den Füßen eine geneigte Ebene.

6. Ashtanga Namaskara.
Gruß mit den acht Gliedern

Mit leeren Lungen halten wir den Atem an, während wir zunächst die Knie, dann die Brust und zuletzt das Kinn auf den Boden stützen. In der Endposition ist die Wirbelsäule ein bisschen gewölbt und das Becken angehoben.

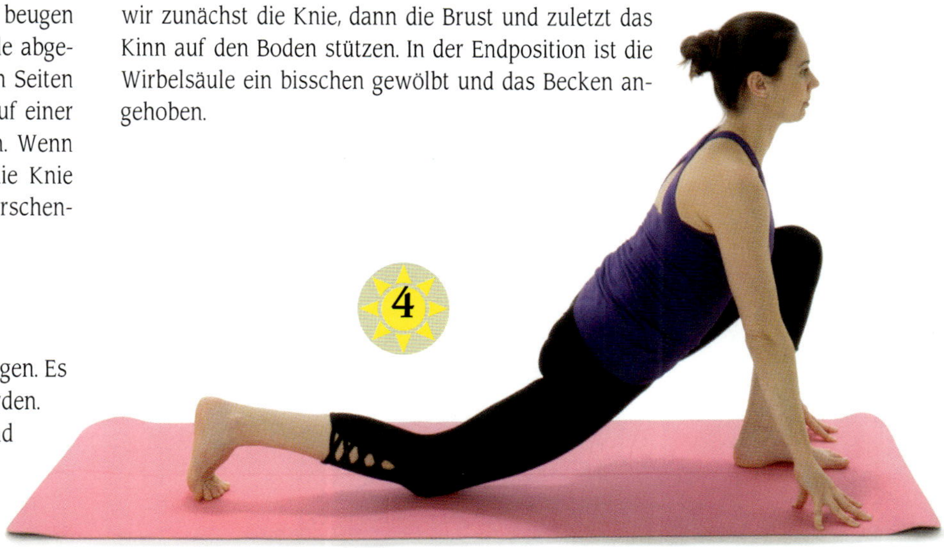

Der Sonnengruß ermöglicht die Integration von Körper, Geist und Atmung.

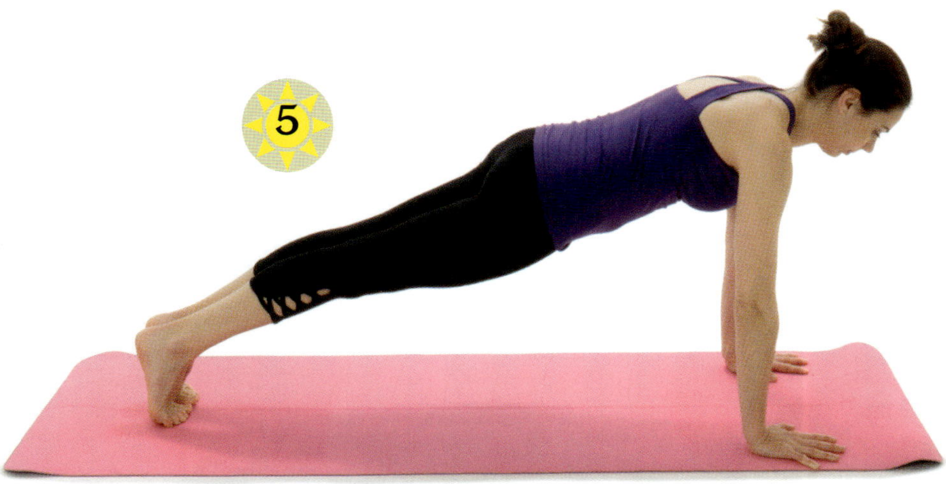

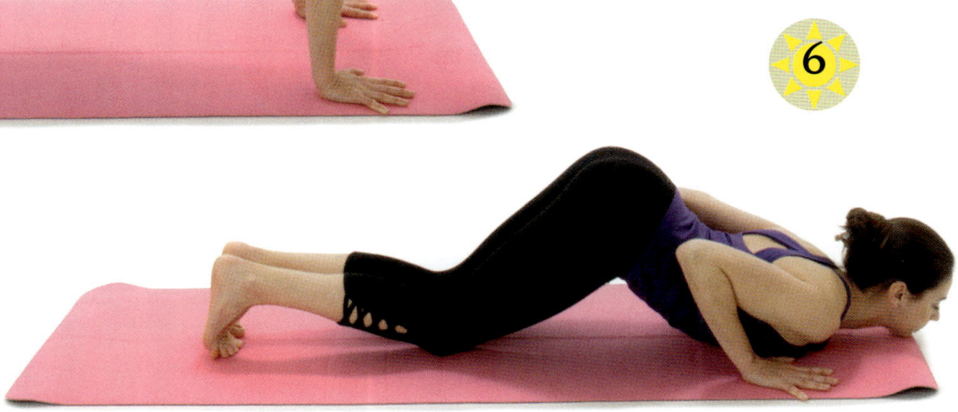

KONTRAINDIKATIONEN

- Akute Probleme oder chronische Schmerzen im Rücken
- Hernien.
- Entzündung im Bauch.
- Bluthochdruck und Augenprobleme.
- Fortgeschrittene Schwangerschaft.

7. Bhujangasana.
Schlangenhaltung

Mit einer Einatmung strecken wir den Körper, indem wir das Kinn und die Brust über den Boden gleiten lassen. Wir drücken die Handflächen gegen den Boden und heben mit der Kraft der Arme und des Rückens erst den Kopf, dann den Brustkorb Wirbel für Wirbel an. Das Gesäß und die Oberschenkel kontrahieren sich. Die Schultern bleiben hinten und unten, sodass der Brustkorb breit wird. Das Schambein behält Bodenkontakt und die Wirbelsäule ist gleichmäßig gestreckt.

8. Adho Mukha Svanasana.
Hundehaltung (wird auch als Parvatanasana oder Berghaltung bezeichnet)

Mit einer Ausatmung stellen wir die Zehenspitzen auf, drücken die Hände kraftvoll gegen den Boden und heben Knie und Becken nach hinten und oben an. Wir verlagern das Gewicht auf die Fußsohlen und dehnen die Beine, indem wir die Fersen Richtung Boden drücken.

9. Ashwa Sanchalanasana.
Reiterhaltung

Beim Einatmen beugen wir das rechte Knie (oder das linke; in einer Serie muss allerdings immer dasselbe Knie und in der folgenden das andere Knie gebeugt werden), ohne es vor das Fußgelenk zu schieben, und strecken das linke Bein nach hinten. Das rechte Knie und die Zehen des rechten Fußes sind auf den Boden gestützt. Das Gesicht ist nach vorn gerichtet.

10. Padahastasana.
Haltung mit Beugung nach vorn

Mit einer Ausatmung bringen wir das nach hinten gestreckte Bein wieder nach vorn neben das andere und strecken beide Beine. Die Arme bleiben unten und der Rumpf ist nach vorn gebeugt. Wir bringen Rumpf und Kopf Richtung Oberschenkel. Der Kopf bleibt entspannt.

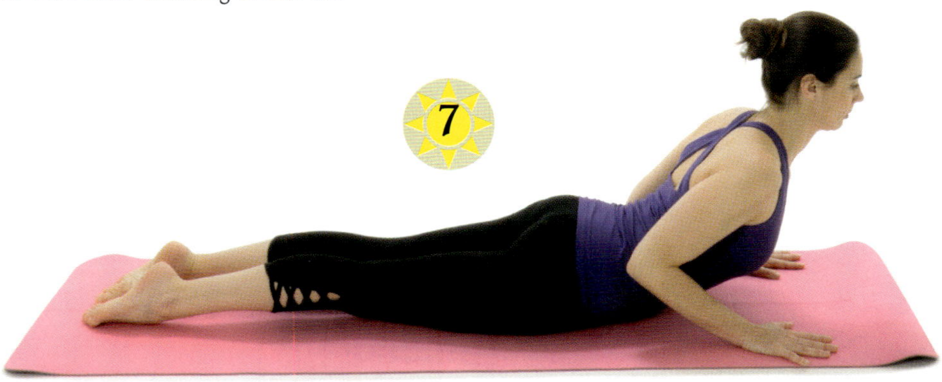

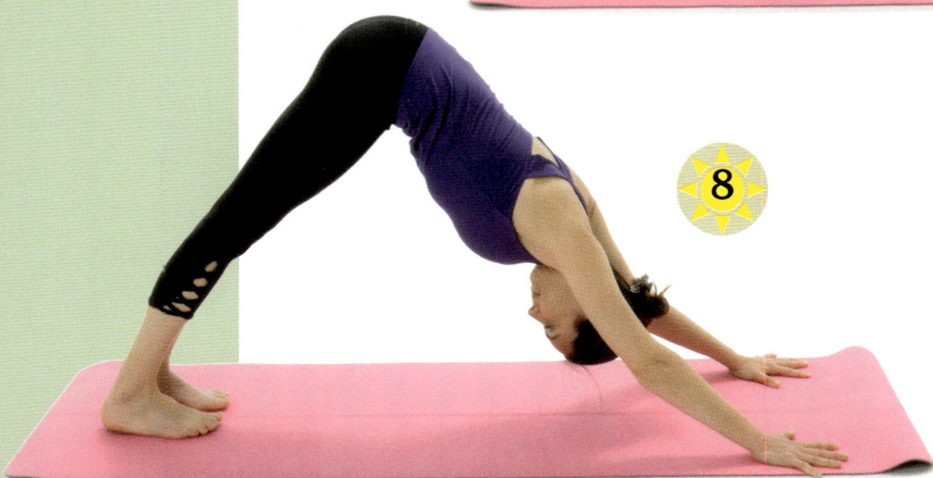

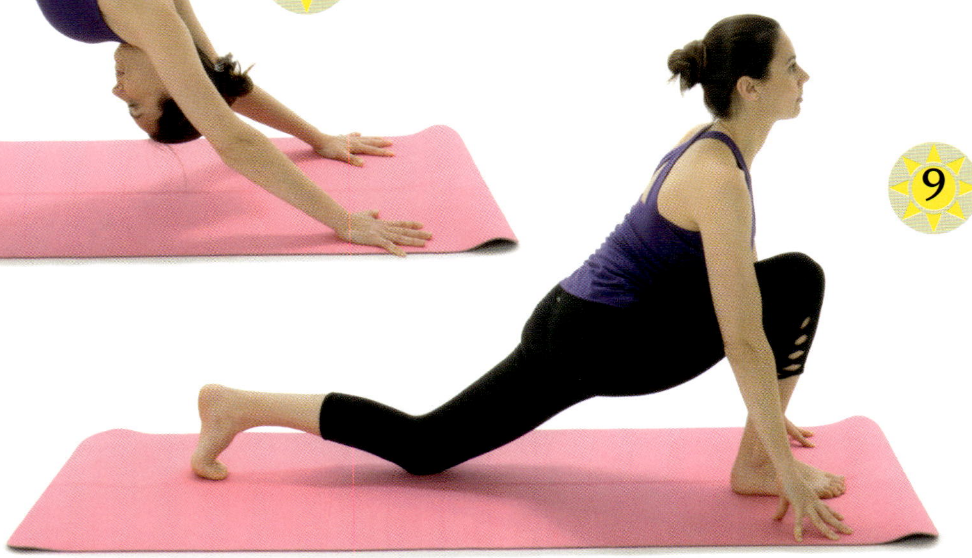

11. Hasta Uttanasana.
Haltung mit den Armen nach oben

Beim Einatmen beugen wir leicht die Beine und heben Arme und Rumpf nach vorn und oben. Während wir den Rumpf anheben, bleibt er gerade und die Beinmuskulatur bleibt aktiv. Der Kopf begleitet die Bewegung. Das Brustbein führt ebenfalls eine Bewegung nach oben durch. Gleichzeitig neigen wir die Wirbelsäule leicht nach hinten. In der Endposition bleiben das Gesäß und die Oberschenkel aktiv.

12. Pranamasana.
Gebetshaltung

Wir atmen aus und kehren in die Ausgangsposition zurück. Wir senken die Arme vor dem Gesicht, wobei die Handflächen zusammen sind und *Namasté* bilden, und berühren mit den Daumen das Brustbein.

Wir können 2-12 Serien durchführen. Dabei müssen wir beachten, das Bein, das in Position 4 vorn ist, nach jeder Serie zu wechseln. Nachdem wir alle Serien abgeschlossen haben, bleiben wir einen Augenblick lang in Tadasana und entspannen uns später im Sitzen oder gestreckt auf dem Boden. Wir werden uns der positiven Auswirkungen des Sonnengrußes bewusst.

ANPASSUNG

Wir können einen halben Sonnengruß durchführen, indem wir die Haltungen zu kurzen Serien kombinieren, beispielsweise:

a) Haltungen 1, 2, 3, 11, 12
b) Haltungen 1, 2, 3, 4, 10, 11, 12
c) Haltungen 1, 2, 3, 4, 8, 9, 10, 11, 12

Diese Kombinationen sind eine Alternative für Menschen, die aus unterschiedlichen Gründen nicht den kompletten Sonnengruß durchführen können.

SCHLÜSSELASPEKTE

- Benutzen Sie eine rutschfeste Matte, um die Asanas auszuführen, und machen Sie sie mit nackten Füßen.
- Führen Sie die Übungen mit „voller Aufmerksamkeit“ durch. Verbinden Sie die Bewegungen sanft und harmonisch miteinander und vermeiden Sie abrupte Geschwindigkeitsänderungen.
- Beginnen Sie langsam, wenn der Körper noch ein bisschen steif oder unbeweglich ist, und steigern Sie die Geschwindigkeit allmählich. Die Geschwindigkeit hängt von den Umständen des Praktizierenden ab.
- Synchronisieren Sie die Übung mit der Atmung, um größtmögliche Vorteile zu erhalten.
- Nach der Ausführung entspannen wir uns einige Minuten in Savasana und werden uns bewusst, was uns die Übung gebracht hat.

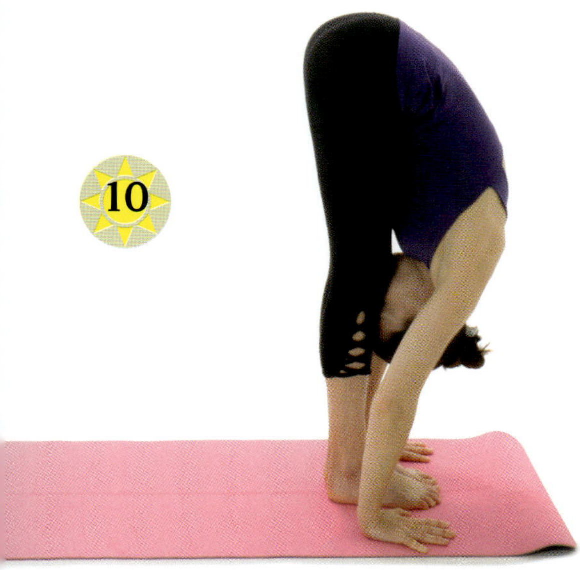

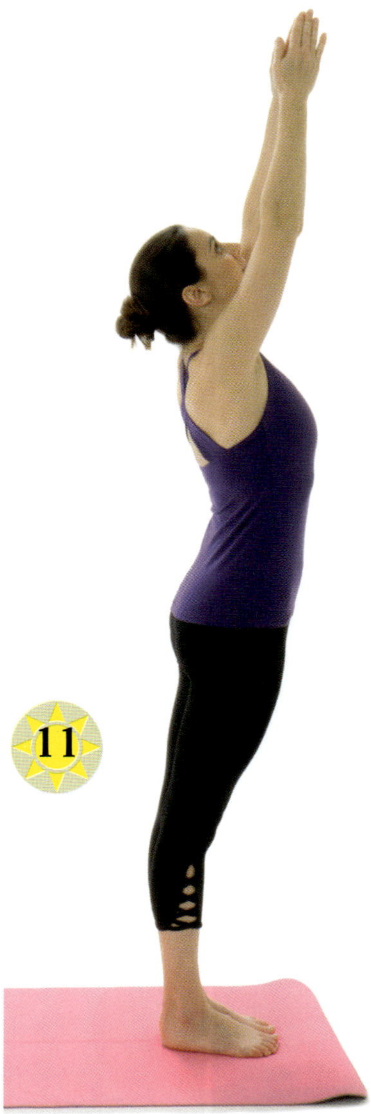

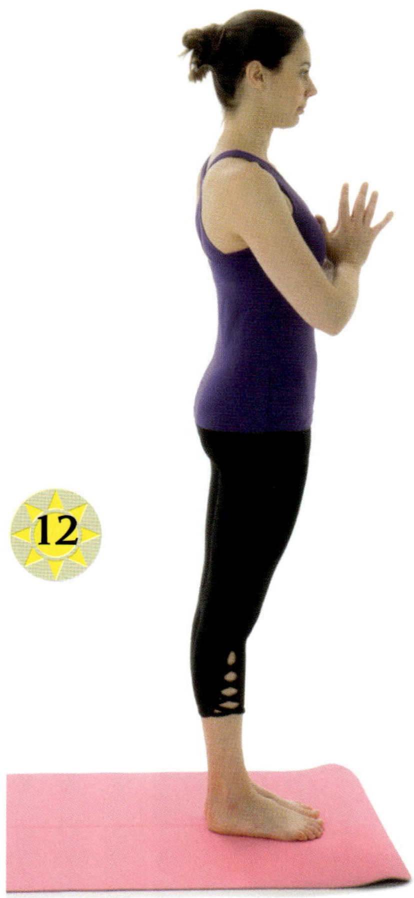

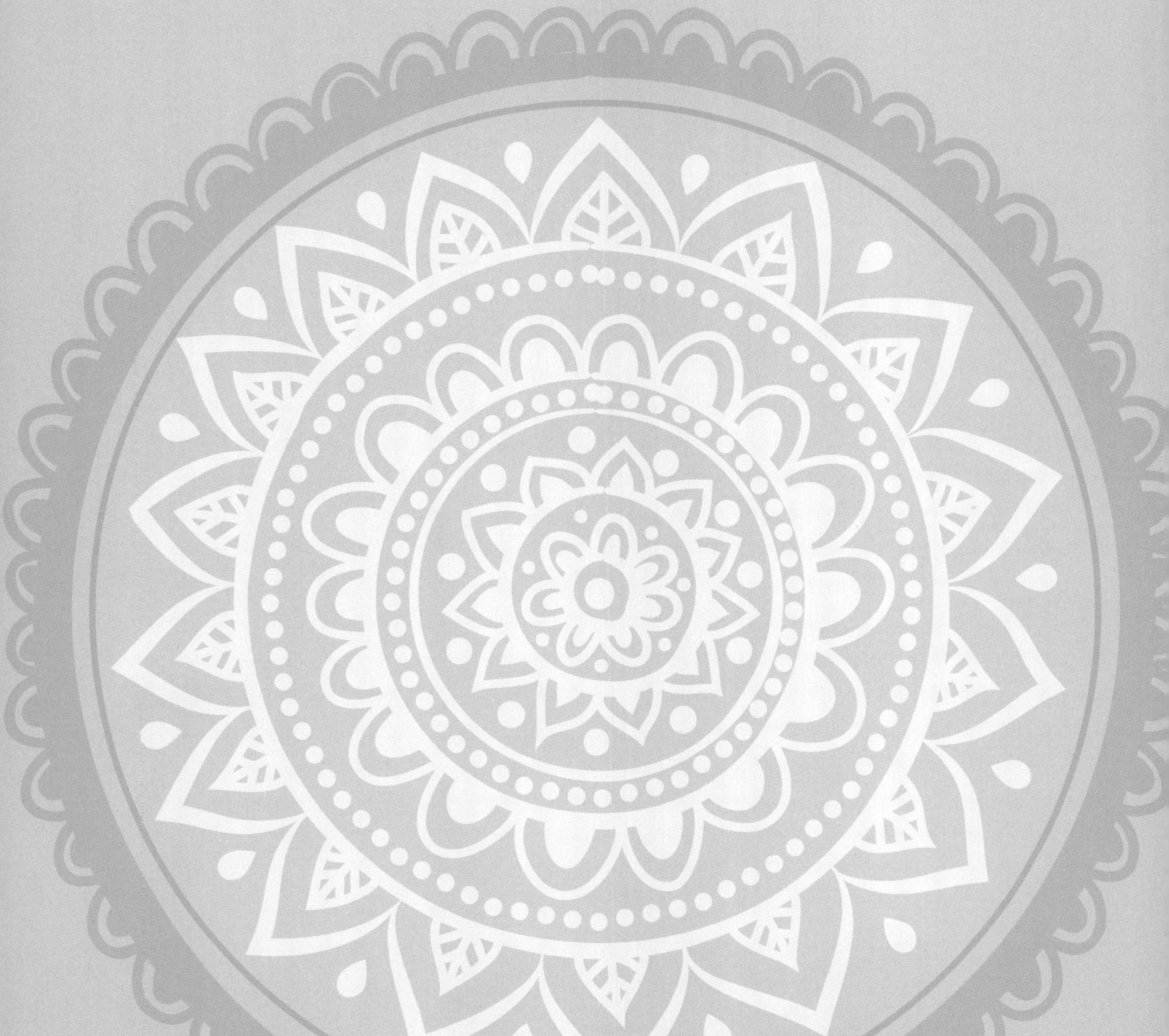

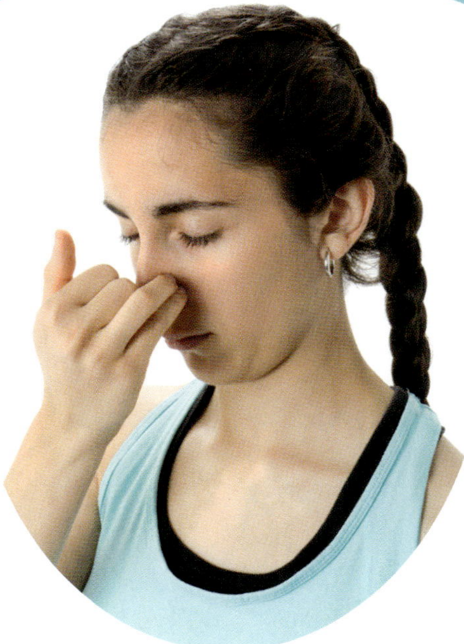

PRANAYAMA UND BANDHAS

Pranayama sind verschiedene Techniken, die die bewusste Selbstkontrolle des Atemprozesses ermöglichen. Ihr Hauptziel besteht darin, mentale Zustände zu beherrschen und die Energieflüsse des Organismus ins Gleichgewicht zu bringen. *Bandhas* sind hingegen bewusste Muskelkontraktionen, die die Steuerung und Kanalisierung von Energie ermöglichen. Im ersten Teil dieses Kapitels wird die Anatomie und Biomechanik des Atemsystems beschrieben, was eine Voraussetzung für die Einführung der Übungen darstellt. Anschließend werden einige Grundtechniken vorgestellt, die in der Praxis von Pranayama häufig genutzt werden. Zuletzt werden die drei wichtigsten Bandhas beschrieben.

PRANAYAMA

Das Atemsystem

Das Atemsystem arbeitet mit dem Herz-Kreislauf-System zusammen, um unseren Organismus mit Sauerstoff zu versorgen und Kohlendioxid aus ihm zu entfernen. Der Austausch findet auf der Ebene der Zellen statt und wird als Zellatmung bezeichnet. Der Sauerstoff wird aus der Atmosphäre gewonnen, gelangt in die Lungen und von dort ins Blut. Das Blut transportiert ihn durch das Pumpen des Herzens durch den Organismus, bis er in alle Zellen gelangt, in denen der Austausch stattfindet. Umgekehrt wird Kohlendioxid aus unserem Körper entfernt.

DIE ORGANE DES ATEMSYSTEMS

Das Atemsystem besteht aus verschiedenen Organen: Nasenhöhlen, Rachenhöhle, Kehlkopf, Luftröhre, Bronchien und Lungen. Letztere enthalten die Lungenbläschen. Ihre Hauptfunktion besteht darin, die Luft, die in die Lungen eintritt, zu transportieren, anzufeuchten, zu erwärmen und zu reinigen. In den Lungenbläschen findet der Gasaustausch statt.

Die Nasenhöhlen. Sie sind mit einer Schleimhaut ausgekleidet, die die Luft, die wir einatmen, filtert, erwärmt und anfeuchtet. In dieser Schleimhaut befinden sich die Geruchsrezeptoren. Die Luft, die in die Nase eintritt, wird in den hinteren Teil der Nase befördert, wo sie sich um 90° drehen muss, um in die Rachenhöhle zu gelangen.

Die Rachenhöhle. Umgangssprachlich wird sie auch als Kehle bezeichnet und besteht aus drei Bereichen: Nasenrachenraum, Mundrachenraum und Schlundrachenraum. Nur der erste dient ausschließlich der Atmung, die anderen beiden werden mit dem Magen-Darm-Trakt geteilt. Im Rachen befinden sich die Mandeln, die eine Abwehrfunktion im Organismus erfüllen.

Der Kehlkopf. Er lenkt die Luft zur Luftröhre und verhindert, dass beim Schlucken Nahrung vorbeigelangt, was dank der Glottis geschieht. Außerdem ist er das Organ der Lautbildung: Seine Falten oder Stimmbänder können vibrieren und erzeugen den Klang der Stimme.

Die Luftröhre. Hierbei handelt es sich um eine Röhre, die von einigen Knorpelringen und glatter Muskulatur verstärkt wird. Sie ist dafür zuständig, die Luft vom Kehlkopf zu den Hauptbronchien zu transportieren.

Die Hauptbronchien. Die Luftröhre unterteilt sich in die rechte und linke Bronchie. Von diesen gelangt die Luft zu den Lungen.

Die Lungen. Jede Lunge besteht hauptsächlich aus elastischem Gewebe und Atemwegen. Jede enthält 10 bronchopulmonale Segmente, die in sekundäre und tertiäre Bronchien und Bronchiolen unterteilt sind. All dies bildet den Bronchialbaum.

In den Lungenbläschen findet der Gasaustausch statt.

ATEMSYSTEM

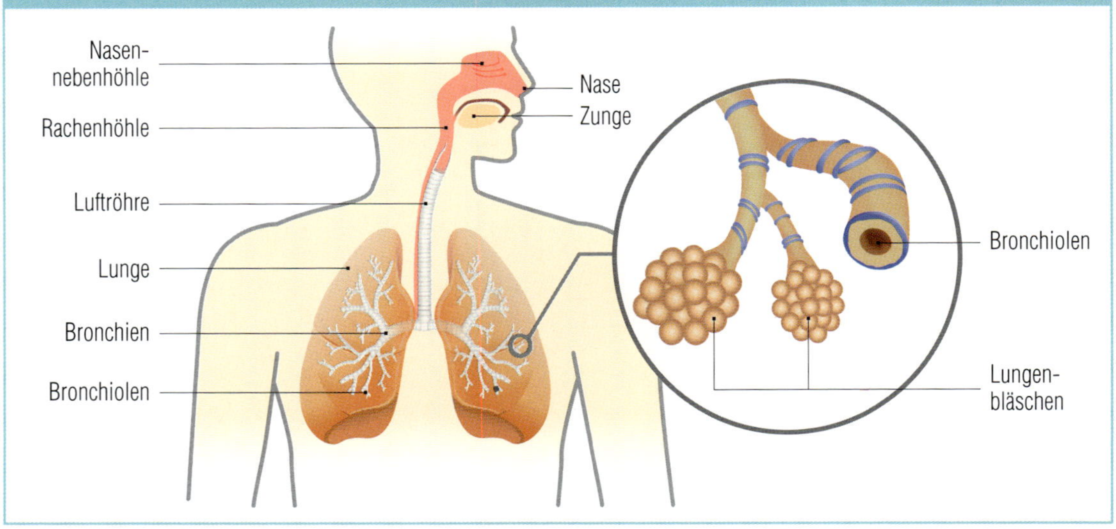

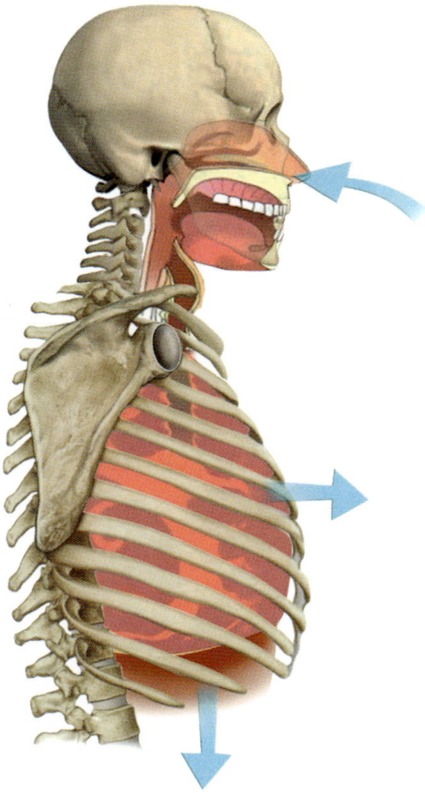

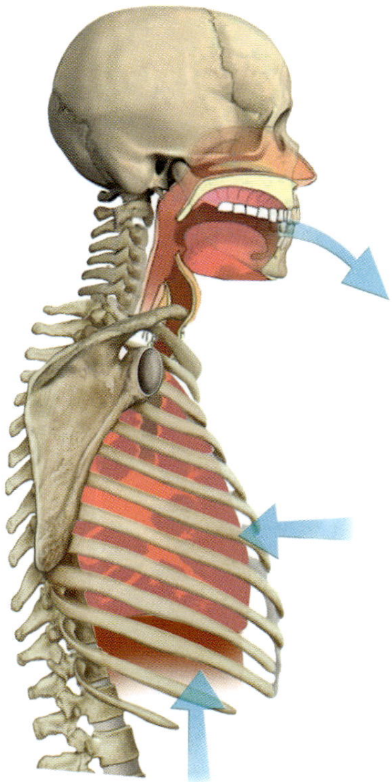

Die Lungen bestehen aus elastischem Gewebe, das sich an die Dimensionen des Brustkorbs anpasst. Bei der Einatmung werden die Rippen durch die Kontraktion der Mm. intercostales externi angehoben, das Zwerchfell senkt sich und Luft dringt in die Lungen ein. Bei der Ausatmung entspannen sich die Mm. intercostales, das Zwerchfell hebt sich und Luft strömt aus den Lungen.

Die Lungenbläschen. Die kleineren Bronchiolen enden in den Alveolen oder Lungenbläschen. Hier findet der Gasaustausch statt, das heißt, der aus der Atmosphäre gewonnene Sauerstoff gelangt vom Lungenbläschen in ein winziges Blutkapillar, und das Kohlendioxid gelangt von den Blutkapillaren in die Lungenbläschen.

DIE ATEMMUSKULATUR

Das Einatmen wird von einer kombinierten Muskelaktion erzeugt, während die Lunge, die elastisch ist, bei der Ausatmung ihren natürlichen Zustand wiedererlangt, indem sie sich zusammen mit dem Brustkorb kontrahiert. An der Atmung sind im Wesentlichen drei Muskelgruppen beteiligt:

Die Mm. intercostales sind an der Ausdehnung und Kontraktion der Brust beteiligt. Bei der Einatmung weiten die Mm. intercostales externi den Brustkorb. Bei der forcierten Ausatmung kontrahieren die Mm. intercostales interni den Brustkorb.

Die Bauchmuskulatur ist an tiefen und bewusst forcierten Ausatmungen beteiligt. Beim Yoga sind diese sehr wichtig, und wir nutzen sie beim Pranayama.

Das Zwerchfell ist ein großer Muskel in Form eines Regenschirms, der sich zwischen Brust- und Bauchhöhle befindet. Es besteht aus einer zentralen Sehne, die mit Muskelfasern verbunden ist, die um es herum Muskelstreifen bilden.

DIE BIOMECHANIK DER ATMUNG

Die Veränderungen im Volumen des Brustkorbs sorgen für eine ständige Druckveränderung zwischen dem Inneren und Äußeren der Lungen. Diese Druckveränderungen werden durch die einströmende oder ausströmende Luft ausgeglichen.

Die Einatmung findet statt, wenn die Luft in die Lungen einströmt. Dabei vergrößert sich der Brustkorb durch die Kontraktion des Zwerchfells und der Mm. intercostales externi. Beim Kontrahieren verschiebt sich das Zwerchfell nach unten und wird flacher, während die Mm. intercostales die Rippen anheben. Dieser Vorgang erzeugt ein größeres intrapulmonales Volumen sowie einen leichten Unterdruck, wodurch Luft ins Innere des Brustkorbs strömt.

Die Ausatmung ist gewöhnlich ein passiver Prozess. Die natürliche Elastizität der Lungen und die Entspannung der inspiratorischen Atemmuskeln verringern das intrapulmonale Volumen und das Volumen des Brustkorbs. Das Zwerchfell bewegt sich wieder nach oben. Der intrapulmonale Druck ist höher als derjenige der Atmosphäre und die Luft strömt nach draußen, um den Druck innerhalb und außerhalb des Brustkorbs auszugleichen.

Wenn die Ausatmung aktiv abläuft, wird sie als forcierte Ausatmung bezeichnet. Die Mm. intercostales werden aktiviert und die Bauchmuskulatur wird kontrahiert. Zusammen tragen sie dazu bei, die Luft nach draußen zu stoßen.

PRANAYAMA

Grundtypen der Atmung

Bevor wir Pranayama vorstellen, erläutern wir die vier Grundtypen der Atmung, die wir bewusst durchführen können: Zwerchfellatmung, Brustatmung, Schlüsselbeinatmung und paradoxe Atmung.

Bevor wir eine Übung machen, müssen wir uns unserer natürlichen Atmung bewusst werden. Die Beobachtung der Atmung liefert uns viele Informationen über unseren physischen und psychologischen Zustand.

Diese ersten Atemübungen, die wir vorschlagen, helfen uns später bei der Übung von Pranayama.

BEOBACHTUNG DER NATÜRLICHEN ATMUNG

Bevor wir unsere Atmung bewusst verändern, müssen wir unserem Inneren zuhören und beobachten, wie wir vor und nach der Übung atmen. Auf diese Weise können wir uns auf die Gegenwart konzentrieren, auf das Hier und Jetzt unseres Atemprozesses.

AUSFÜHRUNG

Um uns bewusst zu machen, wie wir atmen, setzen wir uns in Sukhasana (Schneidersitz) oder legen uns in Savasana. Wir schließen die Augen und nehmen wahr, wie die Luft durch unsere Nasenhöhlen ein- und austritt, ohne unseren Atemprozess zu verändern. Die Beobachtung muss passiv ablaufen. Wir bemerken, wo etwas geschieht, welcher Teil unseres Körpers sich ausdehnt, welcher sich kontrahiert sowie wie die Luft, die durch die Nase hinein- und hinausströmt, sich anfühlt und welche Temperatur sie hat.

Wir akzeptieren unsere Atmung, wie sie ist, ohne zu versuchen, sie zu verändern. Einige Minuten lang beobachten wir nur. Wenn wir eine Blockade spüren oder müde werden, hören wir auf und gähnen, wodurch wir den Körper dehnen.

ZWERCHFELLATMUNG

Das ist die einfachste und natürlichste Atmung. So atmet ein Baby, wenn es friedlich schläft. Dennoch ist die Zwerchfellatmung nicht nur eine entspannte Bauchatmung. Bei der Ausführung müssen wir auf die Taille achten.

AUSFÜHRUNG

Wir liegen gestreckt in Savasana oder in der Totenhaltung und legen die Hände auf beide Seiten des Bauchs. Zunächst führen wir eine Bauchatmung durch, sodass sich der Bauch beim Einatmen hebt und beim Ausatmen Richtung Boden senkt.

Sobald wir eine „entspannte" Bauchatmung erreicht haben, konzentrieren wir uns bei der Atmung auf die Taille. Dafür müssen wir die Muskeln unter dem Bauchnabel leicht anspannen. Beim Einatmen weitet sich nur der obere Teil des Bauchs. Das Volumen der eingeatmeten Luft ist dasselbe wie bei einer entspannten Atmung, aber jetzt sorgt der Gegendruck der Bauchmuskulatur dafür, dass sich der obere Teil des Bauchs weitet, was auch einen angemessenen intraabdominalen Druck erzeugt. Das ist wichtig, um zu verhindern, dass sich der untere Bauch permanent verformt.

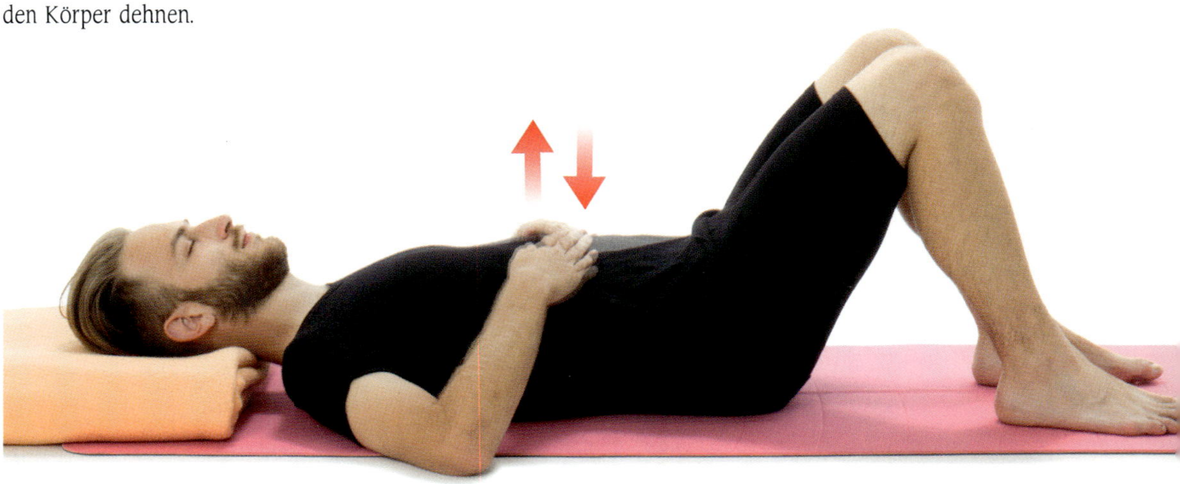

Beobachtung der Bauchatmung

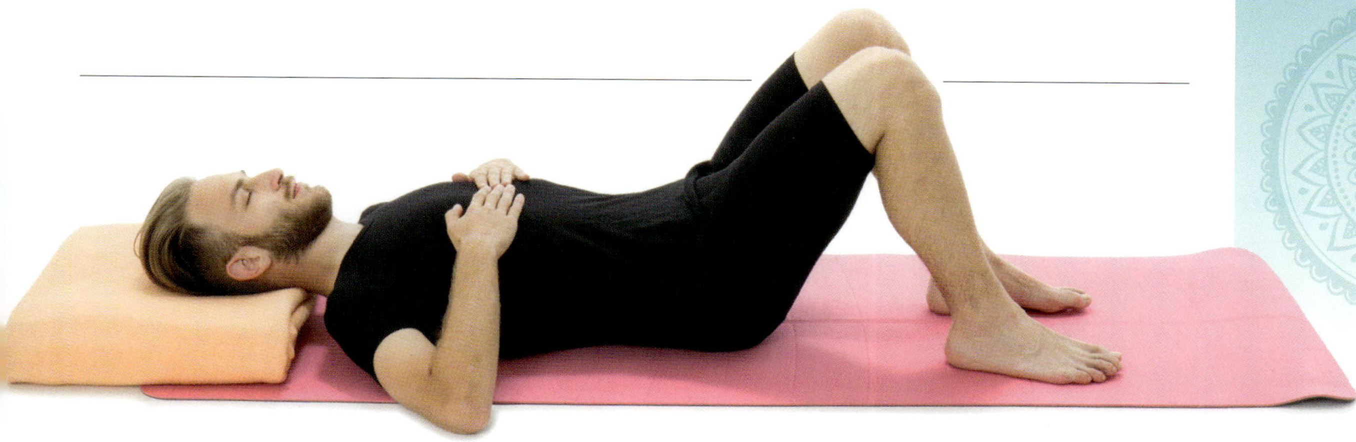

Beobachtung der Brustatmung

BRUSTATMUNG

Hierbei handelt es sich um eine tiefe Atmung. Die Luft strömt in den Brustkorb, und dieser dehnt sich nach oben und zur Seite aus. Die Brust wird dank der Mm. intercostales angehoben.

AUSFÜHRUNG

Die Position von Savasana eignet sich, um die Brustatmung zu erleben. Wir legen beide Hände auf Höhe der Rippen und atmen ein. Dabei versuchen wir, den Brustkorb zur Seite und nach oben auszudehnen. Die Bauchwand bleibt entspannt, weist aber noch einen leichten Muskeltonus auf. Bei der Einatmung weitet sich der Brustkorb maximal, und das Zwerchfell sorgt nur dafür, dass seine Wölbung nicht nach oben gedrückt wird (wie es bei einer Ausatmung oder einer umgekehrten oder paradoxen Atmung geschieht).

SCHLÜSSELBEINATMUNG

Diese Atmung ist sehr oberflächlich. Nur der obere Teil der Brust hebt sich. Für diese Atmung sind die Mm. scaleni zuständig, die an der Halswirbelsäule ihren Ursprung haben und an der ersten und zweiten Rippe ansetzen. Wir beobachten unsere Schlüsselbeinatmung im Laufe einer kompletten Atmung (siehe Maha Yoga Pranayama).

PARADOXE ATMUNG

Sie tritt nach einem Schreck oder einer unerwarteten Situation auf, die einen Eindruck bei uns hinterlassen hat. In intensiven, stressigen Situationen führen wir diese Atmung ebenfalls durch.

Sie wird als „paradox" bezeichnet, weil die Bauchwand sich bei der Einatmung nach innen bewegt und bei der Ausatmung nach außen - das genaue Gegenteil von dem, was bei der Zwerchfellatmung geschieht. Die Mm. intercostales externi erzeugen einen Unterdruck im Brustkorb, der das Zwerchfell nach oben zieht.

Diese Atmung stimuliert das sympathische Nervensystem und bereitet den Körper auf eine stressige Kampf- oder Fluchtsituation in einem Notfall vor.

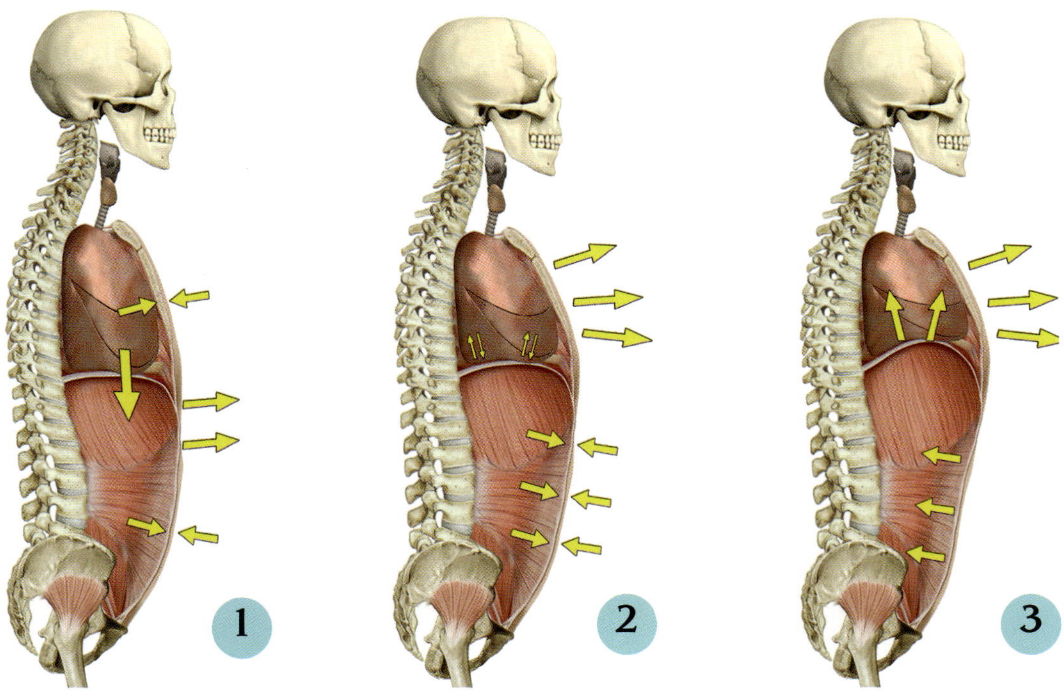

1. Zwerchfell-atmung

2. Brustatmung

3. Paradoxe Atmung

PRANAYAMA

Die Ausübung von Pranayama

Die frühen Yogis in Indien ersannen Pranayama, eine Reihe von Techniken, die die Selbstkontrolle des Atemprozesses ermöglichen. Durch kontinuierliche Praxis können die mentalen Zustände beherrscht und die Energieflüsse des Organismus ins Gleichgewicht gebracht werden.

PRANA

Es gibt viele verschiedene Übersetzungen für den Begriff Prana: Hauch, Luft, Leben, Lebenskraft, Energie. Außerdem gibt es verschiedene Interpretationen, die Prana künstlich als Essenz des energetischen Prinzips des Universums beschreiben. Ausgehend von dieser Definition, befindet sich Prana überall und äußert sich in konstanter Bewegung und Transformation. Die Atmung versorgt nicht nur alle Zellen des Organismus mit Sauerstoff und beseitigt Kohlendioxid, sondern ist auch die Hauptquelle für die Gewinnung von Prana. Außerdem nehmen wir Prana über die Haut auf.

Prana ist die reine und subtile Lebensenergie, die das gesamte Universum durchtränkt

PRANAYAMA

Der Begriff „Pranayama" ist zusammengesetzt aus dem Wort *Prana*, was „Lebensenergie" bedeutet, und *Ayama*, was „enthalten" und „kontrollieren" bedeutet. Pranayama sind somit verschiedene Techniken, die über die Regulation des Atemprozesses die Kontrolle von Prana ermöglichen. Diese Atemkontrolle wird bewusst durch eine verlängerte Einatmung, das Anhalten des Atems und die Ausatmung erzeugt.

Ihr Hauptziel besteht darin, in unserem gesamten Organismus Prana aufzunehmen, zu sammeln und zu verteilen. Durch die kontinuierliche Praxis werden die Flüsse der Lebensenergie gesteigert und ins Gleichgewicht gebracht. Außerdem können wir über die Atemkontrolle gleichzeitig auch mentale Zustände steuern.

Das Prana, das wir absorbieren, ist eine Spezialisierung von *kosmischem Prana*. Im menschlichen Körper erfüllt Prana 10 Funktionen, die als *Prana Vayus* (Lebenslüfte) bezeichnet werden. Die folgenden fünf *Prana Vayus*, die Funktionen im Körper erfüllen, werden als *Vayus* oder *Pancha Pranas* bezeichnet: *Prana, Apana, Samana, Udana* und *Vyana*.

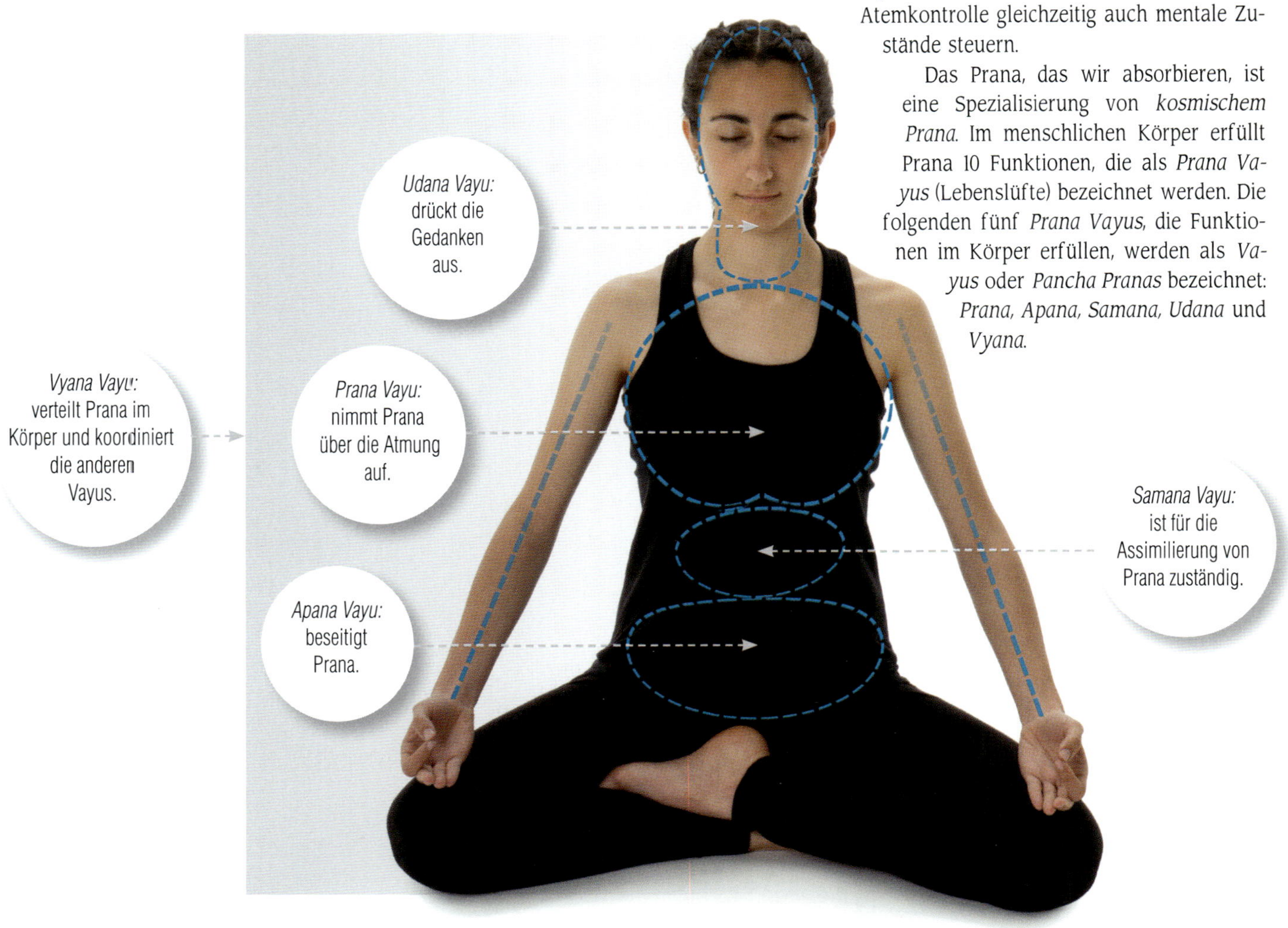

VORTEILE VON PRANAYAMA

- **Beeinflusst** den physischen, psychischen, mentalen und energetischen Körper des Menschen auf positive Weise.
- **Fördert** eine bessere Sauerstoffversorgung des Blutes und beseitigt Kohlendioxid.
- **Entwickelt** einen stabilen, ausgeglichenen Geist.
- **Wirkt sich vorteilhaft** auf das Nerven-, Atem- und Herz-Kreislauf-System aus.
- **Stärkt** das Herz.
- **Verleiht** Vitalität, erhöht das Energieniveau und aktiviert die Chakren.
- **Bringt** die Aktivität der Nadis ins **Gleichgewicht**, reinigt sie und beseitigt mögliche Blockaden.

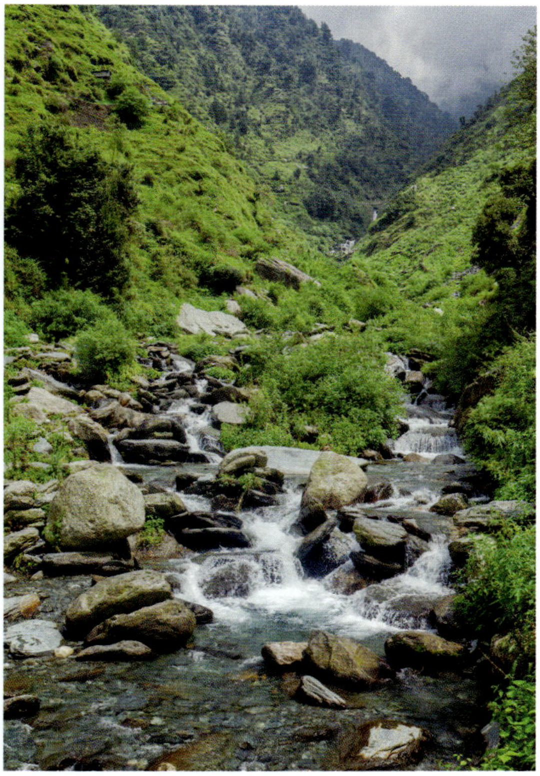

PHASEN DER ATMUNG

Die yogische Atmung umfasst vier Phasen: die Einatmung *(Puraka)*, das Anhalten des Atems mit gefüllter Lunge *(Antara Kumbhaka* oder *Puraka Kumbhaka)*, die Ausatmung *(Rechaka)* und das Anhalten des Atems mit leerer Lunge *(Bahya Kumbhaka* oder *Rechaka Kumbhaka)*.

Bei *Puraka* nehmen wir an unserer Umgebung teil, wir müssen empfänglich sein. Bei *Antara Kumbhaka* verschmilzt die universelle Energie mit der individuellen Energie, sie gleichen sich an und halten Erfahrungen fest. Bei *Rechaka* entspannen wir uns und lassen alles, was uns nicht mehr interessiert, gehen. Es handelt sich um einen Prozess der Abwendung und des Abwerfens. Bei *Bahya Kumbhaka* geben wir unser eigenes Sein auf, um mit dem universellen Prana zu verschmelzen. Es ist der Augenblick des Wiederfindens des eigenen Selbst, von Ruhe und Zurückgezogenheit.

JALA NETI

Normalerweise atmen wir durch die Nase. Daher müssen die Nasenhöhlen sauber und frei sein. Dafür ist *Jala Neti* empfehlenswert, was mit einem Kännchen und einer Salzlösung durchgeführt wird.

Der Vorgang ist sehr einfach. Man füllt das Kännchen mit einer lauwarmen Salzlösung. Wir können verdünntes Meerwasser verwenden oder einen Teelöffel Salz zum Wasser in das Kännchen geben. Immer abwechselnd lassen wir das Wasser in ein Nasenloch hinein- und aus dem anderen herauslaufen und umgekehrt. Dabei bleibt der Mund die ganze Zeit geöffnet. Es ist wichtig, die Nasenlöcher am Ende gut zu trocknen.

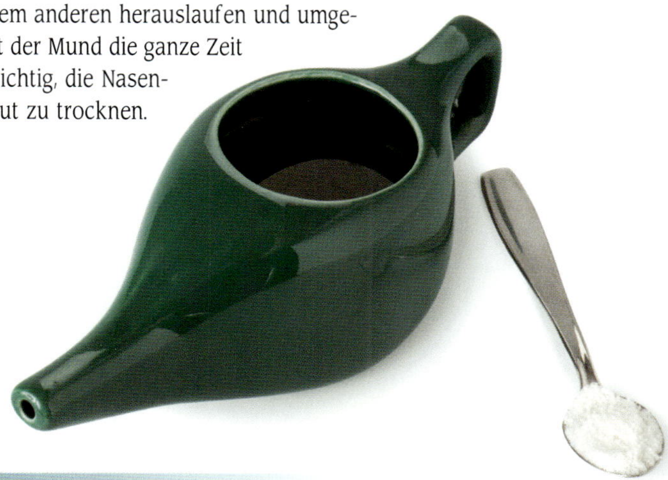

Mit dem Kännchen können wir Nasenspülungen durchführen.

ÜBERLEGUNGEN VOR BEGINN DER AUSÜBUNG

- Die beste Tageszeit für die Ausübung von Pranayama ist morgens nach einer Reihe von Asanas oder dem Sonnengruß.
- Wir üben in einem durchgelüfteten Raum oder an der frischen Luft.
- Wir nehmen eine feste, bequeme Position ein und schließen die Augen.
- Wir üben nicht direkt nach dem Essen oder wenn wir hungrig sind.
- Vor der Ausübung von Pranayama beobachten wir unsere natürliche Atmung.
- Unsere Atmung muss leise, sanft, langsam und tief sein (außer bei manchen Übungen).
- Nach dem Pranayama müssen wir uns einige Minuten lang in Savasana entspannen.

Wasserfall in Bhagsu im Norden von Indien. Die Luft in der Natur ist voller *Prana*.

PRANAYAMA

Einführung ins Pranayama

Es besteht eine tiefe Verbindung zwischen der Atmung und unseren emotionalen, mentalen und energetischen Zuständen. Durch Pranayama können wir unseren inneren Zustand verändern und ins Gleichgewicht bringen, sodass wir ihn aktivieren, beruhigen und ausgleichen können. Die kontinuierliche Praxis lässt uns neue Fähigkeiten entwickeln und erlaubt es uns, diejenigen, die wir brauchen, zu steigern.

ATEMFREQUENZ UND -RHYTHMUS

Die Frequenz ist die Anzahl der Atemzüge, die wir in einer bestimmten Zeit machen. Bei einem gesunden Erwachsenen beträgt die normale Frequenz zwischen 12 und 20 Atemzügen pro Minute. Die Frequenz hängt vom Alter und dem seelischen Zustand ab. Eine schnelle Atmung kann ein Symptom für emotionale Aufregung oder Angst sein, während eine langsame Atmung auf psychische und mentale Ruhe hindeutet.

Der Rhythmus ist die Regelmäßigkeit der Zeitspannen, die wir in die Phasen der Einatmung und Ausatmung investieren. Die kontinuierliche Ausübung von Pranayama erlaubt es uns, bewusst unseren eigenen Rhythmus zu steuern, um verschiedene Atmungen durchzuführen: ausgleichende, stimulierende oder beruhigende. Wenn die Ausatmung ähnlich oder genauso lange dauert wie die Einatmung (1:1), ist die Atmung ausgleichend. Wenn die Ausatmung langsamer ist und länger dauert als die Einatmung, erhalten wir eine beruhigende Atmung (1:2), und wenn die Einatmung passiv und langsam und die Ausatmung kurz und kräftig ist, handelt es sich um eine stimulierende Atmung (2:1).

Die Grafik zeigt eine normale Atmung im entspannten Zustand. Hierbei ist die Ausatmung ein bisschen länger als die Einatmung. Der Rhythmus beträgt 5:6 (Verhältnis Einatmung: Ausatmung).

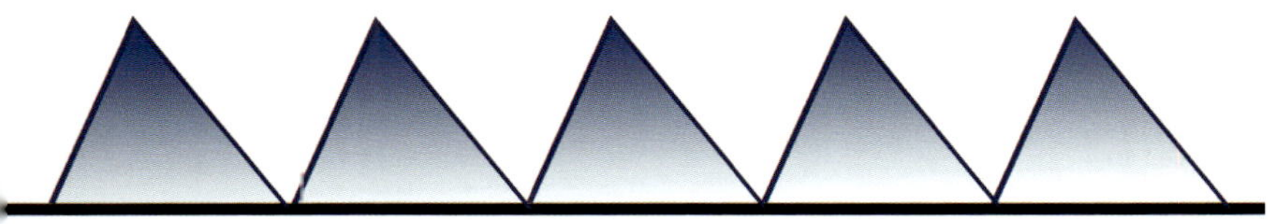

DIE RICHTIGE HALTUNG FÜR DIE PRAXIS

Um Pranayama auszuüben, ist es wichtig, eine korrekte Haltung einzunehmen, das heißt eine Mediationshaltung (siehe folgendes Kapitel). Wir wählen sie abhängig von unserer Flexibilität.

Wir setzen uns mit geradem Rücken hin. Der Rumpf ist aktiv, während die Arme auf den Beinen ruhen. Die Schultern fallen nach unten vom Hals weg. Die Lippen, das Gesicht, der Kiefer und die Zunge sind entspannt. Im Gegensatz zur Meditation kann Pranayama durchgeführt werden, wenn die Nasenspitze zum Brustbein zeigt, das heißt, wenn der Kopf leicht nach unten geneigt ist.

Während der Ausübung bleiben die Augen geschlossen. Falls nötig, können sie ab und zu geöffnet werden, um die Haltung zu kontrollieren und anzupassen. Die Ohren beobachten den Klang unserer Atmung. Der Blick ist in unser Inneres gerichtet.

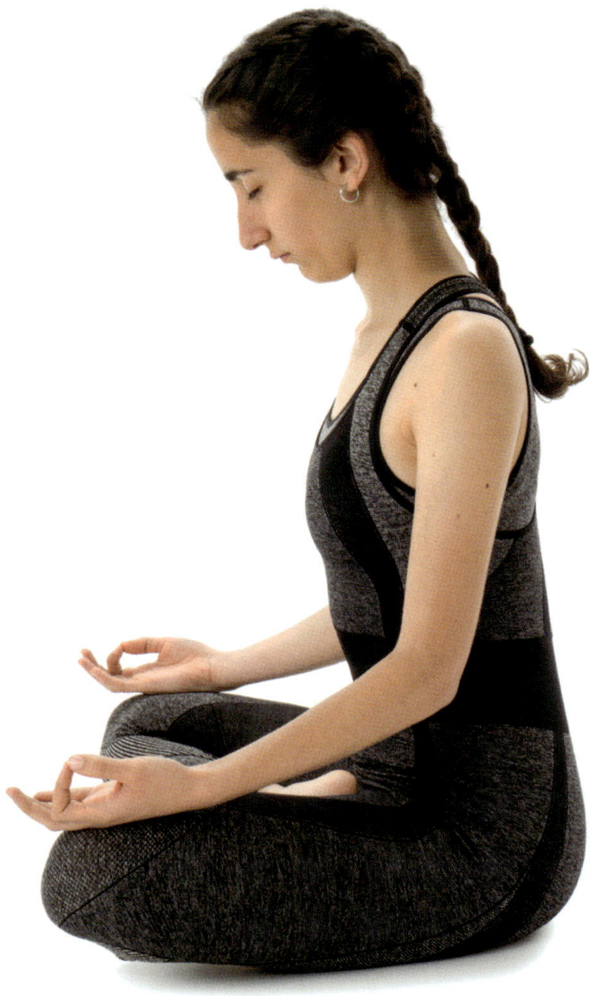

Die Ausübung von Pranayama. Der Körper ist stabil und fest, während der Geist aufmerksam, aber ruhig ist.

MAHA YOGA PRANAYAMA

Maha bedeutet „groß", „mächtig", „üppig". Es kann auch das erste Bewusstseinsprinzip bedeuten, von dem alle anderen Phänomene ausgehen. Es ist die komplette Atmung, die große Yogaatmung.

AUSFÜHRUNG

Wir sitzen in der Meditationshaltung oder liegen in Savasana und beobachten unsere natürliche Atmung. Mit einer langsamen und gleichmäßigen Bewegung führen wir eine neue Atmung ein, die die drei Atembereiche einschließt. Wir beginnen mit der Einatmung in den Bauchbereich, die sich sanft in den Brustbereich ausbreitet und im Schlüsselbeinbereich endet. Beim Ausatmen gehen wir gleich vor: Wir lassen die Luft erst aus dem Bauch-, dann aus dem Brust- und zuletzt aus dem Schlüsselbeinbereich austreten.

VORTEILE

- **Versorgt** den Körper in hohem Maße mit Sauerstoff. Beseitigt Giftstoffe.
- **Entspannt** das Nervensystem, beruhigt den Geist.
- **Beseitigt** Müdigkeit, Anspannung und Stress.
- **Massiert** die inneren Organe.
- **Erhöht** die Lungenkapazität, erlaubt dem Herz eine Erholung.
- **Verjüngt** den gesamten Körper.

SUKHA PRANAYAMA

Dies ist eine einfache Atmung, dank der wir die Atemrhythmen ausgleichen.

AUSFÜHRUNG

Wir setzen uns mit leicht nach hinten geschobenem Kinn in die Pranayama-Haltung und beobachten unseren natürlichen Atemrhythmus, ohne ihn zu verändern. Nach einigen Minuten gleichen wir langsam die Dauer von Puraka (Einatmung) und Rechaka (Ausatmung) an. Zu Beginn konzentrieren wir uns darauf, zu zählen, wie lange wir für die Ausatmung benötigen (eins, zwei, drei …), und gleichen diese Zeit dann allmählich an die Dauer der Einatmung an (eins, zwei, drei …).

Wir führen Sukha Pranayama einige Minuten lang durch und kehren dann zur natürlichen Atmung zurück.

Wir beobachten die Auswirkungen der Übung.

VORTEILE

- **Bringt** den gesamten Organismus **ins Gleichgewicht**.
- Wird die Übung zusammen mit der kompletten Atmung **durchgeführt**, kommen dieselben positiven Auswirkungen hinzu.
- **Bereitet** auf die Mediation **vor**.

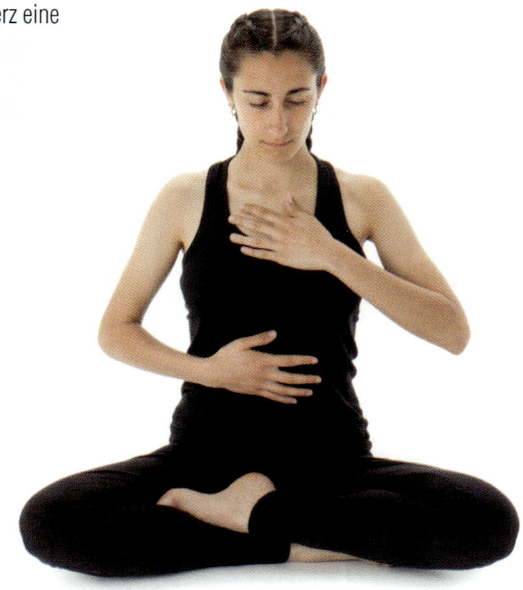

In der Meditationshaltung, mit einer Hand auf dem Bauch und der anderen auf dem Brustkorb, werden wir uns des Flusses der Atmung durch die drei Atemräume bewusst.

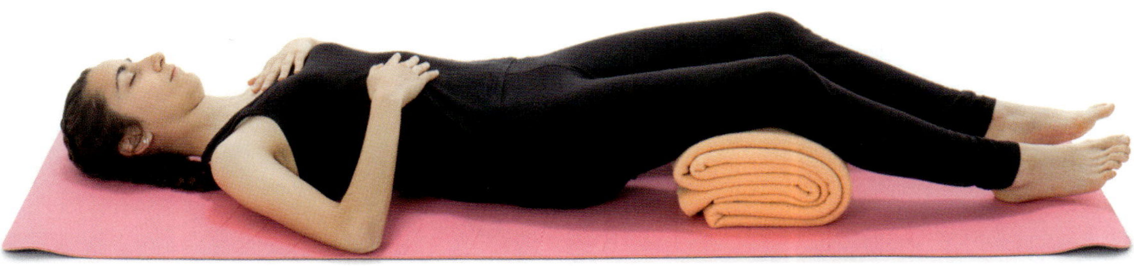

In Savasana ermöglicht uns die Praxis von Maha Yoga Pranayama, die drei Atemräume besser zu beobachten.

PRANAYAMA

Grundtechniken von Pranayama

Die verschiedenen Pranayama-Techniken haben zahlreiche positive Auswirkungen auf unseren Organismus. Einige beruhigen das Nervensystem, andere sind hingegen revitalisierend. Die kontinuierliche Praxis bringt uns in einen Zustand physisch-mentaler Ausgeglichenheit, der auf die Meditation vorbereitet.

Wir stellen drei einfache Grundtechniken vor, die uns Ausgeglichenheit und mentale Ruhe bringen: Nadi Sodhana, Ujjayi und Bhramari Pranayama.

NADI SODHANA PRANAYAMA

Nadi bedeutet „Leitung" oder „Kanal", und *Sodhana* bedeutet „reinigen". Nadi Sodhana Pranayama ist daher die Atmung, die die *Nadis* reinigt. Es handelt sich um eine Atmung ohne Atemanhalten, bei der die Luft abwechselnd durch jede Nasenhöhle strömt.

AUSFÜHRUNG

Wir sitzen in der Meditationshaltung und beobachten unsere natürliche Atmung. Wir beugen den Zeige- und Mittelfinger der rechten Hand nach innen, sodass der Daumen, der Ringfinger und der kleine Finger frei sind. Mit dem Daumen halten wir das rechte Nasenloch zu, mit dem Ringfinger und kleinen Finger das linke. Die linke Hand halten wir in Jnana Mudra.

Nun halten wir mit dem Daumen das rechte Nasenloch zu und atmen durch das linke aus und ein. Anschließend halten wir mit dem Ringfinger und kleinen Finger das linke Nasenloch zu und atmen durch das rechte aus und ein. Dann halten wir wieder das rechte Nasenloch zu und wechseln auf diese Weise die Atmung durch die beiden Nasenlöcher ab.

Wir atmen entspannt und ununterbrochen. Wir machen diese Übung so lange, wie es für uns angenehm ist. Wenn wir Übung in dieser Technik haben, gleichen wir den Rhythmus zwischen Ausatmung und Einatmung allmählich an.

VORTEILE

- Bringt den Fluss von Prana durch beide Nasenlöcher ins Gleichgewicht.
- Reinigt die Nadis.
- Reguliert die Verdauung.
- Beruhigt den Geist, beruhigt die Nerven.

KONTRAINDIKATIONEN

- Nasenscheidewandverkrümmung.

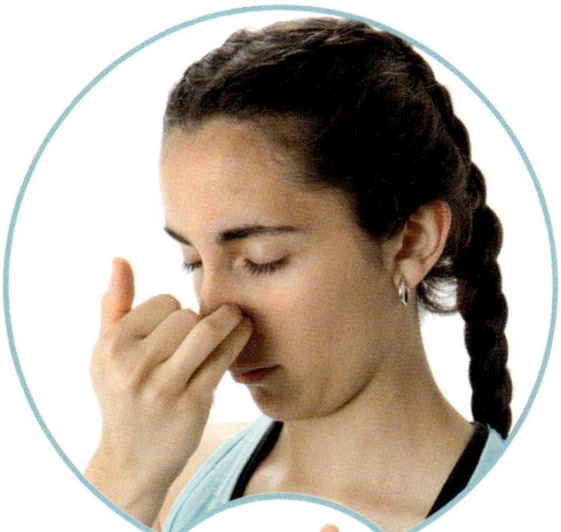

Bildausschnitt der Position der Finger an der Nase. Um die genaue Position zu finden, lassen wir die Finger zu beiden Seiten der Nasenscheidewand von oben nach unten gleiten. Wenn wir zur weichen Zone gelangen, den Nasenflügeln, finden wir die genaue Stelle, wo wir drücken müssen, um zu verhindern, dass Luft hineinkommt.

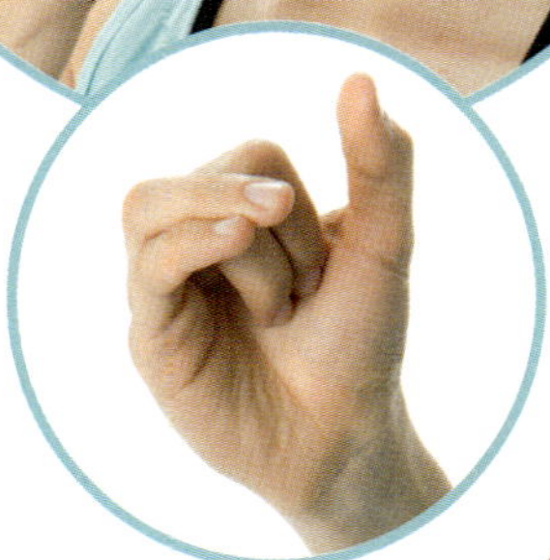

Vishnu Mudra. Position der Finger der rechten Hand

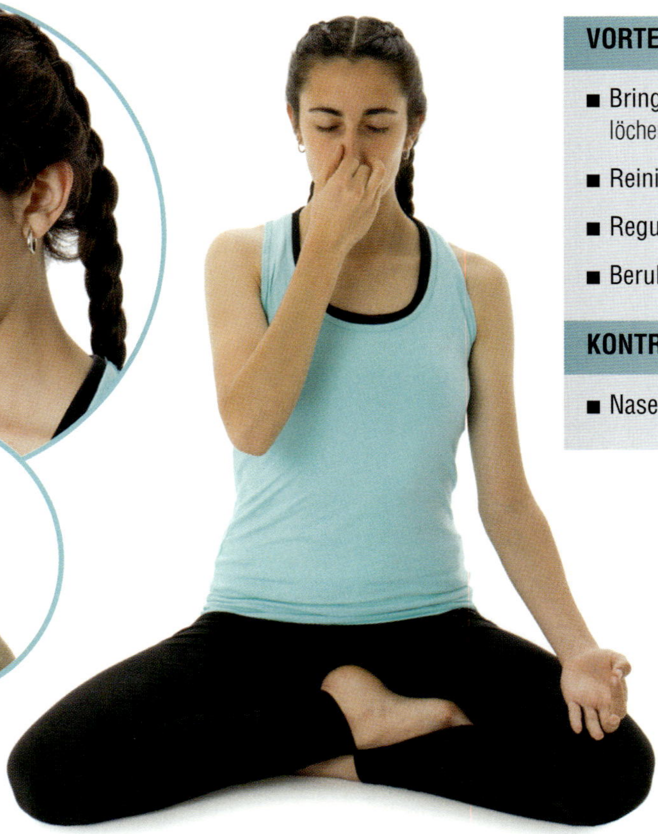

Übung von Nadi Sudhana. Die linke Hand in Jnana Mudra.

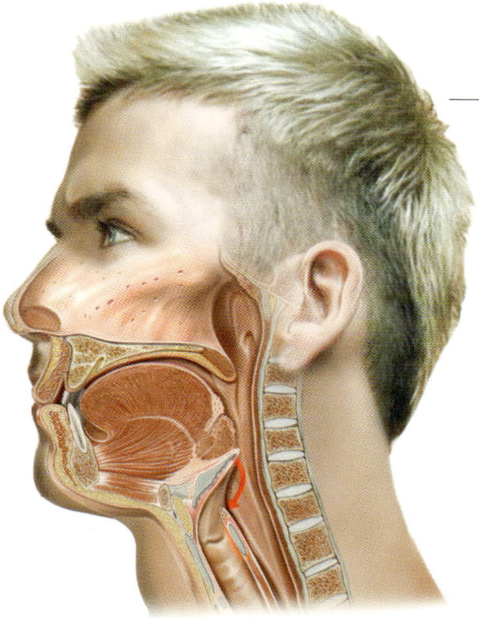

Anatomie des Kehlkopfs mit Lage der Stimmritze

UJJAYI PRANAYAMA

Ud bedeutet „nach oben". *Jaya* wird übersetzt als „Sieg" oder „Erfolg". Diese Atmung führt zum Erfolg. Es handelt sich um eine Atmung, bei der die Stimmritze beim Ein- und Ausatmen teilweise geschlossen wird.

AUSFÜHRUNG

Wir sitzen in der Meditationshaltung oder liegen in Savasana und beobachten unsere natürliche Atmung. Wir schließen teilweise die Stimmritze, sodass die Luft, die ein- und austritt, leicht zurückgehalten wird. Wir atmen breit, langsam und tief und hauptsächlich in die Brust ein. Mit gefüllten Lungen schließen wir die Stimmritze eine Sekunde lang, um die Luft zurückzuhalten. Beim Ausatmen ist die Stimmritze wieder halb offen. Wir kontrahieren die Muskeln der Bauchwand, und die Luft strömt langsamer hinaus, als sie bei der Einatmung hineinströmte. Der Rhythmus muss 1:2 betragen, das heißt, die Ausatmung muss doppelt so lange dauern wie die Einatmung.

Wir beobachten das Geräusch, das der Ein- und Ausatmungsprozess verursacht. Wir können diesen Vorgang von einigen Minuten auf einen deutlich längeren Zeitraum ausdehnen und Ujjayi beim Sonnengruß oder einigen Asanas ausüben.

VORTEILE

- **Steigert** die Kraft und das Atemvolumen.
- **Verlangsamt** die Herzfrequenz, senkt den Blutdruck.
- **Verleiht** eine tiefe mentale Ruhe und ein Gefühl tiefer Entspannung.
- **Erhöht** die Konzentrations- und Verinnerlichungsfähigkeit.

BHRAMARI PRANAYAMA

Hierbei handelt es sich um die Bienenatmung.

AUSFÜHRUNG

Wir sitzen in der Meditationshaltung und werden uns einige Minuten lang unserer Atmung bewusst. Wir atmen aus und anschließend tief ein. Mit gefüllten Lungen halten wir die Luft einige Sekunden lang an. Wir können Jalandhara und Mula Bandha ein paar Sekunden lang durchführen (siehe nächste Seite) und danach lösen. Wir bringen die Arme auf Schulterhöhe und halten die Ohren mit dem Zeigefinger der Hand auf derselben Seite zu. Nun stoßen wir die Luft allmählich aus und machen dabei ein Geräusch, das dem Brummen von Hummeln ähnelt. Dann nehmen wir die Hände von den Ohren und nehmen wieder die anfängliche Meditationshaltung ein.

Wir können die Übung mehrmals wiederholen.

VORTEILE

- **Senkt** den Blutdruck.
- **Verleiht** mentale Ruhe und Gelassenheit.
- **Ruft** meditative Zustände **hervor**.

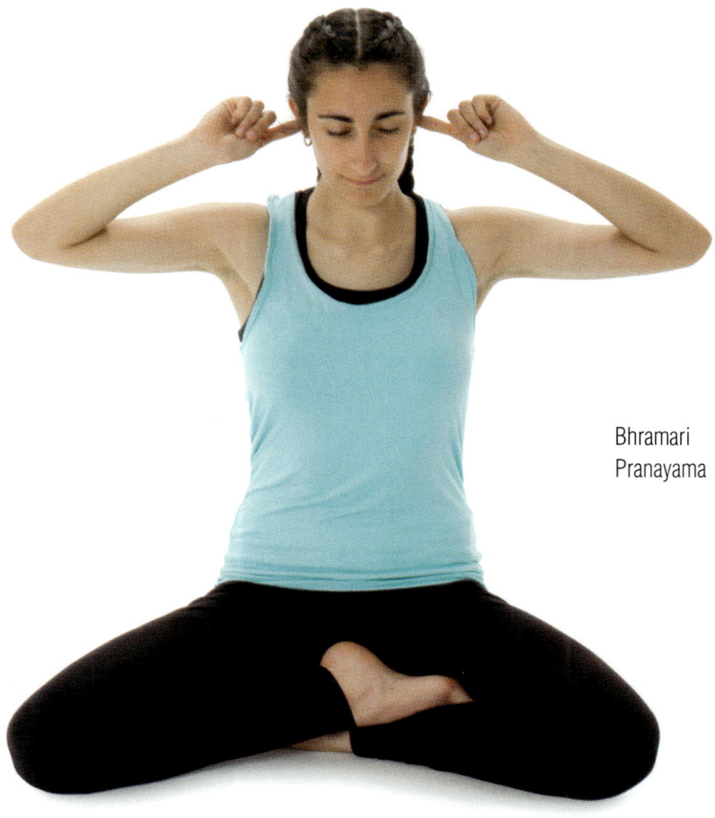

Bhramari Pranayama

BANDHAS

Bandhas: Energieschlüssel

Das Wort *Bandha* bedeutet „Verschluss" oder „Schlüssel". Bandhas sind bewusst durchgeführte Muskelkontraktionen, die einen bestimmten Körperteil betreffen. Aus Sicht der Energie sind sie dafür verantwortlich, das durch die Nadis zirkulierende Prana zu steuern, zu kanalisieren und zur *Sushumna Nadi* zu leiten. Außerdem lösen sie die Knoten *(Granthis)* auf, die das Prana blockieren und daran hindern, frei zum zentralen Kanal zu fließen.

Die drei wichtigsten Bandhas sind: Jalandhara Bandha, Uddiyana Bandha und Mula Bandha. Normalerweise werden sie mit Mudras und Pranayama kombiniert. Für eine korrekte Ausführung sollte diese Praxis von einem erfahrenen Yogalehrer angeleitet werden.

JALANDHARA BANDHA

Jala bedeutet „Netz", „Raster" oder „Masche", *Dhara* bedeutet „Zug nach oben". Jalandhara verhindert das Entweichen des Atems im Hals.

AUSFÜHRUNG

Wir sitzen in der Meditationshaltung und legen die Hände auf die Knie. Wir atmen aus und atmen komplett breit ein. Mit gefüllten Lungen *(Antara Kumbhaka)* schlucken wir Spucke hinunter und neigen den Kopf nach vorn, wobei wir das Kinn zwischen die beiden Schlüsselbeine und auf das Brustbein legen. Die Halswirbelsäule wird gedehnt. Die Hände drücken gegen die Knie. Die Schultern sind leicht nach vorn geneigt und hochgezogen, um zu helfen, die Kehle zu verriegeln.

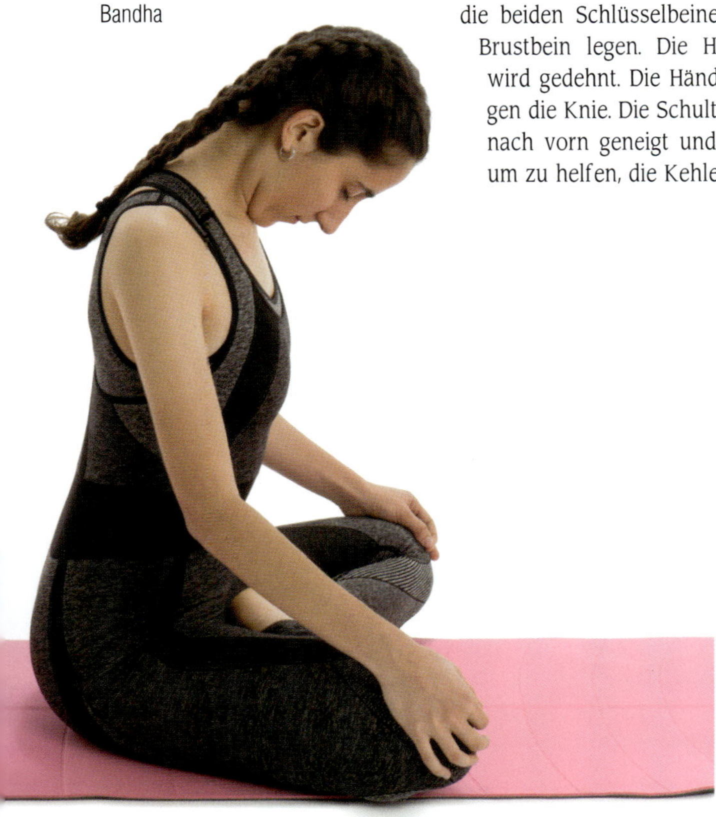

Jalandhara Bandha

Wir halten diesen Verschluss so lange, wie es angenehm für uns ist. Um die Übung abzuschließen, entspannen wir die Schultern und den Hals. Wir lassen die Stimmritze frei, damit die Luft zirkulieren kann.

VORTEILE

- **Stimuliert** die Schilddrüse.
- **Reguliert** den Blutfluss zum Herz.
- **Senkt** die Herzfrequenz.
- **Beruhigt** den gesamten Organismus im Allgemeinen.

KONTRAINDIKATIONEN

- **Schilddrüsenüberfunktion**, hoher Blutdruck, Herzprobleme.

UDDIYANA BANDHA

Uddiyana bedeutet „nach oben fliegen". Bei diesem Bandha hebt die Kontraktion der Bauchmuskulatur das Zwerchfell in Richtung Brustkorb. Am besten führt man es immer mit leerem Magen durch.

AUSFÜHRUNG

Dieses Bandha wird im Sitzen angewandt: Sukhasana, Siddhasana oder Padmasana. Um uns damit vertraut zu machen, können wir es auch im Stand durchführen. Wir müssen diese Übung nur mit komplett leeren Lungen *(Bahya Kumbhaka)* machen.

Im Stand: Wir stellen die Beine leicht auseinander und beugen die Knie leicht. Wir stützen die Hände auf die Oberschenkel und drehen die Finger zur Oberschenkelinnenseite. Wir atmen ein und aus, bis die gesamte Luft aus den Lungen entwichen ist. Wir können kräftig durch den Mund ausatmen. Mit leerer Lunge halten wir die Luft an, kontrahieren die Bauchmuskulatur bis nach innen und oben und höhlen dabei den

Magen aus. Wir halten den Verschluss so lange, wie es angenehm für uns ist. Dann lösen wir die Position auf, entspannen die Bauchmuskeln und nehmen wieder die Anfangsposition ein. Wir atmen langsam ein.

Im Sitzen. Wir nehmen die Meditationshaltung ein und legen die Hände auf die Knie. Wir atmen tief ein und aus. Wir schließen die Augen, setzen Jalandhara Bandha, kontrahieren gleich danach die Bauchmuskeln und täuschen eine Einatmung vor, um das Zwerchfell anzuheben. Die Hände drücken auf die Knie und die Schultern sind leicht angehoben. Wir halten die Bandhas so lange, wie es angenehm für uns ist. Dann lösen wir zuerst Uddiyana Bandha, danach Jalandhara und atmen langsam ein.

VORTEILE

- **Stärkt und massiert** die Bauchorgane.
- **Revitalisierend.**
- **Kanalisiert** die Energie nach oben zum zentralen Kanal.
- **Stimuliert** das Manipura Chakra.

KONTRAINDIKATIONEN

- **Geschwüre** im Verdauungsapparat. Herzkrankheiten. Schwangerschaft. Menstruation.

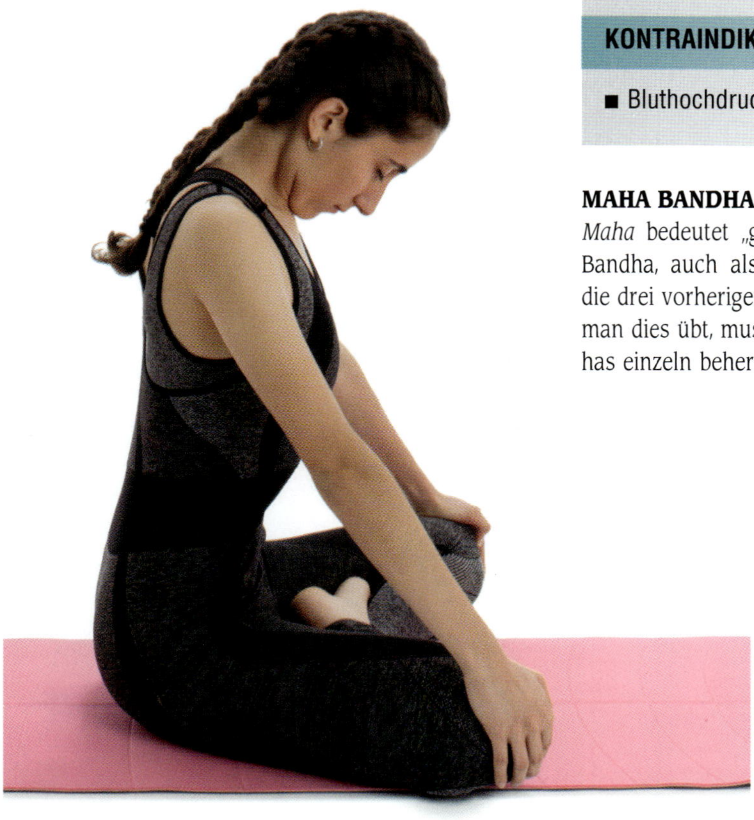

Jalandhara Bandha mit Uddiyana Bandha

MULA BANDHA

Mula bedeutet „Wurzel", „Quelle", „Ursprung", „Basis". Bei Mula Bandha wird der Damm kontrahiert, der Bereich zwischen Anus und Genitalien. Bei Frauen kann der Bereich sich am Gebärmutterhals befinden. Die geeignetste Haltung ist Siddhasana.

AUSFÜHRUNG

Wir sitzen in Meditationshaltung und beobachten unsere natürliche Atmung. Wir schließen die Augen und entspannen uns. Wir lenken unsere Aufmerksamkeit auf die Muskeln des Damms und kontrahieren sie (bei Frauen den Gebärmutterhals). Dabei versuchen wir, die analen Schließmuskeln *(Aswini Mudra)* und die urogenitalen Muskeln *(Vajroli Mudra)* nicht zu kontrahieren. Wir entspannen den Bereich und wiederholen die Übung mehrfach.

Wir können Mula Bandha auch mit gefüllter Lunge zusammen mit Jalandhara Bandha oder mit leerer Lunge setzen.

VORTEILE

- **Steigert** die Durchblutung im Dammbereich.
- **Leitet Prana** nach oben, schiebt *Apana Vayu* zu *Prana Vayu.*
- **Stimuliert** das Muladhara Chakra und bewirkt das Erwachen der Kundalini-Energie.

KONTRAINDIKATIONEN

- **Bluthochdruck.** Schwangerschaft. Menstruation.

MAHA BANDHA

Maha bedeutet „groß", „stark", „mächtig". Bei diesem Bandha, auch als *Bandha Traya* bezeichnet, werden die drei vorherigen Bandhas gleichzeitig gesetzt. Bevor man dies übt, muss man die Techniken der drei Bandhas einzeln beherrschen.

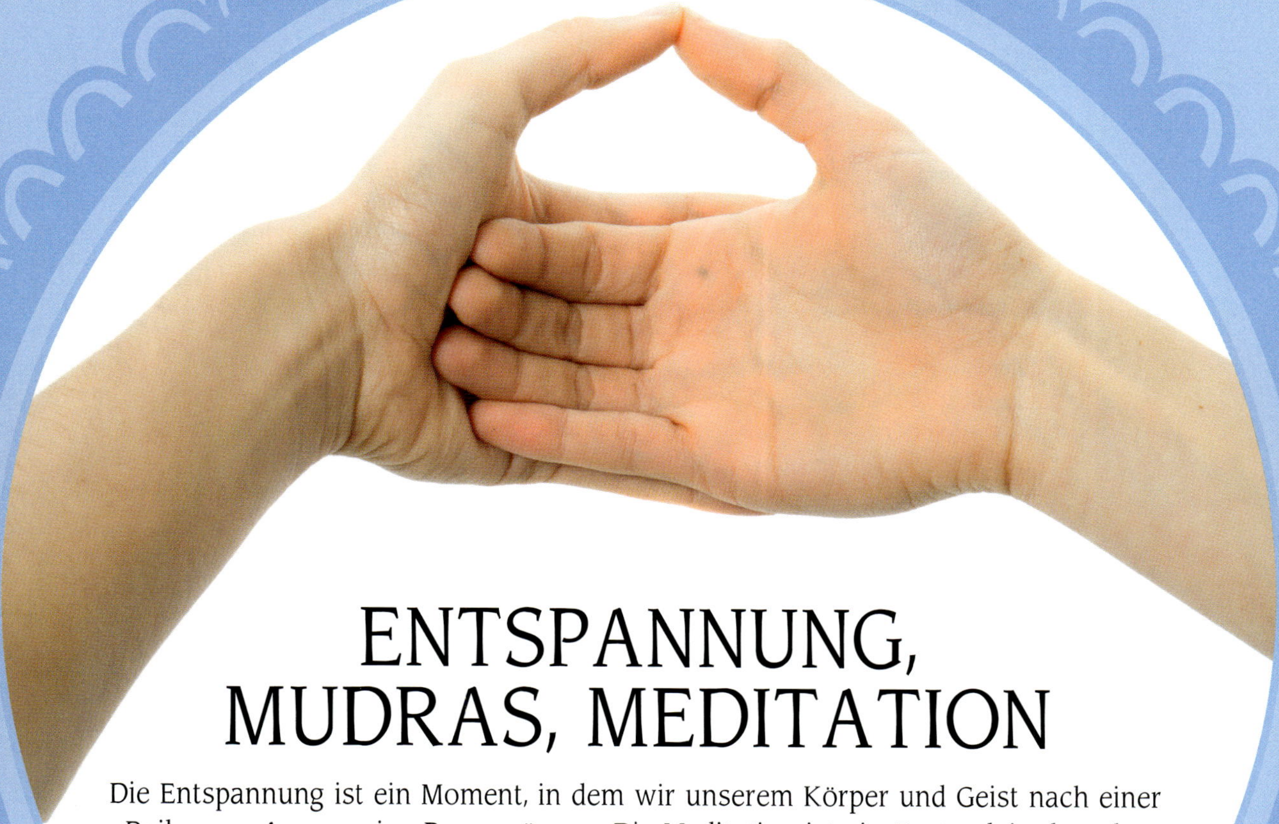

ENTSPANNUNG, MUDRAS, MEDITATION

Die Entspannung ist ein Moment, in dem wir unserem Körper und Geist nach einer Reihe von Asanas eine Pause gönnen. Die Meditation ist ein Zustand, in dem der Geist schweigt und wir unser eigenes, inneres Wesen in der Tiefe beobachten. Die *Mudras* sind symbolische Gesten, die normalerweise mit den Händen durchgeführt werden und es uns ermöglichen, Energien zu kanalisieren und uns in meditative Zustände zu begeben. Dieses Kapitel bietet daher eine Einführung in Entspannungstechniken, in die Praxis einiger Mudras, in für die Meditation geeignete Haltungen und schließlich in die letzte Stufe von Yoga: die innere Stille.

Die Entspannung

Nach der Ausführung von Asanas befreien wir uns durch die Entspannung von tiefen Spannungen. In diesem Zeitraum, etwa 10 Minuten, besteht unser Ziel darin, den Körper zu „lockern" und in einen Zustand physischer und mentaler Ruhe zu versetzen. Dieser Augenblick der Ruhe ermöglicht es uns, die positiven Auswirkungen der Ausübung von Asanas aufzunehmen.

Dadurch, dass wir bei der Entspannung in kompletter körperlicher Ruhe sind, haben wir die Gelegenheit, unseren inneren Zustand klar wahrzunehmen. Unsere gesamte innere mentale Bewegung tritt an die Oberfläche. Daher ist nun eine gute Gelegenheit, zu erkennen, ob physische oder mentale Spannungen vorhanden sind. Die Entspannung ermöglicht es uns, Spannungen zu „lösen", sodass die Probleme allmählich ihre Kraft verlieren.

Es gibt viele spezielle Entspannungstechniken (siehe die Arbeiten von Dr. Coué, Dr. Jacobson oder Dr. Schultz oder einige asiatische Techniken etc.). Entspannung kann in vielen verschiedenen Haltungen durchgeführt werden, aber die bekannteste und am häufigsten genutzte ist Savasana, die Leichenhaltung. Die Bauchlage ist ebenfalls möglich: Advasana, Makarasana oder angepasste Varianten.

PHYSISCHE UND MENTALE AUSFÜHRUNG

Wir liegen gestreckt auf dem Boden, spreizen die Beine leicht und lassen die Füße nach außen fallen. Die Arme liegen mit geringem Abstand neben dem Körper und die Handflächen zeigen nach oben. Wir schließen die Augen und beobachten unseren Körper, unsere Atmung, unsere Gedanken, ohne etwas zu beurteilen, ohne etwas zu verändern. Wir intensivieren lediglich langsam das Bewusstsein.

Um die Entspannung zu beginnen, stellen wir die Atmung allmählich auf eine Bauchatmung ein. Wir atmen spontan und frei. Wir beginnen, uns unserer Füße bewusst zu werden, ihrer Form, ihrer Empfindungen, ihres Kontakts mit dem Boden, ihres Gewichts. Beim Ausatmen lockern und entspannen wir sie. Wir werden uns unserer Fußgelenke bewusst, ihrer Form, ihrer Empfindungen, ihres Gewichts, und lockern sie ebenfalls. Wir fahren mit den Waden, Knien, Oberschenkeln und dem Gesäß fort. Von unten nach oben werden wir uns nach und nach unserer Körperteile, ihrer Form, ihrer inneren und äußeren Empfindungen bewusst und lockern sie. Wenn die Beine entspannt sind, fahren wir mit dem Becken, der Hüfte und dem unteren Bauch fort, lockern die Muskeln und entspannen die inneren Organe. Danach konzentrieren wir uns auf den Brustkorb, den Rücken und die Wirbelsäule, immer von unten nach oben, und entspannen und lockern den gesamten Rumpf. Es folgen die Arme; wir beginnen mit den Fingern und Händen, nehmen ihre Form und Empfindungen und den Bodenkontakt wahr und lockern sie. Unterarm, Oberarm und Schulter, in dieser Reihenfolge; wir spüren den Bodenkontakt und lassen sie entspannt fallen. Zuletzt richten wir die Aufmerksamkeit auf den Hals, Kopf und das Gesicht; wir entspannen den Kiefer, die Lippen, die Zunge, die Wangen, die Lider, die Augen. Das Gesicht ist komplett entspannt, und wir lächeln innerlich.

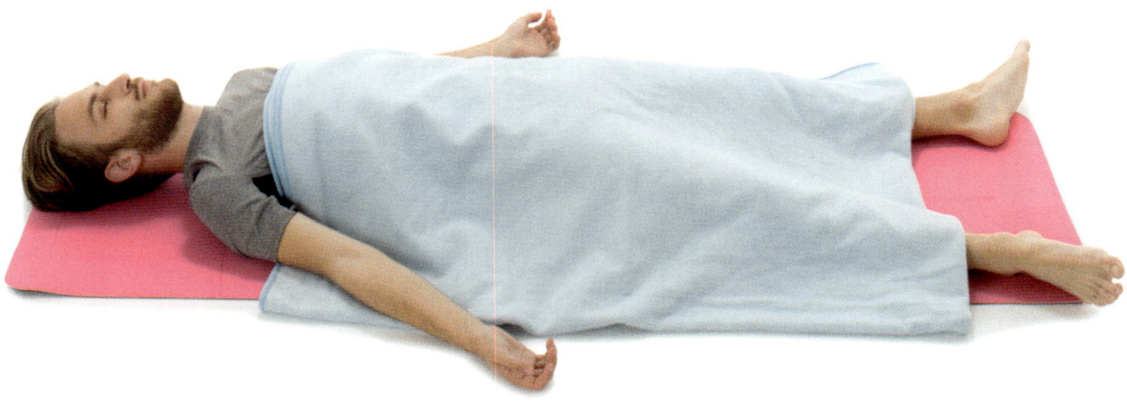

Entspannung in Savasana. Während der Entspannung senkt sich die Körpertemperatur gewöhnlich leicht. Daher sollte man sich dabei am besten zudecken.

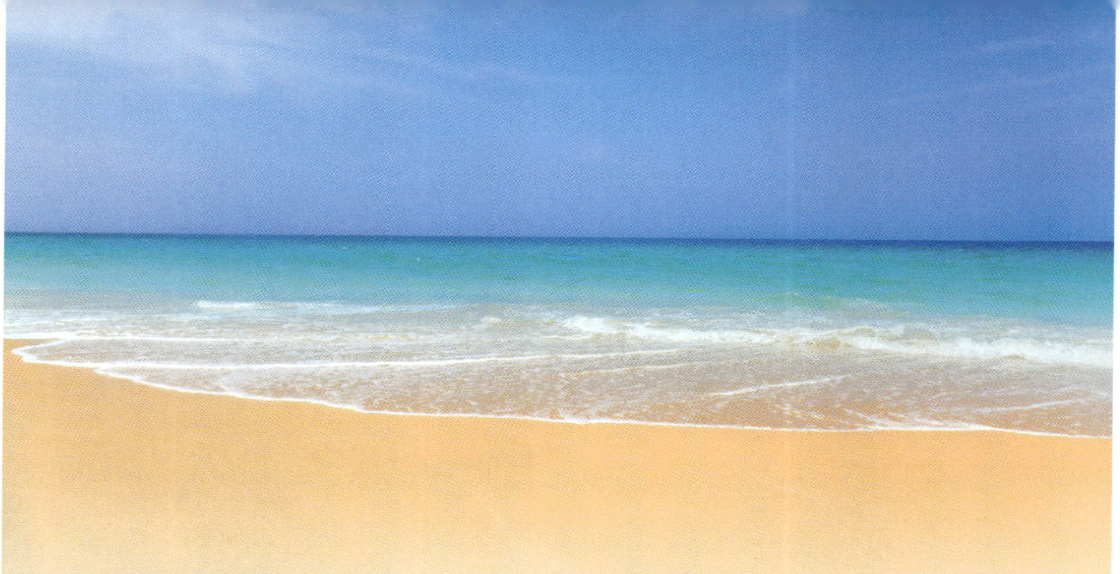

Nun, da der Körper tief entspannt ist, konzentrieren wir uns auf die Atmung. Mit jeder Ausatmung befreien wir den Geist von Gedanken und mit jeder Einatmung füllen wir unseren Körper mit Licht, das vom Kosmos stammt, ein Licht, das uns mit Frieden, Besonnenheit, Gelassenheit, Gemütsruhe, Sanftmut und innerer Freude erfüllt.

Um die Entspannung zu beenden, dehnen wir die Atmung ein bisschen aus. Sehr langsam bewegen wir die Finger und die Füße. Wir übertragen die Bewegung sehr langsam auf die Arme und Beine. Wir strecken den Körper, öffnen die Augen und reiben die Handflächen und Fußsohlen aneinander. Wir bleiben in paar Minuten lang sitzen, bevor wir aufstehen.

VORTEILE

- **Hilft**, die durch die Asanas erreichten Ergebnisse aufzunehmen.
- **Ermöglicht** die Erholung von Körper und Geist.
- **Baut** physischen und mentalen Stress **ab**.
- **Entwickelt** Bewusstsein für den Körper und die Atmung.
- **Bereitet** Körper und Geist auf die Meditation **vor**.

KONTRAINDIKATIONEN

- Schwere **psychische Probleme**.

VORAUSSETZUNGEN VOR UND WÄHREND DER ENTSPANNUNG

Vor jeder Entspannung müssen wir den Ort vorbereiten und die Hilfsmittel bereitlegen, die wir für die Haltung benötigen.

Der Raum, in dem wir die Entspannung durchführen, muss ruhig sein und eine angenehme Temperatur haben. Dämmerlicht ist förderlich, weil es dem Geist hilft, sich zu entspannen.

Wir benötigen wenige Hilfsmittel. Um den Kopf abzustützen, können wir ein Kissen benutzen. Außerdem kann es sehr nützlich sein, eine gefaltete Decke unter die Beine zu legen.

Die Haltung muss bequem sein, und wir versuchen, mit aufmerksamem Geist und einer positiven Einstellung wach zu bleiben. Wenn wir schläfrig werden, können wir die Beine näher nebeneinanderlegen und die Arme zum Körper bringen. Wenn wir einschlafen, können wir in der folgenden Sitzung die Haltung verändern.

Während einer Schwangerschaft ist es ratsam, sich auf die Seite zu legen und ein Bein zu beugen.

Wie eine Welle, die am Ufer bricht, die kommt und geht – so können wir bei der Entspannung einatmen und die Aufmerksamkeit dabei von den Füßen bis zum Kopf wandern lassen und bei der Ausatmung vom Kopf bis zu den Füßen. Außerdem können wir uns vorstellen, dass die Wellen immer kleiner werden, während unser Geist sich beruhigt.

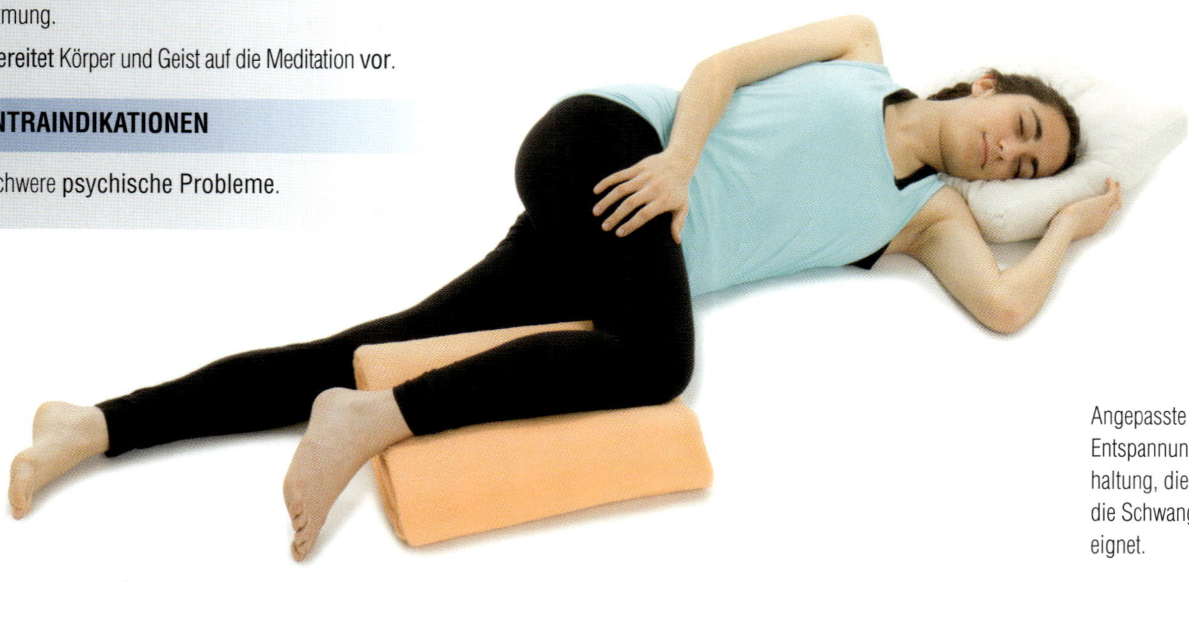

Angepasste Entspannungshaltung, die sich für die Schwangerschaft eignet.

Hasta Mudras

Das Wort *Mudra* bedeutet „Geste“ oder „symbolisches Zeichen“. Mudras sind symbolische Haltungen, die mit dem Körper, den Händen, den Augen, den Beinen oder den Füßen eingenommen werden können. Sie sind nicht nur metaphorische Darstellungen der Körpersprache, sondern auch ein Teil der Kontrolle und Regulation der Energie des Körpers.

Es gibt viele verschiedene Mudras. Einige sind einfach, und andere erfordern eine Kombination aus Asanas, Pranayama und Bandhas. Wir teilen sie in drei Hauptgruppen ein: Hatha Mudras (diejenigen, die mit dem Körper durchgeführt werden), Prana Mudras (diejenigen, die sich auf die Atmung auswirken) und Hasta Mudras (diejenigen, die mit den Händen durchgeführt werden). Hier gehen wir nur auf Letztere ein.

MUDRAS MIT DEN HÄNDEN

Der Ursprung von Hasta Mudras liegt weit zurück, wahrscheinlich in den sehr frühen vedischen Zeremonien. Sie wurden in tantrischen Ritualen genutzt und hatten später einen direkten Einfluss auf die indischen Tänze.

In der Yogapraxis werden Hasta Mudras gewöhnlich eingesetzt, um Energiekanäle zu regulieren und den Praktizierenden in meditative Zustände zu führen. Außerdem haben sie therapeutische Eigenschaften.

Wir stellen nun einige einfache Beispiele für Hasta Mudras vor, die uns helfen, einen optimalen Zustand von Verinnerlichung und von Ausgeglichenheit der inneren Energien zu erreichen.

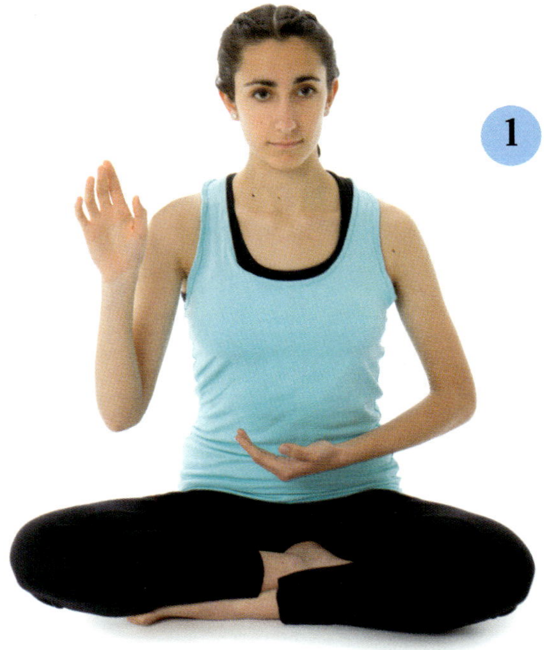

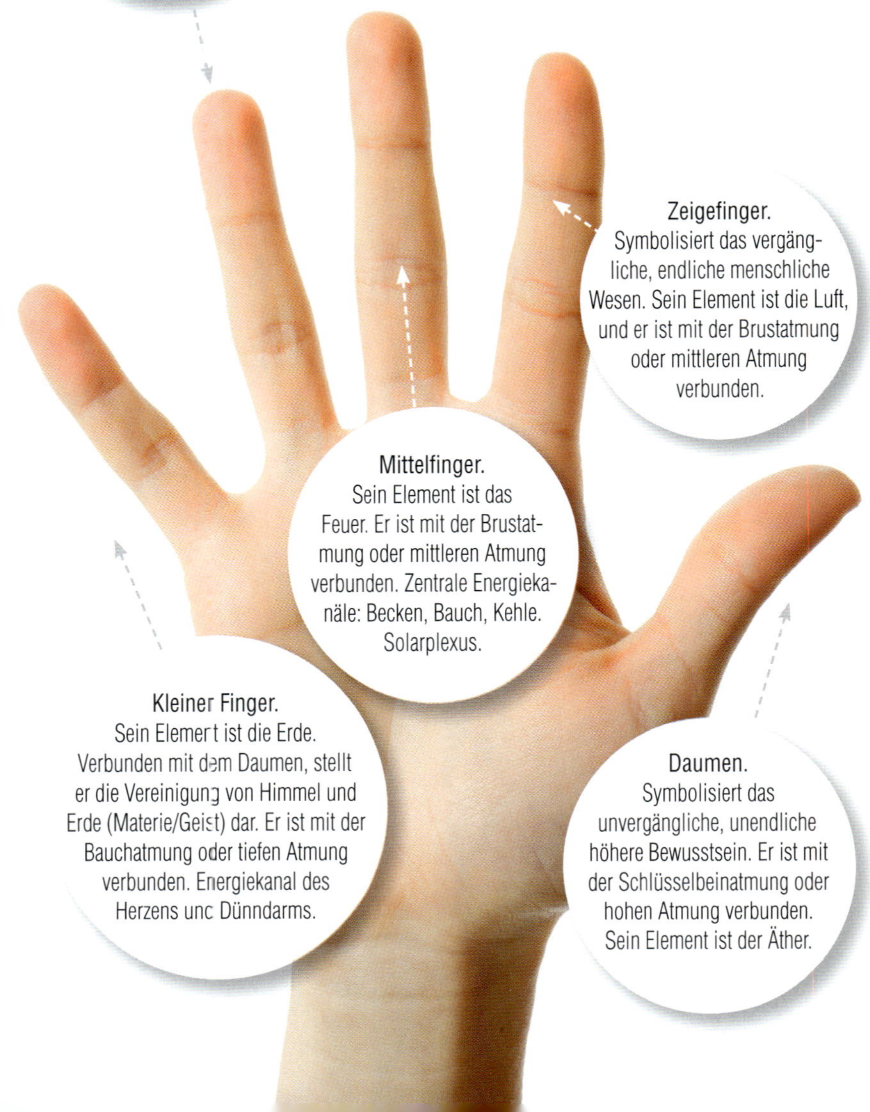

1. Abhaya Mudra, Geste der Verheißung von Schutz. Die rechte Hand ist geöffnet und die Handfläche zeigt nach vorn. Die linke Hand kann auf dem Schoß, Oberschenkel oder auf Herzhöhe ruhen.

2. Namaskara Mudra oder Anjali Mudra, Geste des Grußes oder Gebets. Wir legen beide Hände vor dem Herz zusammen. Die rechte Hand symbolisiert die Wärme, den Tag, das Sonnenlicht und die Zukunft; die linke Hand symbolisiert die Kälte, die Nacht, den Mond, die Vergangenheit. Die Vereinigung der beiden symbolisiert den gegenwärtigen Moment und die Ausgeglichenheit der Mond- und Sonnenenergie. Dieses Mudra vermittelt Ruhe, Ausgeglichenheit, Harmonie und Frieden.

3. Jnana Mudra und Chin Mudra, Geste des Bewusstseins und der Weisheit. Der Daumen und der Zeigefinger berühren sich und bilden einen Kreis, während die drei übrigen Finger gestreckt bleiben. Der Daumen symbolisiert das kosmische Bewusstsein, der Zeigefinger das individuelle Bewusstsein. Die gestreckten Finger repräsentieren die drei Gunas oder Eigenschaften: Tamas (kleiner Finger), Rajas (Ringfinger) und Sattva (Mittelfinger). Wenn die Finger nach oben zeigen, ist es Jnana Mudra. Wenn wir die Hand nach unten halten, ist es Chin Mudra. Diese Mudra eignet sich hervorragend, um Schlaflosigkeit und nervöse Spannung zu bekämpfen.

4. Bali Mudra, Geste des Geschenks oder der Großzügigkeit. Wir legen die Hände seitlich zusammen, sodass sie eine große Schale bilden. Die Handflächen zeigen dabei nach oben. Wir halten sie vor die Brust.

5. Ksepana Mudra, Geste des Ausschüttens. Wir legen die Zeigefinger gegeneinander und verschränken die restlichen Finger, sodass zwischen den Händen eine kleine Höhle entsteht. Diese Mudra stimuliert die Beseitigung dessen, was in unserem Organismus zu viel ist, sowie die Beseitigung negativer Energie.

6. Padma Mudra I, Geste der geschlossenen Lotusblüte. Wir legen die Fingerspitzen gegeneinander und bilden mit den Händen eine geschlossene Schale. Ausgehend von dieser Mudra, öffnen wir die Finger, ohne die kleinen Finger oder die Daumen voneinander zu lösen. So entsteht die Geste der offenen Lotusblüte.

7. Padma Mudra II, Geste der Lotusblüte, Symbol von Yoga. Sie entspricht dem Herzchakra und symbolisiert Reinheit, Liebe und Güte. Sie hat viele positive Auswirkungen, darunter die Öffnung gegenüber Überfluss.

8. Shanka Mudra, Geste der Meeresschnecke. Wir umfassen den Daumen der rechten Hand mit den vier Fingern der linken Hand. Wir stützen den linken Daumen in der Mitte der rechten Hand ab. Wir können die Hände vor die Brust führen. Diese Mudra entspannt das Nervensystem und hilft, sich in der Stille zurückzuziehen.

9. Tse Mudra, Geste der drei Geheimnisse. Wir berühren mit den Daumen die Wurzeln der kleinen Finger und schließen die Hände langsam, bis sie Fäuste bilden. Wir können sie auf den Oberschenkeln ablegen. Diese Mudra dient dazu, Traurigkeit, Depression und Ängste zu reduzieren.

10. Dhyani Mudra, Geste der Meditation und Besinnlichkeit. Wir legen die rechte Hand auf die linke, sodass sie eine Schale bilden. Die Daumen berühren sich dabei. Wir legen die Hände auf den Schoß. Diese Mudra begünstigt meditative Zustände, den inneren Frieden und ein Wohlgefühl mit anderen.

VORTEILE VON HASTA MUDRAS

- **Verändern** den mentalen, körperlichen oder emotionalen Energiefluss, öffnen und verbinden Nadis.
- **Bringen** die Energie des Körpers **ins Gleichgewicht und stimulieren sie.**
- **Begünstigen** mentale Gelassenheit und meditative Zustände.

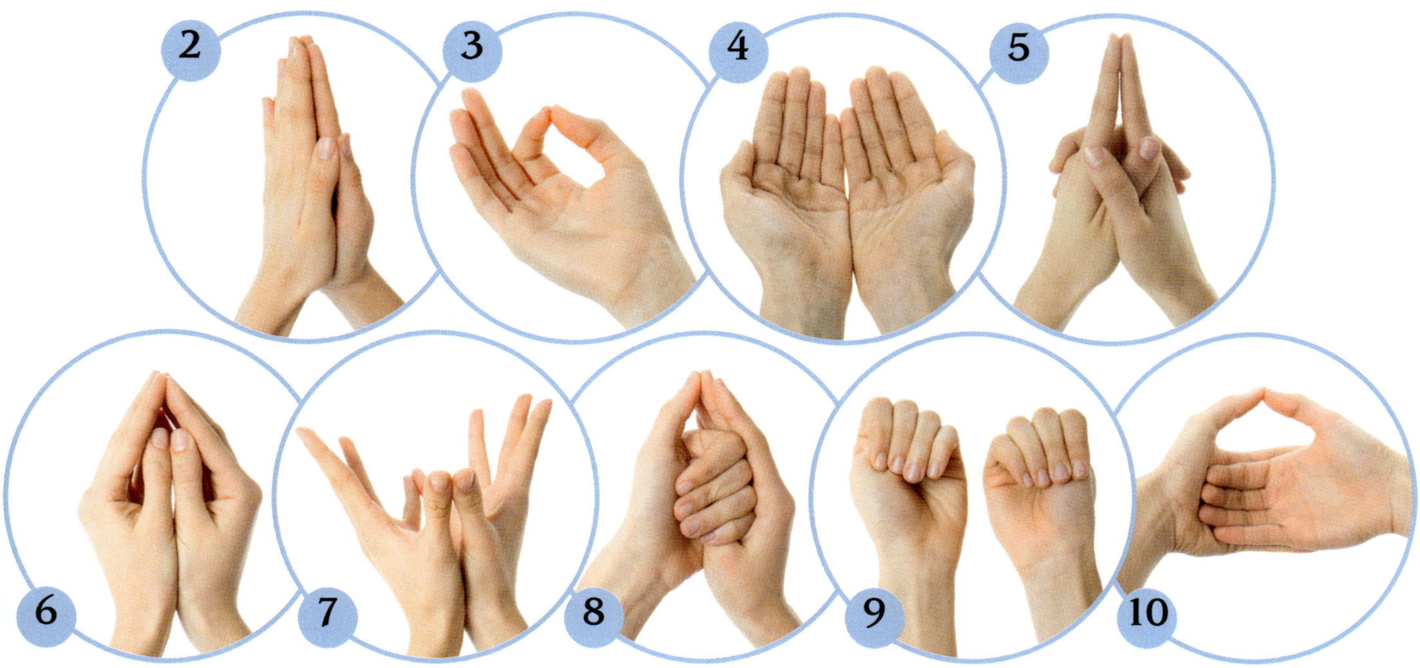

Die Meditation

Die Meditation ermöglicht uns eine tiefe Beobachtung unseres inneren Wesens. Es handelt sich um eine intime Erfahrung, die sich gegen jede mentale Bewegung, gegen rationales Denken, durchsetzt. In ihr finden wir die absolute Stille, unendlichen Frieden und innere Freude.

Um in ein höheres Yogastadium zu gelangen, müssen vorher Zwischenstufen abgearbeitet werden. Asanas, Pranayama, Entspannung und Konzentration sind Teil der Vorbereitung des Körpers und Geistes, um diesen gleichmütigen Zustand spiritueller Freiheit zu erreichen.

HALTUNGEN

Beim Meditieren setzt man sich idealerweise im Schneidersitz auf den Boden, aber das ist nicht immer möglich. Sind wir es nicht gewohnt, uns so hinzusetzen, ist diese Haltung schon unbequem, wenn wir gerade erst mit der Meditation begonnen haben. Zu Beginn können wir daher ein Hilfsmittel benutzen, wie ein gefaltetes Handtuch, das wir unter das Gesäß legen, damit wir aufrechter sitzen können und die Oberschenkel nach unten geneigt sind.

Wir können eine der sechs Meditationshaltungen einnehmen, die wir im Folgenden zeigen - von der sanftesten zur intensivsten. Die drei letzten sind die traditionellen Haltungen.

Maitryasana, die freundliche Haltung. Dabei sitzt man auf einem Stuhl. Sie eignet sich für alle, die gerade erst mit dem Yoga beginnen oder aus irgendeinem Grund nicht auf dem Boden sitzen können. In dieser Position entsteht keine Spannung im Beckenboden (die durch die Adduktoren und die rückseitige Oberschenkelmuskulatur erzeugt wird), und man kann die Lendenwirbelsäule leicht in neutraler Position halten. Die Hände ruhen auf den Oberschenkeln und die Füße stehen auf dem Boden. Der Hauptnachteil dieser Position besteht darin, dass man nicht die breite Basis der Haltungen auf dem Boden hat und der Körper dazu neigen kann, nach vorn und hinten zu schwanken.

Vajrasana, die Diamantenhaltung. Wir knien uns hin. Die Beine und Füße sind zusammen und die Fußrücken liegen auf dem Boden. Wir setzen uns auf die Fersen und halten den Rücken aufrecht. In dieser Position üben wir Druck auf den Nervus fibularis communis (gemeinsamen Wadenbeinnerv) aus, sodass die Durchblutung eingeschränkt ist. Diese Haltung ist nicht empfehlenswert bei Krampfadern oder schwachen Bändern in den Knien. In diesem Fall ist es ratsam, sich auf eine niedrige Bank zu setzen, deren Sitzfläche nach vorn geneigt ist.

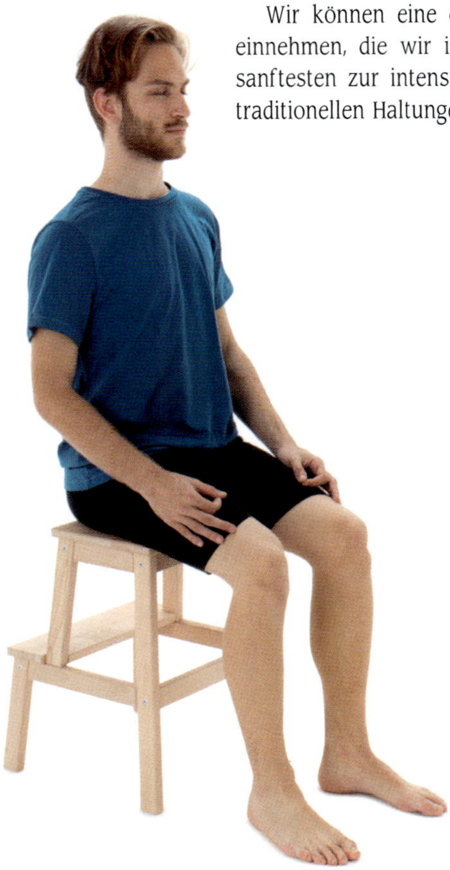

Maitryasana die freundliche Haltung

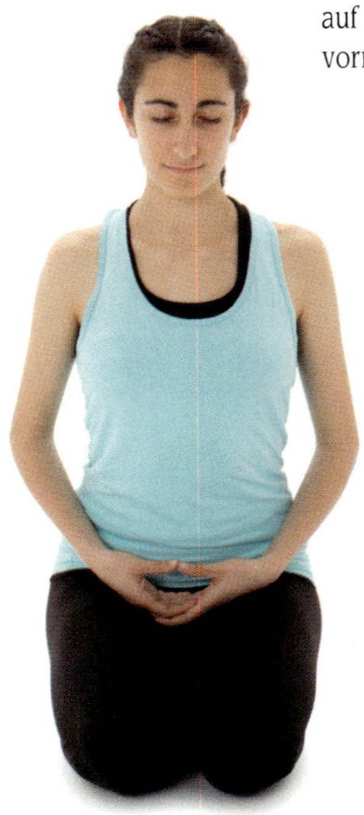

Vajrasana, die Diamantenhaltung

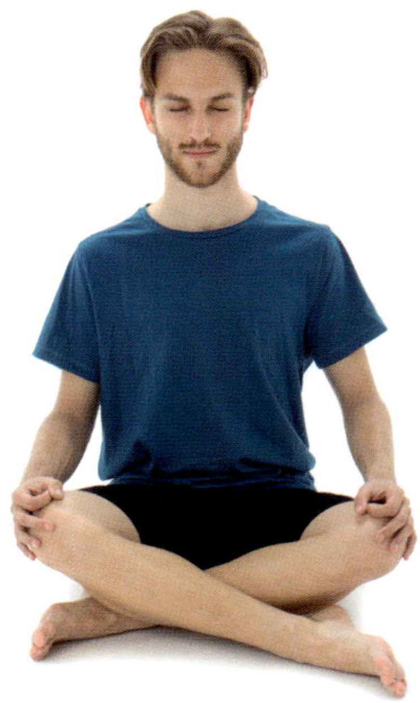

Sukasana, die einfache Haltung

Sukasana, die einfache Haltung. Wir setzen uns mit gebeugten Beinen hin. Jedes Bein ruht auf dem jeweils anderen. Diese Haltung eignet sich, um Pranayama auszuführen oder einige Minuten lang zu meditieren. Da die Basis nicht so breit ist wie bei den traditionellen Haltungen, ist die Position zu instabil, um sie lange einzunehmen.

Svastikasana, die aussichtsreiche Haltung. Wir legen den linken Fuß auf die Innenseite des rechten Oberschenkels. Die Ferse befindet sich an der linken Seite des Schambeins. Den rechten Fuß legen wir zwischen den linken Unter- und Oberschenkel, sodass die Fußgelenke sich vor der Mittellinie des Körpers kreuzen. Wenn die Hüfte flexibel ist, kann man sehr lange in dieser Position bleiben.

Siddhasana, die vollkommene Haltung. Wir legen die Ferse des rechten Fußes neben den Damm, während wir den linken Fuß auf den rechten Fuß legen und die Ferse auf dem Schambein ruht. Wir stellen die linke Fußsohle auf den rechten Oberschenkel. Um diese Haltung bequemer zu machen, können wir ein gefaltetes Handtuch oder eine kleine Bank benutzen. Es ist ratsam, bei dieser Asana die Beine zu wechseln.

Padmasana, der Lotussitz. Wir legen die Außenknöchel auf den jeweils gegenüberliegenden Oberschenkel. Dabei zeigen die Fußsohlen nach oben. Diese Haltung ist schwierig, aber es lohnt sich, sie zu üben. Die Position der Füße muss jedes Mal gewechselt werden.

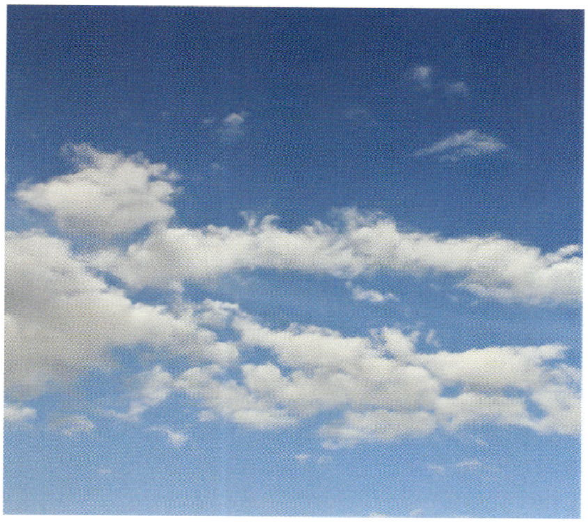

Wir schaffen ein mentales Bild, in dem die Gedanken wie Wolken sind: Wir beobachten sie, ohne sie zu beurteilen, und lassen sie gehen.

DHARANA: DIE ERSTE MEDITATIONSSTUFE

Wir sitzen auf dem Boden und nehmen eine Meditationshaltung ein, in der wir uns wohlfühlen und gleichzeitig auch stabil und ruhig. Der Rücken muss aufrecht sein, und mit den Händen können wir eine Mudra (symbolische Geste) machen. Wir beobachten, was uns umgibt - Geräusche, die Stimmung, Gerüche etc. -, und integrieren es. Wir entspannen den Körper, ohne die stabile Haltung zu verlieren, und konzentrieren uns auf unsere Atmung. Sobald wir uns ihrer bewusst werden, beobachten wir unsere Gedanken, ohne sie zu beurteilen. Wir stellen uns vor, sie wären Wolken, die am Himmel vorüberzögen und verschwänden. Wenn die Sinne und der Geist beruhigt sind, heften wir das Bewusstsein an etwas, sodass wir den Geist leeren und er dadurch aufmerksam bleibt. Nun erscheint die erste Stufe der Meditation: Dharana.

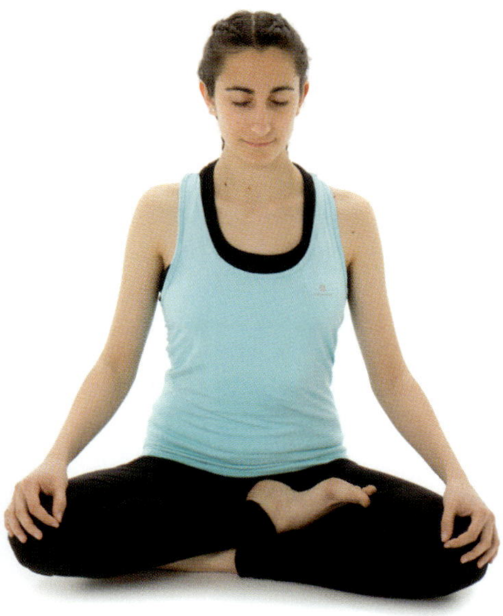

Svastikasana, die aussichtsreiche Haltung

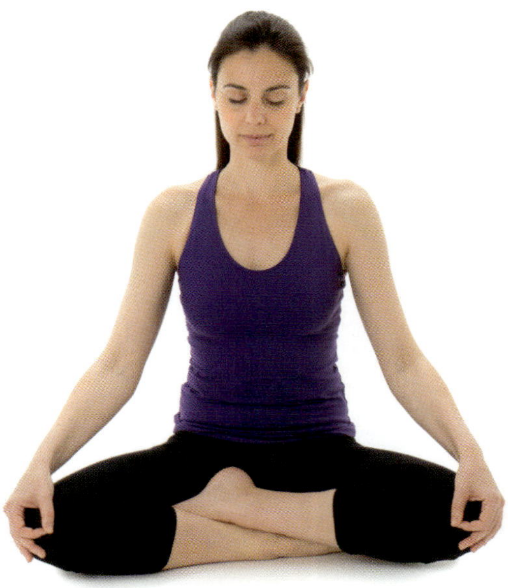

Siddhasana, die vollkommene Haltung

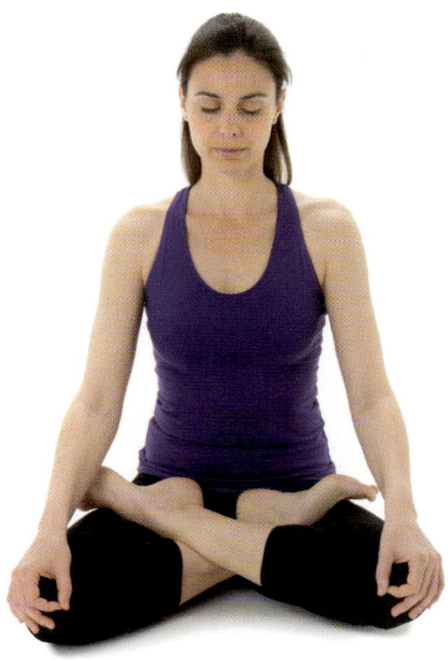

Padmasana, der Lotussitz

Die innere Stille

Die Meditation ist ein Zustand des Seins. Eine Erfahrung, in der die Auflösung der Gedanken und der Identifikation mit ihnen stattfindet. Zunächst ist es eine Suche, die uns zur klaren Wahrnehmung des gegenwärtigen Augenblicks führt. Allmählich erreichen wir ein tiefes Verständnis, und schließlich führt uns der Wegfall der Gedanken und Bilder zur Stille, zu einer Entdeckung des eigenen inneren Seins.

Für die Ausübung von Trataka können wir ein beliebiges Objekt nutzen: eine Blume, eine Muschel, Kerzenlicht, ein Mandala, die Chakren etc. Die Aufmerksamkeit wird auf das Objekt gerichtet, die Aktivität des Geistes wird langsam eingestellt. Schließlich verschwindet das Objekt, das schon ein mentales Bild ist, und wir erreichen einen Zustand reinen Bewusstseins.

MEDITATION MIT UNTERSTÜTZUNG: TRATAKA

Um auf unserem meditativen Weg voranzukommen, können wir verschiedene Gegenstände oder Elemente nutzen, auf die wir unsere Aufmerksamkeit richten, zum Beispiel: den Klang eines Mantras, die Flamme einer Kerze, ein Element der Natur oder die Chakren. Diese Objekte dienen uns als „Anker", um die kontinuierliche Aufmerksamkeit zu entwickeln und sie ohne Anstrengung immer länger beibehalten zu können.

Der ausgewählte Gegenstand muss immer derselbe sein. Sobald wir den Blick auf ihn richten, neigt alles andere dazu, sich aufzulösen. Zuerst können wir die Aufmerksamkeit mit geöffneten Augen beibehalten, nach einiger Zeit können wir sie schließen und das mentale Bild im Raum zwischen den Augenbrauen entstehen lassen. Nach kontinuierlicher Praxis visualisieren wir den ausgewählten Gegenstand schließlich permanent. Trataka fördert unsere Konzentrationsfähigkeit, verlängert sie und ermöglicht es uns, in immer tiefere Meditationszustände zu gelangen.

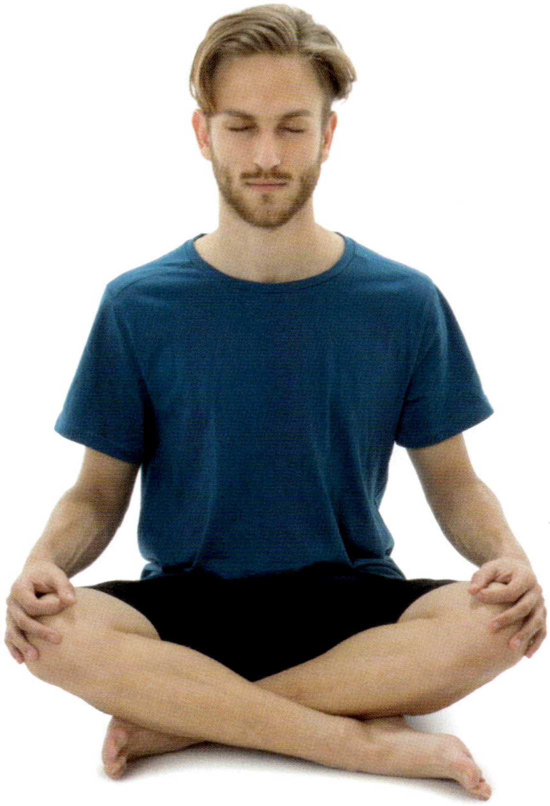

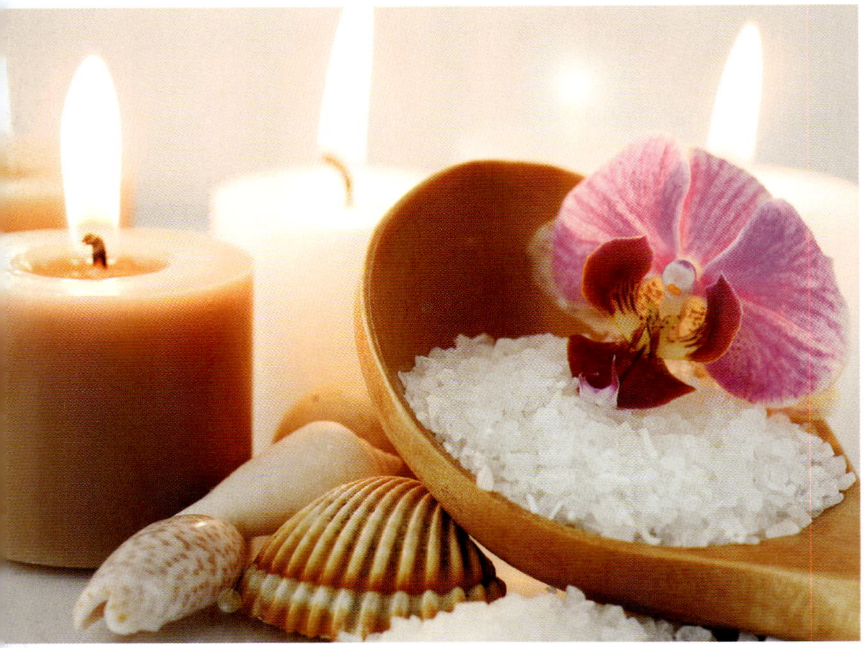

DHYANA: DIE ZWEITE MEDITATIONSSTUFE

Wenn wir die Konzentration lange aufrechterhalten, das heißt, wenn wir unseren Gedankenfluss beobachten und jede unserer mentalen Bewegungen wahrnehmen, ohne dass uns etwas ablenkt, erreichen wir die zweite Meditationsstufe: Dhyana.

Allmählich verlieren die aufkommenden Gedanken und Bilder ihre Kraft und lösen sich auf, weil der Praktizierende schon in der Lage ist, sich ununterbrochen zu konzentrieren. Der Geist ist klar und aufmerksam, er wird sich seiner selbst bewusst.

Wir können den Geist auf die Frage „Wer bin ich?" lenken. Und wenn die Gedanken auf uns einstürzen, können wir fragen: „Wem kommt dieser Gedanke? Wer bin ich?"

SAMADHI: VEREINIGUNG MIT DEM HÖHEREN BEWUSSTSEIN

Die kontinuierliche Praxis, gewöhnlich über viele Jahre hinweg, die Eröffnung eines tiefen Verständnisses, das Aufgeben jedes logischen Denkens, die Wahrnehmung der inneren Bewegungen, das Verschwinden jedes Bildes von „ich" und dem „Ego" führen uns allmählich zu der freudigen Erfahrung der inneren Stille.

In dieser vollkommenen Abwesenheit von Bildern und Gedanken tritt unser wahres Sein zutage, entdeckt sich wieder und erhält jede Erkenntnis in einem Zustand von Überbewusstsein, Frieden und absolutem Glück. All dies führt uns schließlich zum Ende unseres Weges, zur letzten Stufe von Yoga nach Patanjali: zu Samadhi, der Vereinigung mit dem höheren Bewusstsein.

DIE PHYSIOLOGISCHEN PROZESSE IM MEDITATIONSZUSTAND

- **Der gesamte Stoffwechsel wird heruntergefahren:** Die Herzfrequenz wird gesenkt, der Atemrhythmus ist langsamer und der Sauerstoffverbrauch wird reduziert.
- **Das sympathische Nervensystem wird entspannt**, was zu einer Senkung des Tonus der weichen Muskeln führt, die die Arterien und Arteriolen umgeben, was wiederum den Blutfluss zur Haut fördert und folglich eine Erhöhung der Temperatur bewirkt.
- **Die Hauttemperatur steigt**, was eine Wärmeausstrahlung des Körpers nach außen bewirkt, wodurch der Körper Wärme verliert und friert. (Bei der Meditation sollte man sich zudecken.)
- **Der arterielle Laktatspiegel wird gesenkt** (erhöhte Laktatwerte weisen auf Krankheiten hin, bei denen sich Milchsäure ansammelt, zum Beispiel Stress).
- **Der Geist dringt in einen Zustand höheren Bewusstseins vor**, ohne zu schlafen. Erhöhung der Potenz der Alphawellen (8-15 Hz) und Auftreten von Thetawellen (6-10 Hz). Wir können in Tiefschlafzuständen wach sein. Wenn der Geist tief schläft, was sich in mentalen Deltawellen (1,5-4 Hz) äußert, tritt die Bewusstseinsebene Samadhi ein.

Zustand des Überbewusstseins, in dem die innere Stille, das höchste Glück, aufkommt. Wie ein See in vollkommener Ruhe entsteht eine große mentale Klarheit und man verliert jeden Egobegriff.

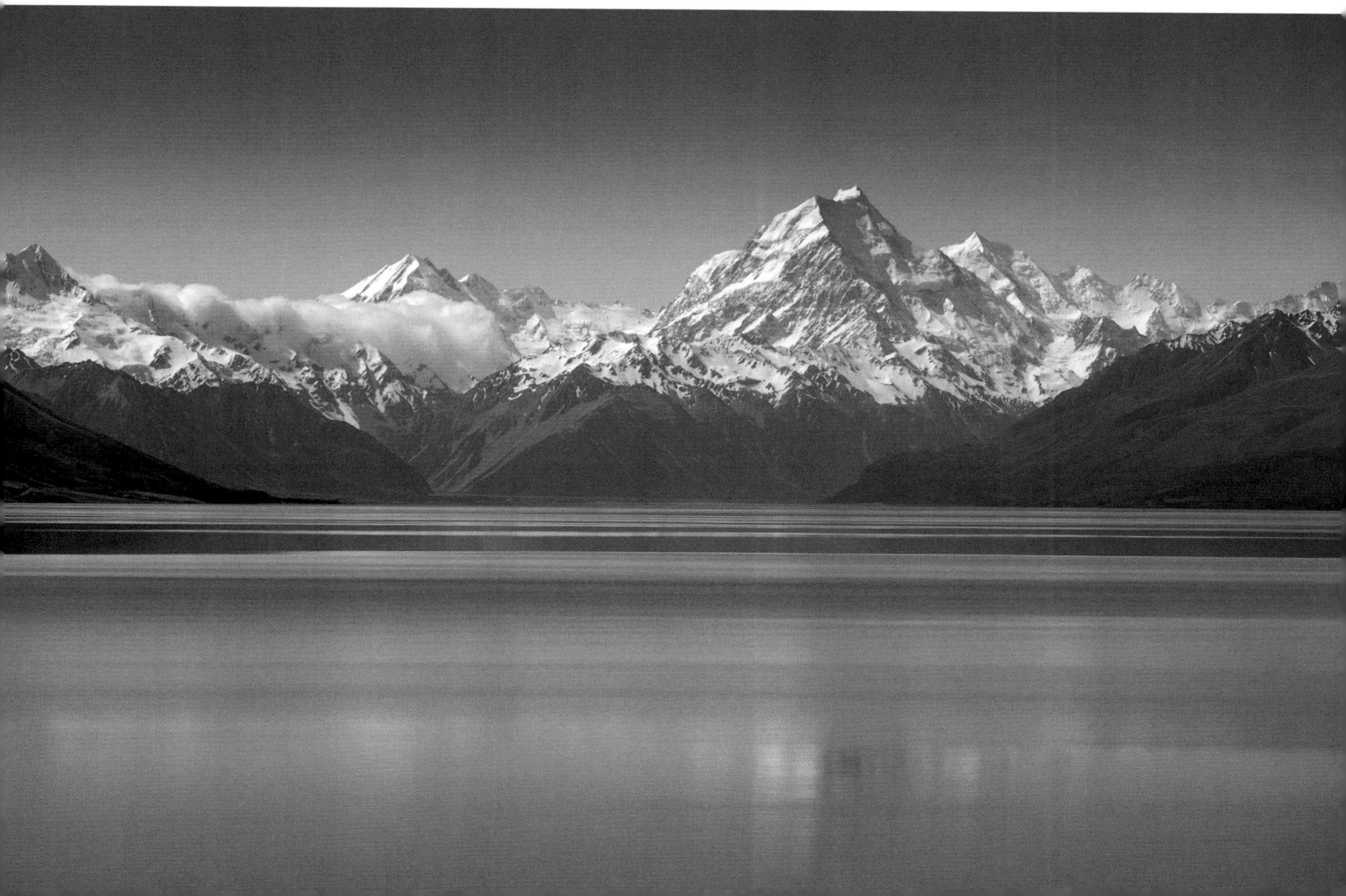

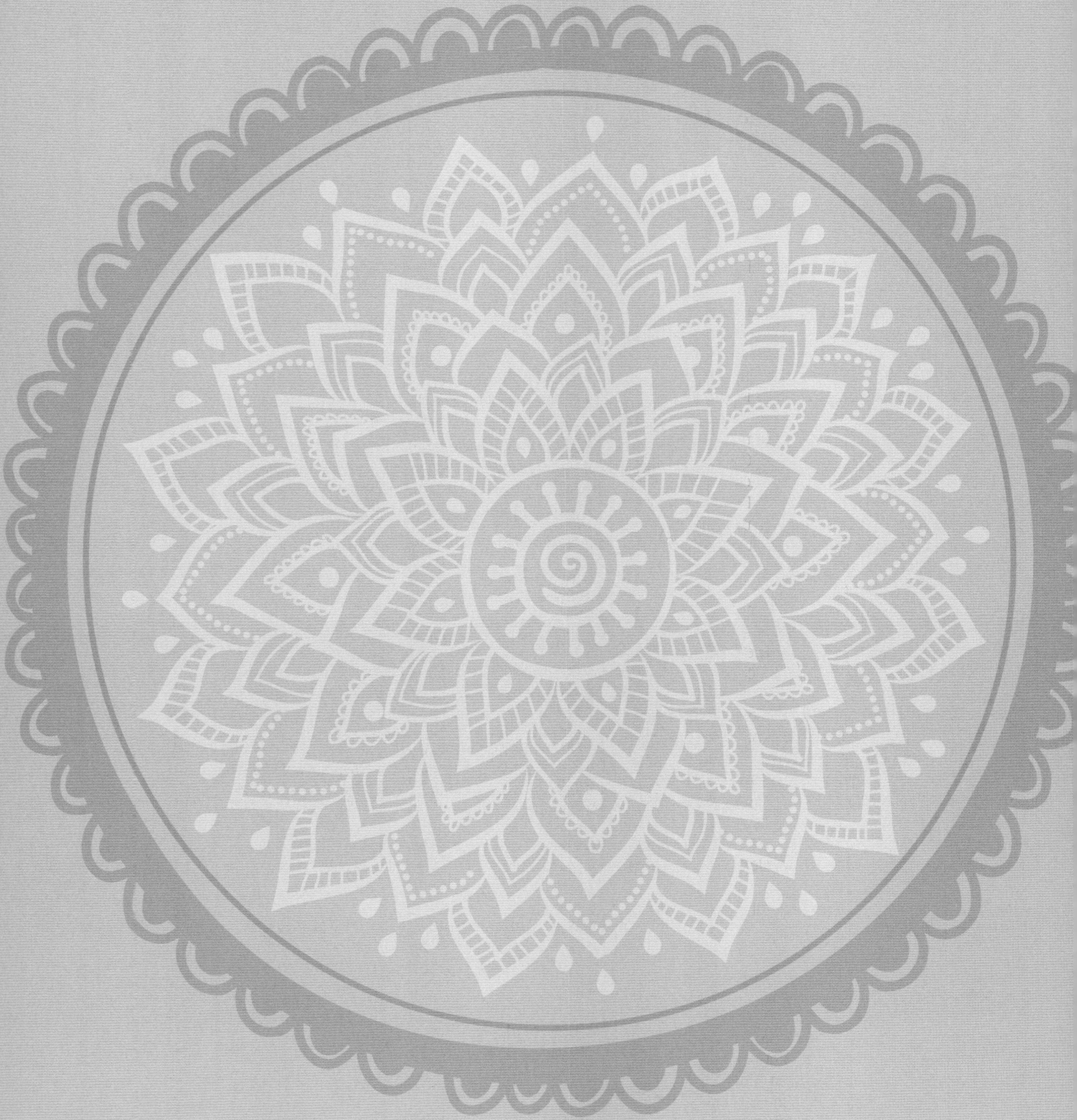

Glossar

Ahimsa. Gewaltlosigkeit. Die erste Yama nach Patanjali, Basis von Yoga.

Asana. Haltung, die der physische Körper bei der Ausübung von Yoga einnimmt. Die dritte Stufe von Ashtanga Yoga nach Patanjali.

Ashtanga Yoga. System der acht Zweige von Patanjali.

Asteya. Nicht stehlen. Die dritte Yama nach Patanjali.

Bandha. Verschluss oder Schlüssel von Yoga, der durch eine Muskelblockade erzeugt wird, die bei einigen Pranayama-Übungen eingesetzt wird.

Bhagavad Gita oder „Der Gesang des Herrn". Philosophisches Gedicht und Kernstück des Werks *Mahabharata*. Es entstand zwischen dem fünften und zweiten Jahrhundert v. Chr. und ist ein Dialog zwischen Krishna (Avatar von Vishnu) und Arjuna, einem jungen Prinzen, der in eine Schlacht ziehen muss. Das Gedicht enthält viele spirituelle Inhalte.

Bhakti. Hingabe, reine Liebe, Verehrung.

Chakren. Kreis, Scheibe oder Rad. Energiezentren, die sich auf der Hauptenergieachse des Körpers befinden.

Darshanas. Bedeutet „Sichtweisen" oder „Weltsicht". Es handelt sich um die sechs klassischen Systeme oder orthodoxen philosophischen Schulen der hinduistischen Philosophie. Sie basieren auf den Veden: Vaisheshika, Nyaya, Samkhya, Yoga, Mimansa und Vedanta. Vedanta oder „Ziel des Veda" ist die wichtigste von ihnen; Samkhya ist die älteste und Yoga kann als ihre Praxis verstanden werden.

Dharana. Konzentration. Sechste Stufe des Ashtanga Yoga nach Patanjali.

Dhyana. Meditation. Siebte Stufe des Ashtanga Yoga nach Patanjali.

Gheranda Samhita. Dieses Yogahandbuch entstand im 17. Jahrhundert und ist einer der drei klassischen Texte von Hatha Yoga, zusammen mit Hatha-Yoga-Pradipika und Shiva Samhita. Die Techniken, die der Text vorstellt, bilden die Basis des heutigen Yoga. Er präsentiert ein siebenfaches Yoga: Shatkarmas, Asanas, Mudras, Pratyahara, Pranayama, Dhyana und Samadhi.

Granthis. Knoten subtiler Energie, die den freien Energiefluss erschweren.

Gunas. Grundeigenschaften, die die gesamte Materie und das Universum durchtränken. Sie bestimmen die Form der Existenz. Es gibt drei: Sattva (Intelligenz, Besinnlichkeit, Reinheit, Güte, Harmonie), Rajas (Dynamik, Leidenschaft, Energie) und Tamas (Unwissenheit, Dunkelheit, Trägheit).

Hatha Yoga. Yogazweig, der zwischen dem 15. und 16. Jahrhundert entstand. Er basiert auf physischen Übungen, die den Körper reinigen und die innere Energie ins Gleichgewicht bringen: Asanas, Pranayama, Mudras und Bandhas.

Hatha-Yoga-Pradipika (14. Jahrhundert). Der Text wurde von Swami Svatmarama verfasst und stellt das wichtigste Handbuch über Hatha Yoga dar. Er kombiniert Hatha Yoga mit Raja Yoga und basiert auf der ayurvedischen Medizin. Der Text besteht aus vier Kapiteln: Asanas und Tridoshas, Pranayama und Kumbhaka, Mudras und Bandhas und Samadhi.

Karma. Aktion. Gesetz von Ursache und Wirkung.

Kosha. Energiehülle oder -körper.

Kundalini. Spirituelle Energie, die im Muladhara Chakra latent vorhanden ist.

Mudra. Geste oder Haltung, meist mit den Händen, die ein Energiemodell im Körper erzeugt und die Lebensenergie steuert.

Muskelaktion, exzentrisch. Bei der Aktivierung dehnt der Muskel sich, die Muskelbefestigungspunkte entfernen sich voneinander und eine Bewegung wird abgebremst.

Muskelaktion, isometrisch. Bei der Aktivierung erzeugt der Muskel weder eine Bewegung noch verändert sich seine Länge. Er fixiert oder hält die Position.

Muskelaktion, konzentrisch. Bei der Aktivierung verkürzt der Muskel sich, die Muskelbefestigungspunkte nähern sich einander an und eine Bewegung wird erzeugt.

Muskeln, synergistisch. Sie werden aktiviert, um die Bewegung der agonistischen Muskeln zu unterstützen.

Nadis. Subtile Kanäle, durch die die Energie fließt.

Neti. Reinigung der Nasenhöhlen.

Niyama. Reinigungspraktiken. Zweite Stufe von Ashtanga Yoga nach Patanjali.

Prana. Energie, Lebenskraft, die sich im gesamten Universum befindet.

Pranayama. Technik zur Atemkontrolle. Vierte Stufe von Ashtanga Yoga nach Patanjali.

Samadhi. Letzte Stufe von Yoga, in der die Vereinigung zwischen dem individuellen Bewusstsein und dem universellen Bewusstsein oder höchsten Geist stattfindet.

Shiva Samhita (etwa 18. Jahrhundert). Der Text wird auch als „Kompendium von Shiva" bezeichnet. Er wurde auf Sanskrit verfasst und enthält eine Übersicht über die Tradition und Praxis von Yoga, Asanas (84 werden erwähnt), Pranayama, tantrische Praktiken, Mudras und Meditation.

Surya. Sonne.

Sushumna. Zentraler Energiekanal, der sich im Inneren der Wirbelsäule befindet, die den subtilen Teil des zentralen Nervensystems bildet.

Sutra. Kurze Phrasen oder Aphorismen.

Tantra. Philosophische Strömung, deren Ziel die Erweiterung des Bewusstseins ist.

Upanishaden. *Upa* bedeutet „nah", *ni* bedeutet „unter" und *sad* „sich hinsetzen". Die Bedeutung lautet daher: sich in die Nähe des Lehrers oder Gurus hinsetzen, um seinen Lehren zuzuhören. Die *Upanishaden* sind alte philosophische und esoterische Texte, die zwischen dem achten und vierten Jahrhundert v. Chr. entstanden. Bis ins 15. Jahrhundert n. Chr. wurden weitere hinzugefügt. Die Hauptlehre besteht darin, dass Atman, unsere immanente Essenz, und Brahman, der transzendente Gott, dasselbe sind.

Yamas. Universelle ethische Prinzipien. Die erste Stufe von Ashtanga Yoga nach Patanjali.

Yoga. Dieser Begriff bedeutet „Vereinigung". Es handelt sich um den höchsten Bewusstseinszustand. Er repräsentiert die Vereinigung der individuellen Seele mit dem höchsten Geist. Außerdem ist Yoga eines der sechs großen philosophischen Systeme Indiens.

Yogi/Yogini. Person, die dem Yogapfad durch seine Ausübung folgt.

Bibliografie

Anonym. *Bhagavad Gita.* Tola, Fernando (Übersetzer). Biblioteca Nueva, Madrid, 2000.

Anonym. *Los Yogasutras de Patañjali.* Vihari J., Rasik (Übersetzer). Árbol Editorial, Mexiko, 1992.

CALAIS-GERMAIN, Blandine. *Anatomía para el movimiento I.* Los libros de la liebre de Marzo, Barcelona, 2002.

CELLA, Gabriella. *I secreti dello Yoga.* Edizione Manuali Fabbri, Mailand, 2001.

COULTER, David. *Anatomía del Hatha Yoga.* Obelisco, Barcelona, 2013.

HALL, Jean und Doriel. *Enciclopedia práctica de Astanga Yoga y Meditación.* Edimat Libros, Madrid, 2007.

HERNÁNDEZ, Danilo. *Claves del yoga.* Los libros de la liebre de Marzo, Barcelona, 1998.

HIRSCHI, Gertrud. *Mudras.* Urano, Barcelona, 1999.

IYENGAR, B. K. S. *Luz sobre el Pranayama.* Kairós, Barcelona, 2001.

IYENGAR, B. K. S. *La luz del yoga.* Kairós, Barcelona, 2001.

JANAKIRAMAN, Yogacharya und Carolina Rosso. *Yoga solar.* Ibis, Barcelona, 1992.

JENKINS, Nicky und Leigh Brandon. *Anatomía & Yoga para la salud y la postura.* Paidotribo, Barcelona, 2010.

JOHARI, Harish. *Los chakras.* Edaf, Madrid, 1989.

KAMINOFF, Leslie und Amy Matthews. *Anatomía del yoga.* Tutor, Madrid, 2008.

LARSEN, Christian, Christiane Wolff und Eva Hager-Forstenlechner. *Yoga terapéutico.* Paidotribo, Barcelona, 2014.

MARIEB, Elaine N. *Anatomía y fisiología humana.* Pearson Educación, Madrid, 2008.

McCALL, Timothy. *Yoga & Medicina.* Paidotribo, Barcelona, 2010.

PANIKKAR, Raimon. *Espiritualidad hindú.* Kairós, Barcelona, 2005.

ROMÁN, M.ª Teresa. *Enseñanzas espirituales de la India.* Oberon, Madrid, 2001.

WILLS, Pauline. *Chakras.* Gaia, Madrid, 2003.